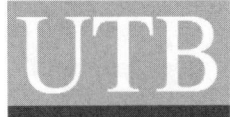 

2860

Eine Arbeitsgemeinschaft der Verlage

Beltz Verlag Weinheim · Basel
Böhlau Verlag Köln · Weimar · Wien
Verlag Barbara Budrich Opladen · Farmington Hills
facultas.wuv Wien
Wilhelm Fink München
A. Francke Verlag Tübingen und Basel
Haupt Verlag Bern · Stuttgart · Wien
Julius Klinkhardt Verlagsbuchhandlung Bad Heilbrunn
Lucius & Lucius Verlagsgesellschaft Stuttgart
Mohr Siebeck Tübingen
C. F. Müller Verlag Heidelberg
Orell Füssli Verlag Zürich
Verlag Recht und Wirtschaft Frankfurt am Main
Ernst Reinhardt Verlag München · Basel
Ferdinand Schöningh Paderborn · München · Wien · Zürich
Eugen Ulmer Verlag Stuttgart
UVK Verlagsgesellschaft Konstanz
Vandenhoeck & Ruprecht Göttingen
vdf Hochschulverlag AG an der ETH Zürich

PsychoMed compact – Band 2
Die Reihe wurde begründet von Prof. Dr. Hans Peter Rosemeier (†) und Prof. Dr. Nicole von Steinbüchel; sie wird herausgegeben von Prof. Dr. Nicole von Steinbüchel und Prof. Dr. Elmar Brähler.

Christoph Klotter

Einführung Ernährungspsychologie

Mit 43 Übungsfragen, 7 Abbildungen und 5 Tabellen

Ernst Reinhardt Verlag München Basel

Prof. Dr. habil. *Christoph Klotter* ist Professor für Ernährungspsychologie und Gesundheitsförderung an der Hochschule Fulda.

Bibliografische Information der Deutschen Nationalbibliothek

Die Deutsche Nationalbibliothek verzeichnet diese Publikation in der Deutschen Nationalbibliografie; detaillierte bibliografische Daten sind im Internet über <http://dnb.d-nb.de> abrufbar.

UTB-ISBN 978-3-8252-2860-6
ISBN 978-3-497-01860-4

© 2007 by Ernst Reinhardt, GmbH & Co KG, Verlag, München

Dieses Werk einschließlich seiner Teile ist urheberrechtlich geschützt. Jede Verwertung außerhalb der engen Grenzen des Urheberrechtsgesetzes ist ohne schriftliche Zustimmung der Ernst Reinhardt, GmbH & Co KG, München, unzulässig und strafbar. Das gilt insbesondere für Vervielfältigungen, Übersetzungen in andere Sprachen, Mikroverfilmungen und die Einspeicherung und Verarbeitung in elektronischen Systemen.

Einbandgestaltung: Atelier Reichert, Stuttgart,
Cover-Foto nach einer Gestaltung der Agentur ZERO, München
Satz: Fotosatz Reinhard Amann, Aichstetten
Druck: Friedrich Pustet, Regensburg
Printed in Germany
ISBN 978-3-8252-2860-6 (UTB-Bestellnummer)

Ernst Reinhardt Verlag, Kemnatenstr. 46, D-80639 München
Net: www.reinhardt-verlag.de E-Mail: info@reinhardt-verlag.de

Inhalt

Hinweise zur Benutzung dieses Lehrbuches 10

1 Gesellschaftlich-kulturelle und soziale Determinanten der Ernährung 11
1.1 Schlaraffenland 13
1.2 Zwei Ernährungstraditionen: die mediterrane und die „barbarische" 14
1.3 Kulturelle und soziale Lebensmittelpräferenzen 15
1.4 Arm und reich: Essen als Mittel der sozialen Distinktion 18
1.5 Kultur und Essstörungen 19
1.6 Soziale Lage und Gesundheit 22
1.7 Soziale Lage und Ernährung 23
1.8 Sozialisation und Ernährungsverhalten 25
1.9 Soziologische Modelle der Ernährung 28
1.10 Zusammenfassung des ersten Kapitels 30
1.11 Fragen zum ersten Kapitel 31

2 Psyche, Soma und die Nahrungsaufnahme 32
2.1 Die klassische Psychosomatik 32
2.2 Von der klassischen Psychosomatik zum bio-psycho-sozialen Modell 36
2.3 Ein somatopsychischer Zusammenhang: Wie wirkt sich Ernährung auf die Psyche aus? 39
2.4 Verhaltensmedizin 40
2.5 Zusammenfassung des zweiten Kapitels 41
2.6 Fragen zum zweiten Kapitel 42

3 Psychologische Schulen und Ansätze: ihre Perspektiven auf ungestörtes/gestörtes Ernährungsverhalten ... 43

3.1 Lerntheorien ... 44
3.1.1 Pawlow: Klassisches Konditionieren ... 44
3.1.2 Skinner: Operantes Konditionieren ... 46
3.1.3 Das Menschenbild und das Forschungsprogramm des Konditionierens ... 49
3.1.4 Kognitive Lerntheorien ... 51

3.2 Psychoanalyse ... 54
3.2.1 Die Grundannahmen der Psychoanalyse ... 54
3.2.2 Die Triebtheorie ... 61

3.3 Humanistische Ansätze ... 66
3.3.1 Die Grundannahmen der Humanistischen Ansätze ... 66
3.3.2 Maslow ... 71
3.3.3 Rogers ... 72

3.4 Kognitive Ansätze ... 76

3.5 Systemische Ansätze ... 81

3.6 Historische Ansätze ... 84

3.7 Biografische Ansätze ... 91

3.8 Zusammenfassung des dritten Kapitels ... 94

3.9 Fragen zum dritten Kapitel ... 95

4 Essstörungen ... 96

4.1 Was ist eine Krankheit? ... 99

4.2 Adipositas ... 101
4.2.1 Definition und Diagnose ... 101
4.2.2 Epidemiologie ... 103
4.2.3 Folgeerkrankungen, psychosoziale Konsequenzen und gesellschaftliche Kosten ... 104
4.2.4 Ätiologie ... 106
4.2.5 Eine Fall-Vignette zur Adipositas: Frau A. ... 121

4.3 Bulimia nervosa ... 124
4.3.1 Definition und Diagnose ... 125
4.3.2 Epidemiologie ... 128
4.3.3 Folgeerkrankungen, psychosoziale Konsequenzen und gesellschaftliche Kosten ... 128
4.3.4 Ätiologie ... 129
4.3.5 Eine Fall-Vignette zur Bulimia nervosa: Frau B. ... 133

Inhalt   7

4.4	Anorexia nervosa	136
4.4.1	Definition und Diagnose	138
4.4.2	Epidemiologie	139
4.4.3	Folgeerkrankungen und gesellschaftliche Kosten	140
4.4.4	Ätiologie	140
4.4.5	Fall-Vignette zur Anorexia nervosa: Frau C.	143
4.5	„Binge-Eating"-Störung	145
4.6	Zusammenfassung des vierten Kapitels	146
4.7	Fragen zum vierten Kapitel	147
5	**Gesundheitspsychologische Modelle und Ernährungsverhalten**	**148**
5.1	Health Action Process Approach oder Das Sozial-kognitive Prozessmodell gesundheitlichen Handelns nach Schwarzer	149
5.2	Das Transtheoretische Modell der Verhaltensänderung nach Prochaska	152
5.3	Salutogenese nach Antonovsky	156
5.4	Zusammenfassung des fünften Kapitels	159
5.5	Fragen zum fünften Kapitel	160
6	**Interventionen**	**161**
6.1	Gesundheitsaufklärung und -erziehung	162
6.2	Prävention	169
6.3	Verhaltens- oder Verhältnisprävention	177
6.4	Gesundheitsförderung	180
6.5	Beratung	183
6.5.1	Grundlagen der Beratung	183
6.5.2	Ein Beispiel für ein Beratungsgespräch	187
6.6	Psychotherapie	195
6.6.1	Verhaltenstherapie	196
6.6.2	Psychoanalyse	202
6.6.3	Die Gesprächspsychotherapie nach Rogers	208
6.7	Störungsspezifische Interventionen bei Essstörungen	212
6.7.1	Störungsspezifische Interventionen bei Adipositas	212
6.7.2	Störungsspezifische Interventionen bei Bulimia nervosa und Anorexia nervosa	215

6.8	Effekte von Interventionen gegen Essstörungen	217
6.8.1	Effekte bei der Adipositasbehandlung	218
6.8.2	Effekte bei der Behandlung von Bulimia nervosa und Anorexia nervosa	229
6.9	Public Health und Public Health Nutrition	230
6.10	Zusammenfassung des sechsten Kapitels	233
6.11	Fragen zum sechsten Kapitel	235
7	**Wissenschaftstheorie und Forschungsmethoden**	**236**
7.1	Was ist empirische Forschung?	237
7.2	Wissenschaftstheorie	242
7.3	Forschungsmethoden	248
7.4	Epidemiologie	252
7.5	Zusammenfassung des siebten Kapitels	255
7.6	Fragen zum siebten Kapitel	255
Literatur		256
Sachregister		277

Hinweise zur Benutzung dieses Lehrbuches

Zur schnelleren Orientierung wurden in den Randspalten Piktogramme benutzt, die folgende Bedeutung haben:

 Literaturempfehlungen

 Begriffserklärung, Definition

 Pro und Contra, Kritik

 Beispiel

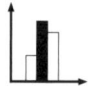 **Forschungen, Studien**

 Fragen zur Wiederholung am Ende der Kapitel

1 Gesellschaftlich-kulturelle und soziale Determinanten der Ernährung

Im Folgenden werden zunächst einige gesellschaftlich-kulturelle Determinanten der Ernährung kurz abgehandelt. Hierbei werden auch geschichtliche Bezüge dargestellt. Dies ermöglicht einerseits eine Einschätzung unserer derzeitigen Ernährungssituation. Nur über den Blick in die Geschichte wird klar, wo wir heute stehen. Andererseits soll ersichtlich werden, dass Essverhalten nicht nur durch körperliche oder psychische Einflussgrößen bestimmt wird. Es ist also nicht nur das Individuum, das sagt: „Heute möchte ich Fleisch essen, morgen Fisch". Vielmehr gibt es hierzu eine Vielzahl gesellschaftlicher und kultureller Vorgaben, die, ohne dass wir dies so genau wissen, uns stark beeinflussen.

Bei einem nur oberflächlichen Blick in die Geschichte wird klar, dass wir (Bewohnerinnen und Bewohner westlicher Industrienationen) in einer fast einzigartigen Situation leben: in der Epoche des Nahrungsüberflusses.

Die Ernährungsweise, die in Deutschland üblich ist, entstammt nicht einer Ernährungstradition, sondern zweier, die überdies noch widersprüchlich sind: der mediterranen und der „barbarischen". Ist die erstere eher maßvoll und vegetarisch, so ist die andere tendenziell maßlos und fleischorientiert. Dass dies zu Konflikten führt, ist nahe liegend.

Ernährungs-traditionen

Beim Blick auf die Geschichte wird ebenfalls klar, dass Lebensmittelpräferenzen – unabhängig der genannten beiden Ernährungstraditionen – starken gesellschaftlich kulturellen Einflüssen unterliegen. Warum verbietet die eine Kultur den Genuss von Katzen und die andere nicht? Wie ist es zu erklären, dass die Kartoffel in unserer Kultur lange verpönt war, sich dies aber dann änderte?

Nahrungsaufnahme ist nicht nur Physiologie, ist nicht nur Psychologie, sie ist auch mit gesellschaftlicher Macht verwoben. Durch fast die gesamte Geschichte hindurch wird z. B. mit Festgelagen oder mit dem Verspeisen von luxuriösen Lebensmitteln gezeigt, in welchen Händen die gesellschaftliche Macht liegt. Die

Essen und Macht

Nahrungsaufnahme ist ein Indikator, zu welcher gesellschaftlichen Gruppe eine Person gehört. Mit ihrer Hilfe grenzt sich die eine gesellschaftliche Gruppe von der anderen ab. Vielleicht mag eine Person, die heute lebt, kein japanisches Essen. Da es aber „in" ist, muss sie es sozusagen essen und vielleicht sogar auch noch gut finden. Damit teilt diese Person mit, dass sie zur gesellschaftlichen Elite gehören will.

Essstörung und Kultur

Eine bestimmte Kultur determiniert nicht nur das Essverhalten. Sie nimmt auch Einfluss darauf, was als Essstörung gilt und was nicht. Im spätantiken Rom wurde bei einem Gelage, um möglichst viel essen zu können, zwischenzeitlich das Vomitorium aufgesucht, in dem man sich durch Erbrechen erleichtern konnte. Die Römer haben dies aber nicht als Krankheit begriffen. Wir tun dies hingegen.

Nach den gesellschaftlich-kulturellen werden die sozialen Determinanten vorgestellt. Zu Kultur und Sozialem gibt es zahlreiche und unterschiedliche Definitionen. Hier soll eine einfache Unterscheidung getroffen werden. In Abgrenzung zu den kulturellen Faktoren, die im Prinzip eine ganze Gesellschaft in einer bestimmten Epoche betreffen, werden mit sozialen Faktoren Determinanten gemeint, die die Binnenstruktur einer Gesellschaft bestimmen. Es geht hierbei auch um die Unterschiede in einer Gesellschaft, um z. B. unterschiedliche soziale Schichten. Die Frage nach den sozialen Faktoren stellt sich also, weil eine Gesellschaft nicht homogen ist. Auch die Lebensbedingungen unterscheiden sich in einer Gesellschaft gravierend. Unterschiedliche Bevölkerungsgruppen ernähren sich ebenfalls unterschiedlich – und das nicht unbedingt aus freien Stücken, sondern häufig auch aus ökonomischer Not.

Zunächst soll betrachtet werden, welchen Einfluss die soziale Lage grundsätzlich auf die Gesundheit hat. Anschließend ist zu erörtern, wie speziell die soziale Lage die Ernährung beeinflusst. Des Weiteren ist zu fragen, welche unterschiedlichen Sozialisationstypen zu möglicherweise unterschiedlichen Typen von Ernährungsverhalten führen. Das Kapitel soll abgeschlossen werden mit allgemeinen, eine ganze Gesellschaft betreffenden, soziologischen Modellen zum Ernährungsverhalten. Diese Modelle befassen sich mit dem Thema, welche sozialen Funktionen die Ernährung und das Essen haben.

1.1 Schlaraffenland

Wir leben in einer Gesellschaft, in der Personen mit einem geringeren sozioökonomischen Status höhere Morbiditäts- und Mortalitätsraten aufweisen. Gesundheit ist also deutlich mit sozialer Ungleichheit verbunden (Mielck 2000; Helmert 2003). In einer historischen Perspektive relativiert sich diese Ungleichheit dahingehend, dass es uns allen vor dem Hintergrund der Menschheitsgeschichte erstaunlich gut geht. Menschen, die z. B. vor 15.000 Jahren gelebt haben, hätten unsere Lebenssituation als Schlaraffenland gepriesen. Diese Menschen, die mitunter tagaus tagein auf der Suche nach Nahrung waren und immer wieder mehr schlecht als recht überlebten und häufig von Hungersnöten – aber auch permanent von Raubtieren – bedroht waren, diese Menschen hätten sich vermutlich nichts sehnlicher gewünscht, als vom Staat monatlich eine bestimmte Summe an Geld zu bekommen, mit der man ohne weiteres überleben kann.

der Hunger der Vorfahren

Vielleicht hätten uns unsere Vorfahren auch um unsere Lebenserwartung beneidet. Diese lebten im Schnitt nur ca. 30 Jahre lang. Unsere Lebenserwartung dagegen ist auch aufgrund der sehr guten Lebensmittelversorgung stetig steigend. Kinder, die heute geboren werden, haben sehr gute Chancen, 90 bis 100 Jahre alt zu werden.

höhere Lebenserwartung

Schlaraffenland bedeutet auch, dass wir heute nicht tagaus tagein ausschließlich mit der Nahrungssuche beschäftigt sind. Unsere Vorfahren hatten vielfach zu nichts anderem Zeit, als sich Nahrung zu beschaffen. Heute hingegen arbeiten wir etwa acht Stunden pro Tag und geben keineswegs alles Geld nur für das Essen aus: Es reichen heute in der Bundesrepublik ca. 15 % des Durchschnittseinkommens aus, um die Ernährung sicherzustellen. Vor 40 Jahren mussten die Deutschen noch 30 % in die Ernährung investieren.

Das menschliche Gedächtnis eignet sich eventuell nicht dazu, sich zu vergegenwärtigen, dass es uns heute in Europa, was die Nahrungsversorgung betrifft, ganz ungewöhnlich gut geht. Im Gegenteil: Das Schlaraffenland begünstigt offenbar Vergiftungsfantasien. Bestseller wie „Iss und stirb" (Kapfelsperger/Pollmer 1982) greifen diese Fantasien auf und füttern sie. Mit diesen Fantasien verleugnen wir möglicherweise kollektiv, wie gut es uns eigentlich geht. Vielleicht haben wir auch gegenüber den Menschen ein schlechtes Gewissen, die in den Entwicklungsländern unter der

vergiftetes Paradies

Armutsgrenze leben und hungern oder verhungern. Wenn wir dann annehmen, die Qualität unserer Lebensmittel sei nicht gut, dann wähnen wir uns quasi selbst in einem Entwicklungsland.

1.2 Zwei Ernährungstraditionen: die mediterrane und die „barbarische"

Maß oder Maßlosigkeit

Die ersten Menschen lebten ungefähr vor zwei Millionen Jahren. Vor 300.000 Jahren begannen Menschen in Europa damit, das Feuer bei der Nahrungszubereitung zu nutzen. Aber erst vor 150.000 Jahren gelang es den Menschen, systematisch das Feuer selbst herzustellen (Hirschfelder 2001). Um 10.000 v. Chr. begann das agrarische Zeitalter und damit eine im Prinzip bessere Absicherung menschlichen Überlebens. Damit verbunden war eine eher vegetarische Ernährung. Diese war vor allem ein Merkmal für die griechische und römische Antike. Der durch seine Kargheit und geringe Ergiebigkeit gekennzeichnete mediterrane Raum erlaubte keine umfangreiche Produktion von Fleisch. Aber gerade durch die Schwierigkeit, im Mittelmeerraum zu überleben, entstanden Hochkulturen, die sich u. a. in einer ausgeprägten Kunstfertigkeit in Naturbeherrschung äußerten. Korn, Wein und Ölbäume sind die Leitpflanzen dieser Kultur. Von den Körnern wiederum ist der Weizen die typische Kulturpflanze des mediterranen Raumes.

Die von Griechen und Römern als Barbaren bezeichneten Kelten und Germanen dagegen nutzten die unberührte Natur und jagten und sammelten dort, was sie zum Leben brauchten. Die Figuren aus „Asterix und Obelix" legen hiervon Zeugnis ab. Die „Barbaren" haben keine typische Kulturpflanze, stattdessen aber ein typisches Tier: das Schwein. Steht die griechisch-römische Antike unter dem ethischen Gebot der Mäßigung, das die Nahrungsaufnahme mit einschließt, so dominiert bei den „Barbaren" die gegenteilige Vorstellung: Ein wahrer Mann zeichne sich darüber aus, dass er so viel wie möglich an Fleisch und Alkohol zu sich nehmen könne.

„Eine tiefe Kluft trennte die ‚römische' Welt von der ‚barbarischen'... und tatsächlich müssen wir eingestehen, daß zwei Jahrtausende gemeinsamer Geschichte nicht ausgereicht haben, ihre Spuren zu beseitigen." (Montanari 1993, 22)

Diese Feststellung von Montanari besitzt noch immer ihre Gültigkeit. Dies lässt sich daran erkennen, dass z. B. die Deutsche Gesellschaft für Ernährung die mediterrane Kost als ideale Nahrungsform begreift und mit diesem Ideal gegen die maßlose und fleischorientierte „barbarische" Kostform zu Felde zieht. Das bedeutet auch, dass wir heutzutage noch immer im Konfliktfeld dieser beiden Kostformen leben.

In einer prototypischen Familie mag es noch immer vorkommen, dass der Vater auf dem täglichen Fleischgericht besteht. Für ihn ist dies Ausdruck von Wohlstand und Sozialprestige. Die Tochter giftet ihn mit ökologischen Gründen an und ernährt sich vegetarisch. Dem Sohn ist dies alles ziemlich gleichgültig, und die Mutter versucht, Grünkernbratlinge einmal die Woche in den Speiseplan zu integrieren.

Die beiden Ernährungstraditionen spiegeln sich auch in unterschiedlichen Arten von Restaurants wider. Je nobler ein Restaurant ist, umso kleiner sind die Portionen, je ländlicher ein Gasthaus ist, umso stärker müssen die Teller beladen sein.

Eigentlich hätte die mediterrane Kost an Bedeutung verlieren müssen, da die „Barbaren" Rom besiegten und bekanntlich der Sieger sich auch kulturell durchsetzt. Wenn da nicht die römisch-katholische Kirche die antike Tradition fortgeführt hätte und auf ihrem Siegeszug durch Europa Brot, Wein und Öl zu den Symbolen des neuen Glaubens gemacht hätte.

Kirche contra „Barbaren"

1.3 Kulturelle und soziale Lebensmittelpräferenzen

In seinem Klassiker „Wohlgeschmack und Widerwillen – Die Rätsel der Nahrungstabus" (1988) ist Harris der Frage nachgegangen, warum in einigen Kulturen Kühe nicht gegessen werden dürfen, in anderen keine Schweine. In unserer Kultur neigen wir dazu, weder die Hauskatze noch den Haushund zu verspeisen. Auch Insekten haben es uns nicht angetan. Harris sieht die jeweiligen Nahrungstabus nicht als willkürliche und irrationale Setzungen einer Kultur an, sondern begreift sie als höchst rational, auch wenn diese Rationalität nicht bewusst ist. Sein Resümee lautet: Eine Kultur verbietet das, was das Überleben dieser Kultur erschwert, was ihre Ernährungssituation beeinträchtigen würde (alternative Theorien zu der von Harris werden weiter unten aufgezeigt).

Wenn jemand in unserer Kultur einer westlichen Industrienation den kleinen Pudel am Sonntagmittag als Festbraten nicht verzehren will, so handelt es sich hierbei nicht um einen individuellen Tick, sondern um das Einhalten einer kulturellen Norm. Harris führt das europäische Tabu des Verbots, Haustiere zu verspeisen, u. a. darauf zurück, dass Haustiere in unserer Kultur wichtige andere Funktionen erfüllen und als Proteinlieferanten weniger Bedeutung haben.

identitätsstiftende Zivilisation

Von Montanari (1993) stammt das eben skizzierte Beispiel zweier Ernährungstraditionen und damit verbundener Lebensmittelpräferenzen (mediterran vs. „barbarisch"), die sich ungemein beharrlich über Jahrhunderte, wenn nicht gar Jahrtausende, aufrechterhalten. Von der Mentalitätsgeschichtsschreibung wird diese „Schwerfälligkeit" einer Kultur als spezifisches Charakeristikum einer bestimmten Kultur oder einer bestimmten Zivilisation begriffen. Eine Zivilisation zeichnet sich gerade dadurch aus, dass bestimmte Werte und Strukturen die Jahrhunderte überdauern. Ernährung ist insofern auch zivilisationsstiftend, und diejenigen Menschen, die sich auf eine bestimmte Weise ernähren, fühlen sich so einer bestimmten Kultur zugehörig. In dieser Perspektive könnte man den geschichtlichen Prozess als sehr langsam begreifen, wenn man diesbezüglich dann überhaupt noch von Prozess sprechen kann.

Von dieser Langsamkeit zeugt auch die Einführung neuer Lebensmittel, die z. B. aus der Neuen Welt nach Europa gebracht wurden. Kartoffel und Mais wurden, obwohl sie bereits sehr viel früher als genügsame und ertragreiche Pflanzen den Hunger erheblich hätten lindern können, von der Bevölkerung nur sehr zögerlich angenommen (Prahl/Setzwein 1999). Es dauerte Jahrhunderte, bis sie akzeptiert waren. Und der Mais hat sich, weil er den Geruch, die Nahrung der armen Leute zu sein, nie ablegen konnte, bei uns nicht richtig durchgesetzt (Montanari 1993).

Was soll uns das Beispiel der Einführung der Kartoffel und Mais sagen? Vor den individuellen Lebensmittelpräferenzen liegen die kulturellen, die kollektiven. Vor den individuellen Präferenzen liegen aber auch die sozialen. Diejenigen Lebensmittel sind attraktiv, die die oberen sozialen Schichten konsumieren. Die unteren Schichten imitieren häufig das, was „oben" geschieht (Elias 1978). Also auch hier ist die individuelle Präferenz sekundär.

Beim Drogenkonsum lassen sich ebenfalls kulturelle Präferenzen erkennen. Darauf macht Spode (1999) aufmerksam. So sei es eine Besonderheit des neuzeitlichen europäischen Alkoholkonsums, dass der exzessive Rausch als kollektives Erleben als unstatthaft gilt. Dieser sei früher legitim gewesen: „Ein Beispiel hierfür ist die Selbstverständlichkeit des Erbrechens beim archaischen Trinkgelage." (29) Bis zur Neuzeit habe man dagegen den „einsamen Zecher" nicht gekannt. Auch die Mengen des Konsums scheinen kulturell-historischen Prozessen zu unterliegen. So wurden im frühen Mittelalter Mönchen in St. Gallen täglich fünf Maß Bier automatisch zugeteilt. Auch wenn das Bier damals vielleicht nicht den gleich hohen Alkoholanteil wie heute hatte, würden wir heutzutage eine tägliche Ration von fünf Maß Bier zumindest als sehr bedenklich einstufen. Aber auch zu Beginn der Neuzeit wurden Mengen an Bier getrunken, die heute in unserer Kultur nicht mehr denkbar wären: „Im 15./16. Jh. galt bei Adel und wohlhabenden Bürgern ein Jahreskonsum um 1000 Liter, teils auch das Doppelte, als gesund und standesgemäß." (39) Auch dass Kaffee und Teegenuss in den letzten beiden Jahrhunderten den Konsum von Alkohol zurückgedrängt haben (Teuteberg 1999; Rothermund 1999), ist zunächst ein kultureller Prozess und erst dann ein individueller.

kollektives Trinken – einsamer Zecher

Bisher konnte mit Hilfe einiger Beispiele gezeigt werden, dass unsere Ernährungsgewohnheiten weit weniger individuell ausgeprägt sind, als wir vermutlich erwartet haben. In den Zeiten der Individualisierung, in denen jeder Mensch seinen unverwechselbaren und eigenen Weg gehen muss (Beck-Gernsheim 1993), fühlen wir uns verpflichtet, in allem besonders individuell und einzigartig zu sein – auch bei der Nahrungsaufnahme. Deshalb favorisieren wir die Ausblendung kultureller und geschichtlicher Faktoren, die uns leider klar machen, dass die Kultur sehr viel darüber bestimmt, was und wie wir essen und was wir nicht essen.

Zwang zur Individualität

1.4 Arm und reich: Essen als Mittel der sozialen Distinktion

Fleisch und Macht

Die Kluft zwischen der mediterranen Kost und der „barbarischen" ist bis heute nicht geschlossen, aber es steht außer Zweifel, dass sich beide Kostformen vermischt haben. Zwar hat die römisch-katholische Kirche einen teilweise erbitterten Krieg gegen die Maßlosigkeit geführt, auch wenn sie selbst oft der Völlerei verfallen ist, aber sie konnte nicht verhindern, dass Fleischkonsum zum Statussymbol der oberen Schichten der europäischen Gesellschaften wurde. Die antike Forderung an die Elite der griechischen Stadtstaaten, sich zu mäßigen, blieb im Mittelalter ungehört. Auch christliche Mäßigungsregeln wie das Fasten wurden in dieser Epoche nicht durchgehend umgesetzt. Fleisch und der Konsum hiervon in großen Mengen galten hingegen als untrügerische Indizien für Macht und für eine hohe gesellschaftliche Position. Die Mitglieder der oberen Stände waren sozusagen gezwungen, viel Fleisch zu konsumieren, um sich nach unten abzugrenzen.

Erst seit ca. 50 Jahren können sich die oberen Schichten unserer Gesellschaft nicht mehr durch Fleischkonsum von den unteren Schichten abgrenzen – weil fast alle Schichten die Möglichkeit haben, viel Fleisch zu essen. Die oberen Schichten mussten sich demnach neue Nahrungsmittel einfallen lassen, um ihren Status angemessen auszuweisen: z. B. durch Vegetarismus oder durch Schlankheit, also einer neuen Form der Mäßigung. Es ist auch gut möglich, sich mit exotischen Kostformen abzugrenzen, z. B. mit der asiatischen Küche in Europa.

Menell (1988) und Montanari (1993) geben eine Fülle von Beispielen, wie Nahrungsmittel genutzt worden sind, um eine soziale Schicht von der anderen sichtbar zu differenzieren. Elias hat in seinem Standardwerk „Über den Prozess der Zivilisation" (1978), und im Anschluss daran auch Menell (1988), herausgearbeitet, dass nicht nur Nahrungsmittel, sondern auch die Zubereitungsformen oder die Tischsitten ausgezeichnete Mittel der sozialen Distinktion gewesen sind und es immer noch sind.

Auch heute noch dürfte ein Gourmet-Tempel für die meisten Menschen weniger ein verführerischer denn ein Ort des Grauens sein – muss man schließlich dort die unterschiedlichsten Gläser und Formen von Besteck unterscheiden und benutzen können.

Mit der Moderne und mit der Pluralisierung der Lebenswelten ist es sicherlich nicht mehr so einfach, von den Lebensmitteln und der Art der Zubereitung sowie der Form des Verzehrs auf eine bestimmte soziale Schicht zu schließen, aber dennoch hat die Nahrungsaufnahme als Mittel der sozialen Distinktion gewiss nicht ausgedient (Bourdieu 1987).

1.5 Kultur und Essstörungen

Auch wenn Essstörungen in aller Regel und überwiegend leidvoll sind, so sind sie zugleich ein Teil der Persönlichkeit des jeweiligen Individuums. Essstörungen sind identitätsstiftend. Die Betroffenen definieren sich über ihre Essstörung, grübeln darüber, warum ausgerechnet sie bulimisch oder adipös sind. Was aber, wenn auch bei Essstörungen die Kultur mit eine Rolle spielt? Wenn das vermeintlich Ureigenste, das individuelle Leiden auch gesellschaftliche Ursachen hat? Üblicherweise versteht man Essstörungen als Ergebnis von z. B. genetischen Besonderheiten oder als Ausdruck psychischer Konflikte oder als eine Art von Problembewältigung. Keine Frage, dass Essstörungen diesen Hintergrund haben können. Aber eine Essstörung ist auch etwas, was zunächst als Essstörung definiert sein muss. **eigenes Leiden?**

In aller Regel definiert in unserer Kultur der Ärztestand, was als Störung gilt und was nicht als Störung bezeichnet wird. Das bis zur Neuzeit in Europa übliche exzessive Trinken von Alkohol in der Gemeinschaft gilt heutzutage als Ausdruck einer Pathologie. Es gälte nicht als normal. Eine körperliche oder psychische Auffälligkeit wie übermäßiges Trinken bedarf deshalb stets einer in einer Kultur üblichen Definition, um den Status einer Störung oder Krankheit zu gewinnen (Freidson 1979). **Definition einer Störung**

Und diese Definitionen sind relativ variabel. Das bedeutet, dass einmal in einer bestimmten Epoche ein bestimmtes Maß an Übergewicht als Störung gilt, in einer anderen Epoche hingegen als gänzlich normal. Die Betroffenen werden in der Regel die Definition der Experten akzeptieren und sich das eine Mal als krank, das andere Mal als gesund begreifen. Wenn eine Gesellschaft dafür Verständnis hat, dass junge Frauen, um ihr Figurproblem zu lösen, nach den Mahlzeiten erbrechen, dann gibt es keine Bulimia nervosa als anerkanntes Krankheitsbild. Wenn wie noch vor hundert Jahren bei Carl von Noorden, einem der bekanntes- **variable Norm** ten Adipositasforscher seiner Zeit, ein 1,75 m großer Mann an die 90 kg wiegen darf, ohne als übergewichtig oder adipös mit Krankheitswert eingestuft zu werden, dann ist dieser Mann offiziell nicht krank. Er fühlt sich wahrscheinlich auch nicht krank und macht sich keine Sorgen um seinen Gesundheitszustand. Er wird nicht bemüht sein, eine Diät zu beginnen. Er wird nicht darüber nachdenken, welche psychischen Probleme ihn in die Adipositas getrieben haben.

Idealgewicht

Wenn hingegen wie in den 60er Jahren des letzten Jahrhunderts das Idealgewicht als gesundheitlich optimal angepriesen wird und alles Gewicht, das darüber liegt, als lebensverkürzend gilt, wenn sich zusätzlich das vorherrschende Schlankheitsideal der Frauen der Magersucht annähert, dann sind sozusagen von einem Tag auf den anderen große Bevölkerungskreise übergewichtig und adipös (s. Kasten 1.1).

Was ist das Idealgewicht? Es berechnet sich nach dem Broca-Normalgewicht, das früher der dominierende Gewichtsindex gewesen ist.

Broca-Normalgewicht = Körpergröße in cm minus 100

Das Idealgewicht ist dann: Broca-Normalgewicht minus 10 % für Männer und minus 15 % für Frauen.

Früher wurde angenommen, dass das Idealgewicht mit der höchsten Lebenserwartung einhergeht. Heute ist dies umstritten. Das Broca-Normalgewicht berechnet sich zwar einfach, aber es korreliert schlechter mit dem relativen Fettanteil am Gesamtkörpergewicht als der Body Mass Index, der weiter unten vorgestellt wird.

Kasten 1.1:
Idealgewicht

Diese neue und sehr große Gruppe jetzt Übergewichtiger und Adipöser ist nun darum bemüht, das Gewicht zu reduzieren. Schließlich wird heutzutage Glück mit Schlankheit in Zusammenhang gebracht. Viken et al. (2005) konnten dies in einer Studie gut belegen.

Bilanz von Diäten

Gewicht zu reduzieren gelingt aber nicht allzu häufig. Diäten und andere Formen der Gewichtsreduktion sind langfristig selten erfolgreich. Die um Gewichtsabnahme Bemühten sind angesichts der ausbleibenden Erfolge enttäuscht und essen angesichts der Vergeblichkeit ihrer Bemühungen potenziell mehr als davor. Diätversuche führen tendenziell zu allen Formen von Essstörungen, also auch zur Bulimia nervosa oder zur Anorexia nervosa (Howard/Porzelius 1999).

Angesichts dieses Sachverhaltes ist es nicht unerheblich, dass jedes dritte Mädchen bis zu einem Alter von zehn Jahren über Diäterfahrungen verfügt (Bruns-Philipps/Dreesman 2004). Neumark-Sztainer et al. (2000) ermittelten, dass mehr als 50 % der Bevölkerung versuchen, ihr Gewicht zu kontrollieren: 56,7 % der erwachsenen Frauen, 50,3 % der erwachsenen Männer, 44 % der Mädchen und 36,8 % der Jungen.

In einer anderen Studie von Schur et al. (2000) wurde ermittelt, dass 50 % junger Kinder ihr Gewicht reduzieren wollen und 16 % dies bereits versucht haben. 77 % dieser Kinder berichteten von Familienmitgliedern, die über die Umstellung der Ernährungsgewohnheiten erzählt haben. Schur und Kollegen kommen deshalb zum Schluss, dass die Familie einen großen Einfluss auf das Ernährungsverhalten und dessen Umstellung hat.

Diätversuche in Eigenregie sind allerdings zu unterscheiden von professionell durchgeführten Gewichtsabnahmeprogrammen. Diese münden in der Regel nicht in Essstörungen (Buryn/Wadden 2005). Dagegen verursacht kontrolliertes Essverhalten als alltägliches kulturelles Muster vor allem von Mädchen und jungen Frauen Essstörungen (Austin 2001).

Der eben modellhaft beschriebene Teufelskreis könnte *eine* Erklärung dafür liefern, warum die Anzahl adipöser Personen zunimmt. Dieser Teufelkreis könnte allerdings auch anders ausgehen. Er kann in Anorexia nervosa oder Bulimia nervosa münden, also einmal in totaler Kontrolle der Essimpulse, das andere Mal in der Korrektur des übermäßigen Essens durch z. B. selbst induziertes Erbrechen. Festzuhalten bleibt, dass möglicherweise gesellschaftliche Einflüsse, nämlich die Setzung des Idealgewichts dazu beigetragen hat, dass die Verbreitung der Adipositas und der Bulimia nervosa deutlich zugenommen hat.

Mit empirischen Studien kann diese Überlegung gut unterfüttert werden. Tiggeman und Slater (2004) führten 84 Frauen entweder Videoclips zu Popmusik mit dünnen Frauen vor oder Clips ohne diese. Bei der Gruppe, die die Clips mit dünnen attraktiven

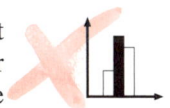

Frauen ansah, erhöhte sich die Unzufriedenheit mit dem eigenen Körper. Die Frauen in dieser Gruppe begannen verstärkt, ihren Körper mit denen anderer Frauen zu vergleichen. Um diesen Effekt zu erreichen, reichte es aus, sechs Clips in der Länge von 15 Minuten anzuschauen. Die mediale Präsentation führt also zu einer Unzufriedenheit mit dem eigenen Körper. Es ist anzunehmen, dass diese Unzufriedenheit teilweise mit Diätbemühungen beantwortet wird. Und dann ist der genannte Teufelskreis begonnen.

In einer Meta-Analyse bewerteten Groez et al. (2002) 25 experimentelle Studien, die den Einfluss medial vermittelter schlanker Körper auf die Zufriedenheit mit dem eigenen Körperbild untersuchten. Ergebnis war, dass das Darbieten schlanker Körper zu einer Zunahme der Unzufriedenheit mit dem eigenen Körper führte.

1.6 Soziale Lage und Gesundheit

Bezüglich des Zusammenhangs zwischen sozialer Lage und Gesundheit stimmen bestimmte Vorurteile nicht: Arbeitslose hätten ein entspanntes und gutes Leben, müssten nichts tun, lägen auf der faulen Haut und feierten. Wer arbeitslos ist oder von Sozialhilfe lebt, hat eine höhere Anfälligkeit für Erkrankungen zahlreicher Art. Zudem ist die Lebenserwartung verkürzt (Prahl/Setzwein 1999; Mielck 2000). Dies lässt sich allgemeiner fassen: Wer nicht viel verdient, wer keinen hohen Bildungsabschluss hat, ist kränker und stirbt früher. Das ist seit vielen Jahren bekannt (Novak 1980; Siegrist 1995).

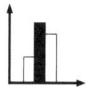

In einer schwedischen Studie konnten Gerdtham und Johannesson (2000) zeigen, dass junge Männer mit dem niedrigsten Einkommen eine Reduktion der Lebenserwartung um 4,1 Jahre haben, die ältesten in derselben Einkommensgruppe immerhin noch eine Verringerung um 2,1 Jahren. Bei den Frauen ist es ähnlich.

Besonders beunruhigend ist, dass sich bereits aus einem niedrigen sozioökonomischen Status in der Kindheit eine erhöhte Mortalitätsrate im Erwachsenenalter voraussagen lässt (Claussen et al. 2003).

Niedriger sozioökonomischer Status ist häufig verbunden mit schlechten Arbeitsbedingungen. Gerade bei der Koronaren Herzkrankheit scheint es sich so zu verhalten, dass schlechte Arbeitsbedingungen deren Anstieg begünstigen (Marmot et al. 1997). Das Vorurteil, Personen in beruflich höheren Positionen stürben eher an Herz-Kreislauf-Erkrankungen, ist also nicht gültig. Jedenfalls *heute* nicht mehr, vor 50 Jahren war es kein Vorurteil.

Arbeit und Gesundheit

Diese Tendenz, dass sozialer Status, Arbeitsbedingungen und Gesundheit miteinander positiv korrelieren, gilt selbst noch unter den Wohlhabenden und Gebildeten: Der Chefarzt lebt im Durchschnitt länger als der Oberarzt (Syme 1991). Vermutlich hängt dies damit zusammen, dass der Chefarzt mehr Entscheidungsspielräume hat als der Oberarzt. Doch der Unterschied zwischen der Lebenserwartung des Chef- und Oberarztes in einer Industrienation ist relativ klein – angesichts eines Blicks auf die gesamte Erde: Weltweit gibt es Unterschiede in der durchschnittlichen Lebenserwartung zwischen den Nationen von 48 Jahren. Und innerhalb eines Landes wie der USA differiert die durchschnittliche Lebenserwartung je nach sozialer Schichtzugehörigkeit um 20 Jahre (Marmot 2005). In Deutschland ist diese Differenz viel geringer.

1.7 Soziale Lage und Ernährung

Die Ernährungsweise ist Teil eines bestimmten Lebensstils und nicht abzukoppeln von anderen Merkmalen dieses Lebensstils oder eines bestimmten sozialen Status. Andere Merkmale wären nach Prahl und Setzwein (1999): Arbeits- und Wohnverhältnisse, Inanspruchnahme von Expertenhilfe, Risikoverhalten und Drogenkonsum. Was das Ernährungsverhalten betrifft, resümieren die eben genannten Autoren, dass sich die unteren sozialen Schichten hinsichtlich dessen, was heute als gesunde Kost definiert wird, schlechter ernähren als die oberen sozialen Schichten. Die oberen sozialen Schichten essen

Lebensstil

- abwechslungsreicher,
- mehr proteinreiche Produkte wie Milch und Joghurt,
- viel Obst,
- und sie achten mehr auf ihr Gewicht.

In den unteren Schichten isst man eher
- Butter,
- Zucker,
- Weißbrot,
- Fleisch,
- Wurstwaren.

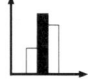

In einer Überblicksstudie, die sich auf den Konsum von Obst und Gemüse in Europa bezieht, kommen Roos et al. (2000) zu folgendem Schluss: Es gibt eine zentrale Tendenz, wonach mit steigendem Bildungsniveau auch der Verbrauch von Obst und Gemüse ansteigt. Leonhäuser und Lehmkühler (2002) kommen zu einem ähnlichen Ergebnis: In armen Haushalten wird wenig Milch, Milchprodukte, Obst und Gemüse verzehrt.

Wenig Geld zur Verfügung zu haben, bedeutet nicht nur, weniger Handlungsspielräume beim Einkaufen zu haben, es ist auch verbunden mit geringen Fähigkeiten und Fertigkeiten zur Nahrungszubereitung und mit geringem Wissen über gesunde Ernährung. Zudem darf nicht vergessen werden, dass in armen Haushalten Gesundheit als Wert und Ziel nicht an der ersten Stelle der Wert- und Zielhierarchie steht (Lehmkühler 2002).

materielle vs. soziale Armut

Prahl und Setzwein (1999) unterscheiden in diesem Zusammenhang zwischen materieller und sozialer Ernährungsarmut: „Materiell" bedeutet, dass man tatsächlich nicht genug zum Essen hat. „Sozial" soll veranschaulichen, dass zwar genug Geld da ist, um sich nach ernährungsphysiologischen Gesichtspunkten hinreichend gut zu versorgen, dass aber bestimmte kulturelle Standards nicht eingehalten werden können. Man kann es sich z. B. nicht leisten, essen zu gehen. Man kann keine Einladungen aussprechen.

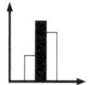

Robertson (2001) macht darauf aufmerksam, dass die Kluft zwischen arm und reich nicht kleiner wird, sondern die soziale Ungleichheit zunimmt. In ganz Europa können sich Menschen mit geringem Einkommen nicht (mehr) gesund ernähren. Dies gilt vor allem für Kinder, Jugendliche, schwangere und stillende Frauen sowie für ältere Menschen. Soziale Ungleichheit zeigt sich auch im Vergleich europäischer Länder: Der prozentuale Anteil des verfügbaren Einkommens, der für Lebensmittel ausgegeben wird, liegt in Rumänien bei 60 %, in Polen bei 40 %. In der EU

Tab. 1.1: Gesunde Ernährung in armen Haushalten (Köhler/Feichtinger 1998, zit. nach Leonhäuser/Lehmkühler 2002, 23)

Dimensionen	Funktionen	Probleme in Armutssituationen
physiologisch	Versorgung mit Energie und Nährstoffen	Beeinträchtigungen der geistigen und körperlichen Leistungsfähigkeit
sozial	soziale Organisation, Integration und Abgrenzung, soziale Sicherheit, Kommunikation	Beeinträchtigungen sozialer Beziehungen (z. B. wenn Einladungen nicht erwidert werden können)
kulturell	normative Wertsysteme, Ernährungssitten und -gebräuche, Essbarkeit, Geschmack	Abweichung von gesellschaftlich akzeptierten Ernährungsweisen (z. B. Braten statt Hackfleisch als „unangebrachter Luxus")
psychisch	Genuss, emotionale Sicherheit, Kompensation, elbstwertgefühl	Verlust von Selbstbestätigung, überkompensierende bis bizarre Bewältigungsstrategien (z. B. „Leistungshungern" oder Hamstern)
Begleitdimension		
ökonomisch	für Ernährung verfügbares Einkommen als ökonomische und soziokulturelle Zugangsberechtigung	Beeinträchtigung des Marktzugangs, der Teilhabe am Konsum, der Nahrungsversorgung
zeitlich	Auswirkung von Häufigkeit und Dauer bestimmter Ernährungssituationen im Zeitverlauf	gesundheitliche und psychosoziale Spätfolgen (z. B. lebenslange Sensitivität gegen Nahrungsbeschränkung)

verbraucht man dagegen im Durchschnitt nur 22 % für Lebensmittel. Aber auch in den reichen EU-Ländern wird die Kluft zwischen arm und reich größer, so etwa in Großbritannien.

1.8 Sozialisation und Ernährungsverhalten

Hurrelmann (2002, 15f) gibt eine umfassende Definition der Sozialisation: „Sozialisation bezeichnet [...] den Prozess, in dessen Verlauf sich der mit einer biologischen Ausstattung versehene menschliche Organismus zu einer sozial handlungsfähigen Persönlichkeit bildet, die sich über den Lebenslauf hinweg in Auseinandersetzung mit den Lebensbedingungen weiterentwickelt. Sozialisation ist die lebenslange Aneignung von und Auseinandersetzung mit den natürlichen Anlagen, insbesondere den körperlichen und psychischen Grundmerkmalen, die für den Menschen die ‚innere Realität' bilden, und der sozialen und physikalischen Umwelt, die für den Menschen die ‚äußere Realität' bilden."

Wichtig in dieser Definition ist der Umstand, dass Sozialisation nicht auf Anpassung an Realität reduziert wird. Sozialisation ist lebenslängliche aktive Auseinandersetzung mit sich und der Umwelt. In diesem Abschnitt soll nun weniger der aktiven Auseinandersetzung nachgegangen werden, sondern ihrem Gegenteil: dem prägenden Einfluss der Sozialisation auf das Ernährungsverhalten.

Kinder entwickeln sich zu gesünderen Menschen, wenn sie unter förderlichen Bedingungen aufgewachsen sind, wenn der sozioökonomische Status der Eltern relativ hoch ist und wenn hinreichend emotionale Zuwendung vorhanden ist (Siegrist 2003).

Auch die Ernährung ist von entscheidender Bedeutung. Und Ernährung ist mehr als biologische Nahrungsaufnahme. „Food is an interaction not an object." (Eagleton, zit. n. Belton 2003, 2) Um etwas die Schärfe aus diesem Zitat herauszunehmen: Nahrungsaufnahme ist eingebettet in Interaktion, sie ist untrennbar verbunden mit Interaktion. Die kleinen Kinder essen das, was ihre Eltern essen. Sie mögen die Lebensmittel, die die Eltern besonders gerne konsumieren.

ungesunde Esskultur

Mielck (2000) nimmt an, dass die Kinder aus den unteren Schichten die ungesunde Ernährungsweise ihrer Eltern regelrecht lernen. Kinder reproduzieren die Esskultur, die ihnen die Eltern vorleben. Wenn die Mahlzeiten stumm vor dem Fernseher eingenommen werden, dann kopieren die Kinder diese Verhaltensweisen. Mit zunehmendem Alter schwinden die elterlichen Einflüsse, das Ernährungsverhalten wird dann z.B. auch durch gleichaltrige Jugendliche bestimmt. Aber im Sinne des Klassikers von Bourdieu (1987) ist anzunehmen, dass es zwar möglich ist, die Einflüsse der Eltern zu reduzieren, dass es aber prinzipiell sehr schwer ist, dem spezifischen Lebensstil der sozialen Schicht, der man entstammt, zu entkommen.

Der Zusammenhang zwischen Sozialisation und Ernährung

lässt sich bezüglich der Adipositas so knapp umreißen: Kinder, die in nicht intakten Familien aufwachsen, haben ein siebenfach erhöhtes Risiko, eine Adipositas zu bekommen (Petermann/Häring 2003).

Zum Zusammenhang zwischen Sozialisation und Ernährungsverhalten wurden zahlreiche Studien durchgeführt. Einige sollen nun vorgestellt werden.

- Hays et al. (2001) haben eine Feldforschungsstudie an mexikanisch-amerikanischen Müttern durchgeführt, um herauszufinden, welche sozialisatorischen Einflüsse Mütter auf das Ernährungswissen und Essverhalten von Kindern haben können. Sie ermittelten, dass ein nicht direktiver, erklärender und partizipatorischer Erziehungsstil der Mütter das Ernährungswissen der Kinder verbessert.
- Patrick et al. (2005) stellten fest, dass ein bestimmter und entschlossener Erziehungsstil positiven Einfluss auf den Konsum von Früchten und Gemüse bei Kindern hat. Dagegen erzielt ein unterwerfender, Gehorsam verlangender Erziehungsstil diesbezüglich negative Effekte.

Die Befunde von Hays et al. (2001) und Patrick et al. (2005) lassen sich dahingehend bündeln, dass weder Gleichgültigkeit noch autoritärer Erziehungsstil zu gesundem Ernährungsverhalten der Kinder führen. Vielmehr scheinen sich Kinder dann gesund zu ernähren, wenn sie ein entschlossenes Anliegen der Eltern spüren, ohne sich allerdings diesem Anliegen blind unterwerfen zu müssen.

Erziehungsstil

Weitere Studien zum Zusammenhang von Sozialisation und Ernährungsverhalten belegen Folgendes:

- Roos et al. (2001) konnten einen starken Zusammenhang zwischen dem Erziehungsniveau in Haushalten und dem Konsum von rohem Gemüse ermitteln: Je höher das Erziehungsniveau, umso höher war auch der Konsum von rohem Gemüse. Die Schulleistungen hatten ebenfalls einen starken Einfluss auf diesen Konsum. Wer gute Schulleistungen hatte, aß viel Gemüse.
- In einer Längsschnittstudie untersuchten Lake et al. (2004), wie sich Personen ihr verändertes Essverhalten im Zeitraum von der Jugend zum Erwachsenenalter erklären. Die Veränderungen wurden zugeschrieben dem Einfluss der Eltern, des Partners, der Kinder, dem Ernährungsbewusstsein, der Beschäftigung und dem Mangel an Zeit. Der Einfluss der Eltern wurde sowohl als positiver wie auch als negativer, dem man entkommen muss, erlebt. Für Männer, die eine Partnerschaft eingingen, war der Einfluss der Partnerin auf das Essen tendenziell ein positiver.

- Hannon et al. (2003) ermittelten, dass die Person, die in einem Haushalt das Essen zubereitet, sehr großen Einfluss auf das Essverhalten der Ehepartner und der Kinder hat. Nimmt diese Person viel Gemüse und Obst zu sich, so tun dies auch die Partner und Kinder. Isst diese Person viel Fett, so essen auch Partner und Kinder viel Fett. Verstärkt wird dieser Einfluss, wenn viele Mahlzeiten gemeinsam eingenommen werden.
- Nicklaus et al. (2005) schreiben der Kindheit einen wesentlichen Einfluss auf das spätere Essverhalten zu. In einer prospektiven Studie verfolgten sie die Entwicklung kleiner Kinder bis in das junge Erwachsenenalter. Wer als zwei- bis dreijähriges Kind eine freie Auswahl von Lebensmitteln treffen durfte, ernährte sich als Jugendlicher oder als junger Erwachsener abwechslungsreich und damit gesund.

1.9 Soziologische Modelle der Ernährung

Eigensinn der Disziplinen

Es liegt in der Eigenart vermutlich jeglicher wissenschaftlicher Disziplin, einen bestimmten Forschungsgegenstand für die eigene Disziplin zu reklamieren. Für die Medizin oder die Oecotrophologie ist die Nahrungsaufnahme überwiegend ein körperlicher Vorgang. Die Psychologie möchte geltend machen, dass psychische Variablen eine entscheidende Rolle spielen können. Die Soziologie will die sozialen Dimensionen der Ernährung herausstellen. Sie wendet sich gegen Modelle, die entweder soziale Merkmale gar nicht berücksichtigen oder wie das von ihr angeprangerte biokulturelle Modell die sozialen und kulturellen Aspekte der Ernährung nur als Verlängerung oder soziale Transformation körperlicher Vorgänge begreifen (Barlösius 1999). Würden z. B. in allen menschlichen Kulturen morgens, mittags und abends nur Kuchen gegessen werden, dann würden die Vertreter des biokulturellen Modells behaupten, dass der Körper des Menschen mit ausschließlichem Kuchenkonsum ernährungsphysiologisch am besten versorgt sein würde.

Barlösius (1999; u. a. im Anschluss an Eder 1988, 103ff) unterscheidet unter Ausschließung des biokulturellen Ansatzes folgende soziologische Modelle. Alle versuchen zu erklären, warum in bestimmten Gesellschaften Nahrungstabus bestehen:

- *Das rationalistische Modell:* Repräsentant hierfür ist Harris (1988). Harris geht davon aus, dass sich für jedes Nahrungstabu rationale Gründe finden lassen: Tabus garantieren das nutritive Überleben einer Gemeinschaft oder Gesellschaft.

- Diesem Ansatz gegenüber steht *das funktionalistische Modell,* das Nahrungstabus auf die Stabilisierung einer bestehenden Ordnung zurückführt. Mit Nahrungstabus stärkt eine Gesellschaft ihre eigene Identität und grenzt sich von anderen Gesellschaften ab. Das funktionalistische Modell geht also davon aus, dass Tabus auf mehr fußen als nur auf einer rationalen Ökonomie. Tabus können eine Gesellschaft zusammenhalten.
- *Das strukturalistische Modell* setzt die Kultur vor die Natur. Denn die Natur muss zuerst symbolisch konstituiert werden, um sie begreifen zu können. Die Natur erschließt sich entsprechend dieses Modells nicht unmittelbar. Sie braucht der Sprache, um zugänglich zu werden. Eine dieser Sprachen ist die Küche. Die Küche dient nach Lévi-Strauss (1976) zusätzlich dazu, die menschlichen Grundkategorien Natur und Kultur zu vermitteln. Der strukturalistische Ansatz untersucht außerdem die Küche, um herauszufinden, welche kognitive Ordnung eine Gesellschaft sich gibt. Der Strukturalismus sucht wie ein Detektiv in der Küche die Logik einer Gemeinschaft.
- *Das Modell des Paradoxes der doppelten Zugehörigkeit:* Der Mensch als Allesesser kann sich frei entscheiden, was er essen will. Das ist seine kulturelle Freiheit. Tiere könnten hingegen in der Regel nicht frei entscheiden, was sie essen wollen. Ihnen geben die Instinkte vor, was sie an Nahrung zu sich nehmen können. Menschen in ihrer kulturellen Freiheit könnten allerdings die Natur nicht vergessen. Würde sich ein Mensch nur von Kuchen ernähren, was seine Freiheit beinhaltet, würde er sich massiv mangelernähren. Die Natur fordert also ihre Rechte. Deshalb befindet sich der Mensch im Widerspruch oder Paradox zwischen Freiheit und Zwang.

Die von Barlösius angebotenen soziologischen Modelle der Ernährung widersprechen sich offenkundig. Es ist zu vermuten, dass die Diskussion nicht damit beendet werden kann – mit der Aussage: Das eine Modell ist richtig, das andere Modell ist falsch. Vielmehr bleiben sie Interpretationsfolien oder Perspektiven, die je nach konkretem Forschungsgegenstand brauchbarer oder unbrauchbarer sind. Möglicherweise lassen sie sich auch parallel gebrauchen: Wenn die Kuh in Indien nicht geschlachtet werden darf, so mag dies im Sinne von Harris rationale Gründe haben, dieses Tabu kann im Sinne des funktionalistischen Modells auch identitätsstiftend sein.

— unterschiedliche Interpretationen

1.10 Zusammenfassung des ersten Kapitels

Nicht nur physiologische Prozesse regulieren die Nahrungsaufnahme. Es reicht aber auch nicht aus, den physiologischen Steuerungen nur psychische Variablen hinzuzufügen. Vielmehr beeinflussen gesellschaftlich-kulturelle und soziale Faktoren das Essverhalten erheblich. Dies sollte in diesem Kapitel veranschaulicht werden. Gesellschaftlich-kulturelle und soziale Determinanten des Essverhaltens sind dem Bewusstsein wenig zugänglich, da sie wie selbstverständlich existieren. So muss erst gründlich reflektiert werden, dass die derzeitige Versorgung mit Lebensmitteln in Anbetracht der Menschheitsgeschichte einem Paradies gleichkommt.

Auch der Streit am Mittagstisch, ob eine Fleischbeigabe überhaupt notwendig ist, hat historische Wurzeln. Am Mittagstisch treffen so die „barbarische" Tradition (möglichst viel Fleisch essen) mit dem römisch-christlichen Erbe eventuell konflikthaft aufeinander. Ebenfalls kulturell überformt ist die Lebensmittelpräferenz. In unseren Breitengraden essen wir nicht gerne Heuschrecken, und wir verspeisen auch keine süßen kleinen Katzen.

Dass Lebensmittel nicht nur Mittel zum Zweck sind, um zu überleben, belegt die Nutzung von Speisen, um sich von anderen zu unterscheiden. Nahrungsaufnahme ist ein Mittel der sozialen Distinktion. Die Geschichte lehrt, dass Essen oder bestimmte Lebensmittel häufig dafür eingesetzt wurden, um Macht und Reichtum zu demonstrieren. Auch heute noch lässt sich am Verzehr bestimmter Lebensmittel der soziale Status ablesen. Mit einem Sozialhilfesatz lassen sich Hummer und Trüffel schwerlich bezahlen.

Nicht einmal Essstörungen sind frei von historischen und kulturellen Einflüssen. In einer bestimmten Kultur zu einer bestimmten Zeit gilt Wohlbeleibtheit als Ausdruck von Macht und Ansehen. In einer anderen Kultur in anderen Zeiten ist sie als Krankheit etikettiert und verpönt.

Dem Alltagsbewusstsein ist es nicht sehr deutlich bewusst, wie stark soziale Faktoren die Gesundheit und die Nahrungsaufnahme beeinflussen. Wer eine gute Ausbildung, ein gutes finanzielles Auskommen und einen interessanten Beruf hat, ist deutlich gesünder und lebt länger. Die Kluft zwischen arm und reich wird derzeit nicht kleiner, sondern größer. Die Qualität der Herkunftsfamilie und der elterliche Erziehungsstil spielen eine beträchtliche Rolle bei der Herausbildung von gesunder oder ungesunder Ernährungsweise. Was und wie gegessen wird, ist nicht nur individuelle Wahl oder reiner Zufall. Vielmehr repräsentieren und konstruieren die Art der Nahrungsaufnahme und die Küche eine soziale Ordnung.

1.11 Fragen zum ersten Kapitel

Überprüfen Sie Ihr Wissen!

1. Welche historischen Traditionen bestimmen die heutige Nahrungsaufnahme?

2. Welche Theorien bietet die Soziologie an, um Lebensmittelpräferenzen zu erklären?

3. Was bedeutet der Begriff der sozialen Distinktion?

4. Wie beeinflusst die Sozialisation das Essverhalten?

5. Wie werden die Definition und die Verbreitung von Essstörungen durch gesellschaftliche Einflüsse mitbestimmt?

2 Psyche, Soma und die Nahrungsaufnahme

Psychosomatik vs. Medizin

Die Frage: „Wie beeinflusst die Psyche die Nahrungsaufnahme" wird nicht erst heute gestellt. Diese Frage rührt aus der Tradition der Psychosomatik, die Ende des 19. Jahrhunderts entwickelt worden ist. Die als Gegenbewegung zur ausschließlich naturwissenschaftlichen Medizin konzipierte Psychosomatik bremste einerseits also eine Entwicklung, die Krankheit auf körperliche Prozesse reduzieren wollte. Sie lief und läuft andererseits Gefahr, in einen Pan-Psychologismus zu verfallen. Das meint, dass der Versuch unternommen wird, alle körperlichen Prozesse, so auch Krankheiten, auf die Psyche zurückzuführen.

bio-psycho-sozial

Der einfachen Frage nach dem Einfluss der Psyche auf den Körper wurde im 20. Jahrhundert die Frage hinzugefügt: Wie wirkt der Körper auf die Seele? Bezogen auf die Nahrungsaufnahme, bedeutet dies: Wie wirkt sich die Nahrungsaufnahme auf die Psyche aus? Die psychosomatische und die somatopsychische Fragestellung wurden anschließend in das umfassende bio-psycho-soziale Gesundheits- und Krankheitsmodell integriert. Umfassend bedeutet hier, dass die sozialen Dimensionen von Gesundheit und Krankheit mit einbezogen werden. In den letzten Jahrzehnten hat sich neben der Psychosomatik die Verhaltensmedizin etabliert. Diese basiert auf dem bio-psycho-sozialen Modell, bearbeitet ähnliche Fragestellungen wie die Psychosomatik. Sie grenzt sich aber von der Psychosomatik ab, da sie nicht psychoanalytisch, sondern verhaltenstherapeutisch orientiert ist.

2.1 Die klassische Psychosomatik

Als sich im 19. Jahrhundert allmählich die naturwissenschaftliche Medizin durchsetzte, etablierte sich parallel dazu die Psychosomatik – als Gegenbewegung zur naturwissenschaftlichen Medizin. Gelang es der naturwissenschaftlichen Medizin immer besser, zahlreiche Erkrankungen als rein biologische Prozesse zu erforschen, so setzte sich die Psychosomatik davon ab, indem sie postulierte, dass körperliche Erkrankungen nicht nur durch körperliche Faktoren verursacht seien. Vielmehr könnten psychische Konflikte zu körperlichen Erkrankungen führen.

Der Terminus „Psychosomatik" setzt sich aus zwei griechischen Begriffen zusammen: „Psyche" ist die Seele und „Soma" ist der Körper. Die klassische Psychosomatik geht von einem unilinearen Prozess aus: Aus seelischen Konflikten entstehen körperliche Symptome. Sie untersuchte nicht den umgekehrten Zusammenhang, dass nämlich auch aus körperlichen Erkrankungen psychische Probleme entstehen können. Oder allgemeiner noch, dass Psyche und Körper in komplexer Wechselwirkung zueinander stehen.

Die Geschichte der Psychosomatik ist untrennbar mit dem Begründer der Psychoanalyse verbunden, mit Sigmund Freud. Er entwickelte die erste bedeutsame psychosomatische Theorie. Nachdem er viele Jahre lang naturwissenschaftlich gearbeitet hatte, konfrontierte er sich mit einer „Modeerkrankung" des 19. Jahrhunderts: der Hysterie. Diese erschien ihm nicht naturwissenschaftlich erforschbar zu sein. Im Rahmen eines psychotherapeutischen Gesprächs versuchte er, die seelischen Ursachen der Hysterie zu erkunden. Psychologische Laborexperimente dienen dazu, Ursache-Wirkungs-Gefüge, also allgemeine naturwissenschaftliche Gesetzmäßigkeiten, die alle Menschen betreffen, zu ergründen. Das psychotherapeutische Gespräch diente Freud dagegen dazu, die individuell spezifischen unbewussten Ursachen der Hysterie bewusst zu machen und zur Sprache zu bringen.

Freud und die Hysterie

Der noch relativ junge Freud macht einen Ausflug in die Hohen Tauern, „um für eine Weile die Medizin und besonders die Neurosen zu vergessen." (Freud 1999a, 184) Dies sollte ihm nicht gelingen. Eine junge Frau, Katharina, bittet um seine Hilfe, da sie „nervenkrank" sei. Nervenkrank bedeutet für sie Atemnot, Druck auf den Augen, ein schwerer und sausender Kopf, Schwindel, zusammengepresste Brust und zusammengepresster Hals, verbunden mit Todesangst. Katharina hat keine Ahnung, warum sie ihrer Meinung nach nervenkrank ist. In einem relativ kurzen Gespräch gelingt es den beiden, die unbewussten Motive der

Nervenkrankheit bewusst zu machen. Eines davon ist der massive Ekel angesichts der versuchten sexuellen Übergriffe ihres Vaters. Aber warum hat Katharina diesen Ekel verdrängt? Eine Antwort könnte sein, dass ihr der Gedanke, dass ihr Vater ihr gegenüber sexuell übergriffig werden wollte, unerträglich war. Sie musste diesen Gedanken und die damit verbundenen Gefühle abwehren. Anstelle dieser Gefühle und Gedanken entstanden körperliche Beschwerden. Katharina war es sozusagen lieber, körperlich zu leiden, als mit unerträglichen Gefühlen und Gedanken konfrontiert zu sein.

Freud ging davon aus, dass der hysterischen Symptomatik entweder wie bei Katharina sexuelle Traumata oder unakzeptable Liebesregungen zugrunde liegen. In der Zeit Freuds war es z. B. für ein Hausmädchen moralisch unakzeptabel, sich in den Hausherrn zu verlieben. Da wir heute andere Moralvorstellungen haben, würde dieses Hausmädchen heutzutage vermutlich keine körperliche Symptomatik entwickeln.

sinnvolle Symptome

Die körperlichen Leiden bei der Hysterie sind für Freud alles andere als zufällig. Sie sind stets sinnvoll und damit auch dechiffrierbar. Man muss nur den verborgenen Sinn erkennen. Psychotherapeutische Arbeit erscheint in dieser Hinsicht dann als ein Indizienprozess. Anders als seine Nachfolger beschränkte Freud den Umschlag von seelischen in körperliche Symptome auf den sensomotorischen Bereich. So waren für Freud nur Störungen im Bereich der Sinne wie Taubheit, Blindheit oder der Motorik, wie z. B. Lähmungen, hysterische Symptome. Er ging außerdem davon aus, dass es zur Herausbildung hysterischer Symptome eines organischen Entgegenkommens bedarf, also einer bestimmten Organschwäche. Trotz dieser bleibt für Freud ein unilinearer Zusammenhang bestehen: Aus seelischen Konflikten erwachsen körperliche Symptome. Freud nannte dies Konversion.

Gespräch vs. Labor

Um es nochmals herauszustellen: Dieser Umschlag vom Psychischen ins Körperliche lässt sich im psychotherapeutischen Gespräch nur rekonstruieren. Er lässt sich alleine aus ethischen Gründen in einem Laborexperiment nicht erfassen. Angenommen, man wolle ungeachtet schwerwiegender ethischer Bedenken im Rahmen eines Laborexperiments, Wirkungen sexueller Übergriffigkeit überprüfen, so könnten z. B. nur unmittelbare Wirkungen dokumentiert werden, aber nicht Reaktionen wie die von Katharina, die sich erst ein paar Tage später einstellen.

Freud hat zwar ein allgemeines Modell der Hysterie entwickelt. Zugleich hat er betont, dass jede Hysterie einzigartig ist – verbunden mit einer spezifischen Biografie und spezifischen Ursachen. Das bedeutet, dass jeder Hysteriekranke anders ist. Von hysterischen Symptomen lässt sich im Sinne Freuds allgemein auf sexuelle Ursachen oder Traumata schließen. Aber diese sind von Fall zu Fall völlig unterschiedlich.

Einzigartigkeit

> Hätte Freud in unserer Zeit gelebt, dann hätte er sich vermutlich den „Modeerkrankungen" unserer Zeit zugewandt, nämlich den Essstörungen. Zu Zeiten Freuds wurde die Sexualität eher problematisiert und tabuiert. Dies lässt sich etwa daran erkennen, dass Freud bestimmte sexuelle Praktiken ins Lateinische übersetzt. Diese Problematisierung und die im Vergleich zu heute wesentlich strengeren Moralvorstellungen begünstigten die starke Verbreitung der Hysterie. Heutzutage ist zumindest dem Anschein nach die Sexualität aus ihrem moralischen Korsett befreit. Nahezu alle Formen der Sexualität sind heute akzeptiert und gesellschaftsfähig. Dementsprechend ist die klassische Hysterie nahezu ausgestorben. Essstörungen wie Anorexia nervosa oder Bulimia nervosa hingegen haben in den letzten Jahrzehnten deutlich zugenommen. Dies liegt u. a. daran, dass heutzutage die Nahrungsaufnahme massiv problematisiert wird (Klotter 1990). Die Nahrungsaufnahme ist heute sozusagen verboten. Aufgrund des in den letzten hundert Jahren stetig sinkenden Normgewichts erscheint nun im Prinzip jede Form und jedes Quantum an Nahrungsaufnahme als eine Gefährdung des Einhaltens oder Erreichens des Normgewichts.

Kasten 2.1: Tabus: Sex oder Essen?

Die klassische psychosomatische Fragestellung, inwieweit Seelisches auf den Körper einwirkt, wird auch heute noch gestellt und erforscht. Macht et al. (2002) untersuchten in einem Experiment beispielsweise, ob unterschiedliche Emotionen den Konsum von Schokolade beeinflussen. Sie fanden heraus, dass Freude den Schokoladenkonsum ansteigen lässt, Ärger hingegen zu einem verminderten Verzehr führt.

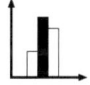

2.2 Von der klassischen Psychosomatik zum bio-psycho-sozialen Modell

Krankheit entziffern

Freuds Psychosomatik: Freud entwickelte die erste psychosomatische Theorie, der zahlreiche weitere folgen sollten. Wie auch immer seine psychosomatische Theorie heute beurteilt wird, sie gab den Anstoß zu der offenbar faszinierenden Frage, ob körperliche Erkrankungen seelische Ursachen haben können. Mit Freud ist die Idee aufgekommen, den Körper zu dechiffrieren: Sage mir, welche körperliche Erkrankung Du hast, dann sage ich Dir, welche psychische Störung Du besitzt. So faszinierend diese Frage auch ist, so problematisch kann sie sein. Genauso wie eine rein naturwissenschaftliche Medizin Gefahr läuft, psychosoziale Faktoren hinsichtlich der Krankheitsentstehung und des Krankheitsverlaufs zu vernachlässigen. Die Eigengesetzlichkeit körperlicher Prozesse oder genetische Einflüsse werden so vernachlässigt.

Wenn man z. B. Adipositas stets als psychisch verursacht ansieht, dann ignoriert man, dass in bestimmten Kulturen oder Ländern Adipositas das Schönheitsideal darstellt. Man ignoriert, dass Menschen, da sie das Essen genießen, übergewichtig werden. Man ignoriert, dass empirische Studien nicht hinreichend belegen können, dass adipöse Menschen generell psychisch stärker gestört sind als nicht adipöse (Sabbioni 2003). Und selbst wenn Adipositas psychisch verursacht sein sollte, dann gibt es nicht die *eine* psychische Ursache, die zu Adipositas führt, sondern die unterschiedlichsten in den unterschiedlichsten Kombinationen und Ausprägungen.

Weiterentwicklungen der Psychosomatik nach Freud: Groddeck erweiterte das Feld der Psychosomatik. Er ging davon aus, dass die Psyche nicht nur Auswirkungen auf den sensomotorischen Bereich haben könnte, sondern auf den gesamten Körper.

spezifischer Konflikt – spezifische Krankheit

Mitte des letzten Jahrhunderts stand die Psychosomatik im Zenit. Die damalige Psychosomatik verfolgte den Traum, eine bestimmte körperliche Erkrankung mit einer bestimmten Persönlichkeit oder mit einem bestimmten psychischen Konflikt in Zusammenhang zu bringen, anstatt die eben beschriebene Vielschichtigkeit der Ursachen anzuerkennen. Dieses In-Beziehung-Setzen von Persönlichkeit und Krankheit wurde damals durchaus auch mit empirischen Studien verfolgt. Es stützte sich also nicht nur auf psychotherapeutische Gespräche. Zwar gab es durchaus auch ermutigende Ergebnisse (Adler 2003), dennoch ist man heute, wie bereits erwähnt, davon abgekommen, einer bestimmten Erkrankung eine bestimmte Persönlichkeit zuzuweisen. Trotzdem sind die Wissensbestände aus der damaligen Zeit für das Heute keineswegs sinnlos. Sie können Interpretationsfolien für die klinische Arbeit bilden. Oder sie können Grundlage empirischer Forschung werden. Franz Alexanders Überlegungen zu Bluthochdruck, wonach bestehende aber nicht gezeigte Aggression zu einem erhöhten Blutdruck führte, hat die psychophysiologische Forschung zu Bluthochdruck stark inspiriert.

Diese Interpretationsfolien der Psychosomatik können aber auch verwirren. Um dies zu veranschaulichen, soll exemplarisch auf die psychosomatischen Ansätze zur Adipositas im deutschsprachigen Raum für den Zeitraum der 50er Jahre des letzten Jahrhunderts eingegangen werden (Klotter 1990). Adipositas wird in Zusammenhang gebracht mit emotionaler Leere, Habgier, allgemeinem Versagen, Zurückhaltung, Ängstlichkeit, Empfindlichkeit, Misstrauen, Infantilität, Beschlussunfähigkeit, Anlehnungsbedürftigkeit, Beeinflussbarkeit, Haltlosigkeit, einem gestörten Verhältnis zum Körper, Gehemmtheit, Schüchternheit, Frigidität, Impotenz. Die Mütter der Adipösen seien selbst psychisch gestört und verwöhnten das Kind zu sehr. Die Ehefrau könne in die Adipositas fliehen, um sich den Anforderungen der Ehe zu entziehen. Kurzerhand: Nahezu alles wird mit Adipositas in Verbindung gebracht. Derartige Psychosomatik ist dann für die klinische Arbeit nicht mehr hilfreich.

Somatopsychische Forschungsrichtung: Eine entscheidende Wende in der Geschichte der Psychosomatik bestand darin, nicht mehr nur von den Auswirkungen der Psyche auf den Körper auszugehen, sondern auch die andere, entgegengesetzte Wirkungsrichtung zu berücksichtigen: die somatopsychische. Die von Mirsky ausgehende Forschungsrichtung (Adler 2003) legt darauf Wert, dass somatische Faktoren bei der Entstehung psychosomatischer Erkrankungen beteiligt sind. Ein Ulcus-Leiden setzt demnach voraus, dass die Magensaftausschüttungen genetisch erhöht sind:

körperlicher Einfluss auf die Psyche

„Prinzipiell ist zu bedenken, daß der hypersekretorische Typ von Geburt an mehr Hungerempfindungen haben wird; er wird als

Säugling mehr schreien, gebieterischer, häufiger nach Nahrung verlangen." (Mitscherlich 1975, 34)

Körperliche Einflüsse führen demnach zu einem anderen psychischen Erleben. Und nicht nur das: Die Mutter wird auf das hypersekretorische Kind voraussichtlich anders reagieren. Vielleicht wird sie überfordert sein, vielleicht wird sie ärgerlich und ungehalten angesichts des maßlosen Hungers des Kindes. Somatische Einflüsse kreieren so auch menschliche Interaktion.

Wenn die Gene mit entscheiden, ob man adipös wird, dann hat dies möglicherweise Auswirkungen auf die Psyche: Die dadurch erheblich erschwerten Abnahmeversuche führen zu Resignation und eventuell Depression. In dieser Sicht würden die Adipösen nicht zu viel essen, weil sie depressiv sind, sondern sie würden depressiv, weil die Gewichtsreduktion so immens schwierig ist. Wenn in einer epidemiologischen Studie ermittelt worden ist, dass Adipöse depressiver sind als Normalgewichtige, sind prinzipiell beide Interpretationen möglich: die psychosomatische und die somatopsychische.

soziale Dimensionen **Das bio-psycho-soziale Modell:** Die nächste entscheidende Wende in der Psychosomatik bestand darin, soziale Dimensionen von Gesundheit und Krankheit mit zu berücksichtigen. Dementsprechend nennt sich dieses das bio-psycho-soziale Modell (Engel 1996; Pauli 1996). Es beschäftigt sich mit den komplexen Wechselwirkungen zwischen biologischen, psychischen und sozialen Faktoren. Und es erkennt damit an, dass soziale Faktoren zentral an der Entstehung oder Aufrechterhaltung von Gesundheit und Krankheit beteiligt sind.

Eine genetische Veranlagung zur Adipositas trifft auf eine Umwelt, die Adipositas überwiegend akzeptiert. Dann wird sich voraussichtlich wegen der Adipositas keine depressive Grundstimmung einstellen. Wenn aber wie noch vor 50 Jahren Wohlbeleibtheit bei Männern in Deutschland positiv bewertet wurde (Pflanz 1978), dann hatte damals ein schlanker Mann ohne genetische Veranlagung zur Adipositas Schwierigkeiten, den echten Mann darzustellen. Möglicherweise reagierte er darauf mit einem verminderten Selbstwertgefühl.

Das bio-psycho-soziale Modell von Gesundheit und Krankheit ist das derzeit vorherrschende. Es ist sicherlich das angemessenste Modell und zugleich das, das am schwierigsten zu erforschen ist. Nicht nur sind eine Vielzahl von Variablen zu ermitteln, diese Variablen interagieren untereinander auf die unterschiedlichsten Weisen im zeitlichen Verlauf. Von Individuum zu Individuum sind zudem die Interaktionen unterschiedlich. Einfache Ursache-Wirkungs-Gefüge, einfache Wenn-dann-Beziehungen greifen dementsprechend in keiner Weise mehr. Das bio-psycho-soziale Modell eröffnet eine Komplexität, die kaum noch zu erforschen ist.

2.3 Ein somatopsychischer Zusammenhang: Wie wirkt sich Ernährung auf die Psyche aus?

Die eben genannte Komplexität lässt sich also nicht einfach untersuchen. Eine Lösung für das Problem besteht darin, wohlgemerkt wissend um die Komplexität, auf simple Ursache-Wirkungs-Gefüge zurückzugreifen. Ein derart einfacher, damit auch darstellbarer unilinearer Zusammenhang ist der somatopsychische. Mit ihm wird gefragt, wie der Körper die Psyche beeinflusst. Für den Gegenstand Ernährungspsychologie ist dann die Leitfrage, wie die Nahrungsaufnahme die Psyche beeinflusst.

Am offenkundigsten lassen sich die Auswirkungen von Genussmitteln auf die Psyche beobachten. Alkohol kann die Stimmung heben, kann enthemmen und aggressiv machen. Kaffee und Tee wirken stimulierend (s. Hengartner/Merki 1999). Das in der Schokolade enthaltene Phenylethylamin soll zusammen mit dem Alkaloid Salsonilol Glücksgefühle auslösen. Der Genuss von Schokolade regt zudem die Produktion des Neurotransmitters Serotonin an, wodurch das Wohlbefinden gesteigert wird. Außerdem führt das Essen von Schokolade dazu, dass der Körper Endorphin produziert, was eine euphorisierende Wirkung hat (Pfiffner 1999).

Ebenso offenkundig ist, dass auch die Menge der zu sich genommenen Lebensmittel Auswirkungen auf die Psyche hat. Ein altes lateinisches Sprichwort veranschaulicht dies in der gewünschten Deutlichkeit: plenus venter non studet libenter (ein voller Bauch

Überfluss – Mangel

studiert nicht gerne). Nahrungsmangel hat ebenfalls spezifische Effekte. Montanari (1993) gibt Berichte aus Hungerzeiten wieder: So hätte der Blick der Hungernden wilde Raserei verraten. Oder ihre Gesichter seien von Erregung gezeichnet gewesen. Die katholischen Fastenregeln, also eine verminderte Nahrungsaufnahme – besonders von Fleisch –, zielen auch auf die Beeinflussung des Seelenlebens: Die sexuellen Triebimpulse sollen damit gemäßigt werden. Diese scheinen als große Gefahr wahrgenommen worden zu sein. So erklärt sich, dass es im Mittelalter dreimal im Jahr 40 Tage jeweils am Stück Fastenzeit gab. Zusätzlich kamen weitere, vereinzelte 40 Fastentage hinzu. Geschlechtsverkehr war an diesen Tagen streng verboten (Moulin 1989).

Ein bestimmter somatopsychischer Zusammenhang wird auch heute noch diskutiert: Der Einfluss von Lebensmitteln auf das sexuelle Verlangen. So gelten einige Lebensmittel als Aphrodisiaka: z. B. Austern und Trüffel (Bombosch 1998). Ebenfalls wird heute noch diskutiert, dass etwa der Genuss bestimmter Lebensmittel einen besseren Schlaf ermöglichen soll (Rodenbeck 2005).

2.4 Verhaltensmedizin

Verhaltensmedizin macht seit einigen Jahrzehnten der Psychosomatik Konkurrenz. Sie ist eine im Vergleich zur Psychosomatik relativ junge Disziplin und fußt auf dem eben erwähnten bio-psycho-sozialen Modell von Gesundheit und Krankheit. Sie untersucht die biologischen, psychischen und sozialen Faktoren, die zur Entstehung und/oder Aufrechterhaltung von Krankheiten beitragen. Im Gegensatz zur Psychosomatik, die eher psychoanalytisch fundiert ist, basiert die Verhaltensmedizin auf der Verhaltenstherapie. Ein weiterer Unterschied besteht darin, dass Verhaltensmedizin auf der Ebene der Interventionen Prävention und Gesundheitsförderung mit einbezieht (Ehlert 2002). In den Anfängen der Verhaltensmedizin wurde bei der Abgrenzung zur Psychosomatik auch betont, dass die Verhaltensmedizin das menschliche Verhalten sehr viel stärker einbeziehen würde als die Psychosomatik (Miltner et al. 1986). Essstörungen stehen nicht im Zentrum verhaltensmedizinischer Forschung. Deshalb wird der Ansatz hier nicht weiter ausgeführt.

2.5 Zusammenfassung des zweiten Kapitels

Heutige Fragen zu Essstörungen basieren vielfach auf Problemstellungen der Psychosomatik und deren Weiterentwicklung – so etwa die Frage, ob der Bulimia nervosa eine typische Persönlichkeit zugrunde liegt. Die klassische Psychosomatik als Gegnerin der naturwissenschaftlichen Medizin versuchte zu belegen, dass bestimmte körperliche Beschwerden psychische Ursachen haben. Freud führte so körperliches Leiden wie Lähmungen oder Sehstörungen auf psychische Traumata oder psychische Konflikte zurück. In der Geschichte der Psychosomatik kristallisierte sich bald heraus, dass nicht nur die Psyche den Körper beeinflusst, sondern dass auch umgekehrte Wirkrichtungen bestehen. So gibt es Lebensmittel, deren Genuss stimmungsaufhellend sein kann (z. B. Schokolade). Oder es sind Drogen wie Kaffee oder Tee konsumierbar, die eine belebende Wirkung besitzen.

Diese beiden Wirkrichtungen, 1. Psyche – Soma, 2. Soma – Psyche, wurden bald ergänzt um eine dritte Dimension: die soziale. Damit wird angenommen, dass soziale Faktoren sowohl den Körper als auch die Psyche beeinflussen, wie umgekehrt psychische und somatische Prozesse Auswirkungen auf Soziales haben. Das bio-psycho-soziale Gesundheits- und Krankheitsmodell versucht diese ungemein komplexe Wechselwirkung zwischen körperlichen, seelischen und sozialen Faktoren zu umreißen. Wie bedeutsam soziale Faktoren für Körper und Seele sind, wurde im ersten Kapitel veranschaulicht: Unterschiedliche soziale Lebenslagen spielen eine bedeutsame Rolle hinsichtlich dessen, wie gesund jemand ist und wie lange diese Person lebt.

In den letzten Jahrzehnten hat sich eine Konkurrenz zur Psychosomatik herausgebildet, die sich Verhaltensmedizin nennt und die verhaltenstherapeutisch fundiert ist.

2.6 Fragen zum zweiten Kapitel

Überprüfen Sie Ihr Wissen!

6. Was ist nach Freud eine Hysterie?
7. Wie beeinflusst die Nahrungsaufnahme die Psyche?
8. Wie lässt sich das bio-psycho-soziale Gesundheits- und Krankheitsmodell umreißen?
9. Welches Anliegen hat die Verhaltensmedizin?
10. Was bedeutet Erklären vs. Verstehen im Zusammenhang der Psychosomatik?

3 Psychologische Schulen und Ansätze: ihre Perspektiven auf ungestörtes/ gestörtes Ernährungsverhalten

„Alle übergewichtigen Menschen haben die psychische Störung x." Diese Aussage gibt es im Rahmen von Ernährungspsychologie nicht. Der Traum der Psychosomatik, einen solchen Satz empirisch belegen zu können, hat sich nicht erfüllt. Es gibt die unterschiedlichsten psychischen Ursachen für Adipositas. Und es gibt auch viele Adipöse ohne eine psychische Störung. Wird zu Recht der Ernährungspsychologie das bio-psycho-soziale Gesundheits- und Krankheitsmodell zugrunde gelegt, dann wird damit anerkannt, dass Gesundheit und Krankheit von einer Vielzahl miteinander interagierender Faktoren beeinflusst werden, die sich permanent in der Zeit verändern. Es wird auch anerkannt, dass diese Interaktionen von Individuum zu Individuum unterschiedlich sind.

Komplexität

Angesichts dieser Komplexität bietet es sich an, aus unterschiedlichen Perspektiven Ausschnitte aus dieser Komplexität zu untersuchen. Das Ganze ist nicht untersuchbar, aber bestimmte Segmente aus je unterschiedlichen Perspektiven. Genau das haben die unterschiedlichen psychologischen Schulen bisher getan. Im Rahmen der Psychologie gibt es diverse Schulen und Richtungen, die sich mit gänzlich differenten Grundannahmen und ganz unterschiedlichem methodischen Rüstzeug dem Gegenstand der Psychologie, dem Erleben und Verhalten des Menschen, annähern.

Perspektiven und Ausschnitte

Dies wäre ein Grund, sich zu beklagen, dass die Psychologie keine Einheitswissenschaft ist. Aber angesichts der eben beschriebenen Komplexität gibt es vermutlich keine andere Möglichkeit, als nur bestimmte Aspekte und Teile der Komplexität zu untersuchen. Die unterschiedlichen psychologischen Schulen sind dementsprechend notwendige Reduzierungen der Komplexität. Sie stellen *gangbare* Wege zum Gegenstand der Psychologie dar. Für die Leserin und den Leser mag es verwirrend sein, im Folgenden mit so unterschiedlichen Zugängen zur Psyche des Menschen konfrontiert zu sein. Es mag aber auch spannend und bereichernd sein, so unterschiedliche Perspektiven kennen zu lernen.

3.1 Lerntheorien

Reiz-Reaktion und Kognitionen

Lerntheorien definieren sich darüber, dass sie den klassischen Begriff der Persönlichkeit als Spekulation verabschiedet haben. Die „Persönlichkeit" des Menschen ist nicht die Summe seiner letztlich invarianten Eigenschaften, sondern das Gesamt seiner Lerngeschichte. Genetische Dispositionen werden von Lerntheoretikern nicht geleugnet, aber sie haben keine zentrale Relevanz in der Forschung. Lerntheorien auf Reiz-Reaktions-Konsequenzen-Verkettungen zu reduzieren, würde dem derzeitigen Stand der Lerntheorien nicht gerecht werden. Aktuelle Lerntheorien beziehen die kognitive Repräsentation von Lernvorgängen mit ein. Es gibt demnach zwei zentrale Arten des Lernens: das Konditionieren und das Lernen mit Hilfe von Denkprozessen.

Beim Konditionieren werden im Innern des Organismus ablaufende Prozesse nicht berücksichtigt. Das Lernen wird hierbei erstens als Folge der dem Verhalten vorausgehenden Reize begriffen sowie zweitens der Konsequenzen, die auf das Verhalten folgen. Für die erste Option steht der Name Pawlow, für die zweite der Name Skinner. Pawlow untersuchte die Beziehung zwischen Reiz und Reaktion, Skinner die zwischen Reaktion und Konsequenz.

In den kognitiven Lerntheorien stehen, wie der Begriff bereits ausdrückt, Denkprozesse im Mittelpunkt. Das bedeutet: Auf dargebotene Reize wird über eine kognitive Vermittlung reagiert. Die Reize werden als Informationen verarbeitet und bewertet. Analog dazu werden die Konsequenzen des Verhaltens gedanklich vorweggenommen und dahingehend eingeschätzt, ob sie für die betreffende Person angenehm sind.

3.1.1 Pawlow: Klassisches Konditionieren

Pawlows Hund

Pawlow (1849–1936), ein russischer Physiologe, ist eher zufällig auf das Klassische Konditionieren gestoßen. In seinem berühmten Experiment mit einem Hund gelangte er zur Erkenntnis, dass nicht nur die Bereitstellung von Futter den Hund veranlasst, Speichel zu produzieren. Vielmehr wird der Speichelfluss auch durch einen Glockenton ausgelöst, der zunächst zeitgleich mit dem Futter angeboten wird und dann in einem nächsten Schritt ohne Futtergabe ertönt. Allerdings *merkt* der Hund irgendwann,

			Tab. 3.1: Konditionieren eines bestimmten Reizes
unbedingter Reiz: Futter	➜	Reaktion: Speichelfluss	
bedingter Reiz: Glockenton	➜	Reaktion: kein Speichelfluss	
mehrfaches, gleichzeitiges Anbieten von unbedingtem (Futter) und bedingtem (Glockenton) Reiz	➜	Reaktion: Aufmerksamkeit und Speichelfluss	
Angebot bedingter Reiz (Glockenton)	➜	Reaktion: Speichelfluss	

dass die Glocke ohne Futtergabe erfolgt und das Verhalten, der Speichelfluss, wird gelöscht. Entscheidend bei dieser Form des Lernens ist die zeiträumliche Nähe des unbedingten und des bedingten Reizes. Dies nennt sich Kontiguität. Für das Lernen ist es günstig, wenn der bedingte Reiz dem unbedingten zeitlich ein wenig vorausgeht (s. Tab. 3.1).

Auch wenn das Klassische Konditionieren eine Lernform umreißt, die vor vielen Jahren entdeckt worden ist, so bedeutet das nicht, dass Klassisches Konditionieren heutzutage keine Relevanz mehr besitzt oder *überholt* ist. So funktioniert z. B. aktuelle Werbung sehr stark nach dem Prinzip des Klassischen Konditionierens. In der Werbung werden Produkte mit angenehmen und lustvollen Reizen verknüpft: das Eis mit einer Party lustiger junger Menschen, das Auto mit einer attraktiven Frau, ein Convenience-Produkt wie eine Tiefkühlpizza mit einer netten Einladung von Freunden zum gemeinsamen Essen.

Werbung

In der Verhaltenstherapie wird trotz Weiterentwicklungen immer noch mit dem Klassischen Konditionieren gearbeitet, wie etwa bei der Behandlung der Adipositas. So wird Adipösen empfohlen, Reize zu entkoppeln: d. h. *nicht* beim Kinobesuch Popcorn zu essen. Es geht hierbei darum, einen Automatismus zu durchbrechen, welcher darin besteht: ins Kino zu gehen, ist gleichbedeutend mit dem Verzehr von Popcorn.

Reizentkopplung

Es wird ebenfalls empfohlen, Reize zu *kontrollieren*: nicht hungrig einkaufen zu gehen; mit einer Einkaufsliste einkaufen zu gehen und sich an diese zu halten. Wer hungrig und ohne Einkaufsliste einkaufen geht, läuft Gefahr, große Mengen an Lebensmitteln zu kaufen, die gerade so lecker aussehen oder sich wie Süßigkeiten vor den Kassen türmen.

3.1.2 Skinner: Operantes Konditionieren

Verstärkung

Skinner (1904–1990) interessierte sich weniger für die Reize, die dem Verhalten vorausgehen. Er ging der Frage nach: Was folgt auf ein bestimmtes Verhalten? Skinners Antwort: Unterschiedliche Formen der Verstärkung. Wenn eine Ratte zufällig auf eine Taste drückt, fällt entweder Futter aus einer Klappe (positive Verstärkung) oder sie bekommt einen elektrischen Schlag (Bestrafung oder aversiver Stimulus). Er unterschied vier Formen von Verstärkung, die in Tabelle 3.2 aufgeführt sind.

Um die möglichen Formen der Verstärkung zu veranschaulichen, soll nun ein Beispiel gegeben werden:

- Wenn jemand zufällig in einem Gespräch eine witzige Bemerkung macht, dann lachen die Anwesenden. Derjenige, der die witzige Bemerkung gemacht hat, freut sich und fühlt sich geschmeichelt, dass er die anderen so gut unterhalten hat. Skinner würde dies als positive Verstärkung begreifen. Der Witzemacher wurde belohnt. Er wird dann im Sinne Skinners dazu tendieren, häufiger witzige Bemerkungen zu machen.
- Wenn jemand dagegen beim gemeinsamen Abendessen einen unappetitlichen Witz erzählt und die anderen sich beschweren, wäre dies für Skinner eine aversive Verstärkung. Er wurde für sein Verhalten bestraft. Die anderen wollten seinen Witz nicht hören, teilen dies ihm mit und wenden sich eventuell von ihm ab, meiden ihn den ganzen Abend. Oder unterbrechen ihn, wenn er zum Sprechen ansetzt. Dies führt dazu, dass der Witzereißer seltener oder gar keine unappetitlichen Witze mehr erzählt.

Tab. 3.2: Die vier Formen der Verstärkung nach Skinner

	Darbietung	Entfernung
Positiver Stimulus	Positive Verstärkung: Damit wird eine Reaktion positiv verstärkt.	Indirekte Bestrafung: Damit wird die Reaktion seltener auftreten.
Aversiver Stimulus	Direkte Bestrafung: Die Reaktion verschwindet oder tritt seltener auf.	Negative Verstärkung: Ein aversiver Stimulus bleibt aus, die Reaktion wird damit auf eine andere Weise positiv verstärkt.

Lerntheorien 47

- Es kann auch sein, dass jemand eine ganze Serie von Witzen erzählt. Zu Anfang lachen alle, doch ab dem fünften Witz ermüden die Anwesenden und lachen nicht mehr oder nur noch höflich. Skinner würde dies als ein Entfernen einer positiven Verstärkung begreifen. Der Witzeerzähler wird aufhören, Witze zu erzählen.
- Derjenige, der beim Abendessen zunächst einen Ekel erregenden Witz erzählt hat, verstummt zunächst, macht dann im Verlauf des Abends mehrere gute Witze. Die anderen werden ihm nicht mehr ins Wort fallen, sie werden ihn nicht mehr schneiden. Eine aversive Verstärkung ist ausgeblieben. Dies wird als negative Verstärkung begriffen. Der Witzemacher fühlt sich dann wieder wohler und wird wieder mehr Witze erzählen.

In diesem Beispiel ist das Essen bereits aufgetaucht, aber nur am Rande. Wie ist Essen im Rahmen des Operanten Konditionierens zu verstehen? Essen ist einer der bedeutsamsten positiven Verstärker. Egal, was immer an negativen Dingen geschehen ist, danach kann man sich mit Essen trösten und beruhigen. Das geht auch, wenn etwas Positives davor stattgefunden hat. Nach einer bestandenen Prüfung kann man denken: „Jetzt habe ich mir die Jumbo-Pizza richtig verdient." Dieser nahezu immer und jederzeit verfügbare positive Verstärker – man kann auch unauffällig in der Vorlesung einen Schokoriegel essen – ist schwer durch andere Verstärker ersetzbar.

Essen als Verstärker

Wenn bei der Behandlung der Adipositas etwa folgender Selbstverstärker gewählt wird: „Mit dem Geld, das ich beim Essen spare, kann ich in einem Jahr für zwei Wochen nach Griechenland fliegen", dann ist Griechenland möglicherweise zu weit weg und noch zu lange hin. Der Kühlschrank dagegen ist in greifbarer Nähe. Das macht das Abnehmen so schwer.

Skinner war nicht nur ein empirisch arbeitender Psychologie, er war auch ein Utopist, der seinen Ideen in einem Roman, *Walden Two*, Gestalt verlieh:

„In – Walden Two – wird eine imaginäre Gemeinschaft von ungefähr tausend Leuten beschrieben, die ein Idealleben führen. Sie haben sich in einer angenehmen, ländlichen Umgebung angesiedelt und arbeiten pro Tag nur ein paar Stunden, ohne jedoch dazu gezwungen zu werden. Ihre Kinder werden von Fachkräften so erzogen, daß man sie wirksam auf ihr zukünftiges Leben vorbereitet. Das Essen ist gut, und Gesundheitswesen wie ärztliche Behandlung sind ausgezeichnet. Es gibt viel Freizeit und viele Möglichkeiten, sie zu genießen. Kunst, Musik und Literatur stehen in

Blüte, und auch die wissenschaftliche Forschung kann sich sehen lassen. Das Leben in *Walden Two* ist nicht nur ideal, sondern scheint auch durchführbar. Es liegt in Reichweite aller intelligenten, unvoreingenommenen Menschen, vorausgesetzt, sie wenden die Prinzipien an, die sich heute durch die wissenschaftliche Erforschung des menschlichen Verhaltens im Hinblick auf Planung einer neuen Kultur abzeichnen. Manche Leser mögen dieses Buch für eine ironische Fabel halten, doch stellt es in Wirklichkeit eine ernsthafte Alternative dar." (Skinner 1974, 35)

Freiheit

Mit welchen Mitteln möchte Skinner also die ideale Welt errichten? Mit dem Verstärkungslernen, lautet die Antwort. Diese Antwort impliziert, dass Menschen keine eigenen Entscheidungen treffen, was sie tun und lassen wollen, sondern von außen gesteuert werden. Wenn sich demnach jemand fragen könnte: Was ist Freiheit für Skinner? – dann würde Skinner sagen: Es gibt sie gar nicht. Skinner würde über den Begriff der menschlichen Freiheit nur milde lächeln. Wir tun das, für das wir z. B. positiv verstärkt werden. Verstärkung richtet sich nach Skinner aber nicht nur an die simple Bedürfnisbefriedigung:

„Wir *mögen* eine Lebensweise insofern, als wir durch sie verstärkt werden. Wir schätzen eine Umwelt, in der sowohl natürliche als auch soziale Verstärker reichlich vertreten und leicht zu erreichen sind." (Skinner 1974, 42)

Um zu veranschaulichen, wie Skinner die Praxis mit Verstärkungslernen modellieren möchte, soll noch ein Beispiel vorgestellt werden:

„Es waren mehrere Pfleger und ein Zeitaufwand von dreißig Minuten nötig, um dreißig schizophrene Frauen zu veranlassen, zur Essenszeit im Speisesaal zu erscheinen. Nun veränderte man die Kontingenzen. Die Pfleger sollten nicht mehr versuchen, die Patientinnen in den Speisesaal zu bringen. Jede Patientin, die innerhalb einer halben Stunde nach dem Läuten einer Klingel den Speisesaal betrat, konnte essen, während alle anderen nichts zu essen bekamen. Bei der ersten Mahlzeit erschienen nur ein paar Patientinnen im Speisesaal, doch am Ende waren es alle. Hierauf wurde die zulässige Zeit von einer halben Stunde auf fünf Minuten verkürzt." (Skinner 1974, 25)

Adipositas

Wie lässt sich der Ansatz von Skinner auf die bedeutsamste Essstörung, die Adipositas, beziehen? Wenn Essen ein sehr wichtiger positiver Verstärker darstellt, dann ist klar, dass es schwierig ist, Adipositas zu behandeln. Ziel von Skinner müsste es dann sein, den Verstärker Essen durch andere Verstärker zu ersetzen: Der

Partner oder die Partnerin reagiert positiv auf die Abnahmebemühungen. Er oder sie überrascht die adipöse Person mit einem Kurzurlaub in Paris.

3.1.3 Das Menschenbild und das Forschungsprogramm des Konditionierens

Was verbindet die Ansätze von Pawlow und Skinner? Dass Menschen von außen beeinflusst werden können. Dies wird als Konditionieren definiert. Diese Beeinflussung fußt auf dem naturwissenschaftlichem Modell von Ursache und Wirkung, das wiederum mit einem bestimmten Menschenbild verbunden ist: Der Mensch ist machbar.

Konditionieren, bezieht, wie oben erwähnt, genetische Einflüsse wenig ein. Im Rahmen des Konditionierens spielen die Umwelteinflüsse die überragende Rolle (s. Abb. 3.1). Pawlow und Skinner strebten diese Modellierung des Menschen nach dem naturwissenschaftlichen Erklärungsmodell an (s. Abb. 3.2). Man variiere die Ursachen und erhalte spezifische Wirkungen, nämlich bestimmte Verhaltensweisen. In der Sprache des Laborexperiments heißt das dann: systematische Variation des Treatments oder der unabhängigen Variable, um eine spezifische abhängige Variable zu erzeugen.

Das, was den Menschen ausmacht, ist demnach von außen bestimmbar. Die Theoretiker des Konditionierens träumten gar von der spezifischen Herstellbarkeit des Menschen. Watson

Watson

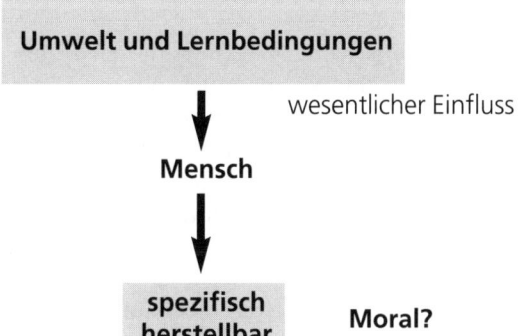

Abb. 3.1: Die Beeinflussbarkeit des Menschen von außen im Rahmen des Konditionierens

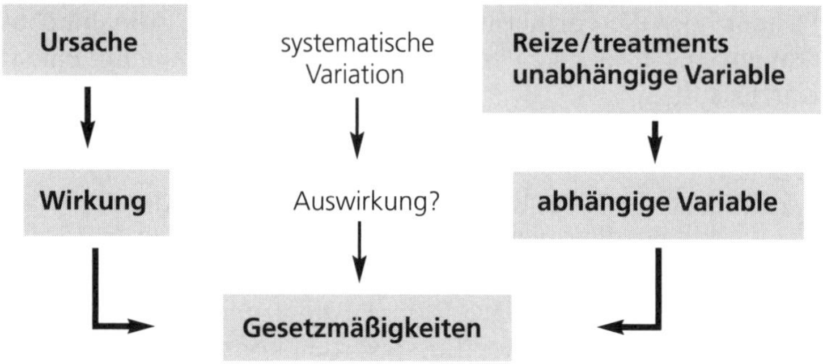

Abb. 3.2: Die Modellierung des Menschen nach dem naturwissenschaftlichen Erklärungsmodell

Ursache	systematische Variation	Reize/treatments unabhängige Variable
↓	↓	↓
Wirkung	Auswirkung?	abhängige Variable

→ Gesetzmäßigkeiten ←

(1878–1958), der die Lerntheorie von Pawlow zu einer eigenen psychologischen Schule ausbaute, dem Behaviorismus, meinte:

> „Geben Sie mir ein Dutzend gesunder Kinder, wohlgebildet, und meine eigene besondere Welt, in der ich sie erziehe! Ich garantiere Ihnen, daß ich blindlings eines davon auswähle und es zum Vertreter irgendeines Berufs erziehe, sei es Arzt, Richter, Künstler, Kaufmann, oder auch Bettler, Dieb, ohne Rücksicht auf seine Talente, Neigungen, Fähigkeiten, Anlagen, Rasse oder Vorfahren." (Watson 1930, 134f)

Dieser Traum, den andere auch als Albtraum bezeichnen könnten, blieb allerdings eine Vision: Der Mensch lässt sich nicht herstellen, zumindest nicht mit den Mitteln des Konditionierens. Dafür ist z. B. die genetische Komponente zu stark. Dafür spielen Kognitionen und Intentionen eine zu bedeutsame Rolle. Das Menschenbild der Lerntheorien von Pawlow und Skinner ist zu einfach. Menschen reagieren nicht nur auf Reize oder auf Verstärkungen. Sie verfolgen auch Ziele, planen und gestalten ihre Umwelt.

Die heutige Genforschung verfolgt diesen Traum der Lerntheorien von Pawlow und Skinner auch, nur mit anderen Mitteln. Ob sich dieser neue Traum realisieren lässt, wird sich zeigen. Ob die Realisierung dessen wünschenswert ist, ist umstritten. Dies ist z. B. verbunden mit einer ethischen Frage: Darf sich der Mensch sozusagen aufschwingen zum gottähnlichen Gestalter des eigenen Schicksals?

Da die Programmatik Watsons nicht aufgegangen ist, bleibt dann zu vermuten, dass andere Variablen auf die abhängige Variable

Einfluss nehmen, die weder variiert noch kontrolliert worden sind. Vermutlich ist die menschliche Persönlichkeit zu komplex, um wirklich alle Variablen berücksichtigen zu können.

Folgende weitere Kennzeichen besitzt das Forschungsprogramm der klassischen Lerntheorien:

- *Labor:* Die Forschung fand überwiegend im Labor statt, da dort unter kontrollierten Bedingungen die unabhängige Variable systematisch variiert wird und so ausschließlich der Einfluss der unabhängigen Variable auf die abhängige Variable untersucht werden kann.
- *Tierversuch:* Bei den klassischen Lerntheorien erfolgte die Untersuchungen von Lerngesetzen vor allem an Tieren wie Ratten und Tauben.
- Die Ergebnisse der Tierexperimente wurden *auf den Menschen übertragen*. Ob das wissenschaftlich vertretbar ist, darüber haben bereits zahlreiche Kontroversen stattgefunden.
- Als strenge Naturwissenschaftler zählte für die frühen Lerntheoretiker nur *das beobachtbare Verhalten*. Alles andere wie Seelenschau bzw. Introspektion, was Teile der Psychologie vor den Lerntheoretikern betrieben haben, galt ihnen als obskur.
- Daraus ergibt sich ein bestimmtes Menschenbild: das der *Black Box*. Das bedeutet, dass innere Prozesse des Menschen keine Berücksichtigung finden. Spätere Lerntheoretiker haben dieses Modell wieder verworfen, indem z. B. Kognitionen als innere Prozesse Berücksichtigung fanden.

3.1.4 Kognitive Lerntheorien

Mit Hilfe der Lerntheorie von Skinner wurde eben versucht, Ideen zur Behandlung der Adipositas zu entwickeln. Um bei diesem Thema zu bleiben: Es wäre auch denkbar, dass sich eine Person vornimmt, sich dann eine Reise zu gönnen, wenn sie um fünf Kilogramm abgenommen hat. Das wäre aber dann nicht Fremdverstärkung, sondern Selbstverstärkung. Skinner hätte diesen Begriff nicht akzeptiert. Für Skinner ist Verstärkung etwas, das von außen kommt. Selbstverstärkung hingegen bedeutet, dass sich jemand überlegt, wie er sich verstärken kann. Das Denken bzw. Kognitionen sind für diese Form der Verstärkung unabdingbar. Für Denken wird auch der Begriff der Informationsverarbeitung verwendet.

Selbstverstärkung

Nicht nur in die Selbstverstärkung fließen Kognitionen mit ein. Die heute übliche verhaltenstherapeutische Behandlung der Adipositas, die den Anspruch hegt, auf Lerntheorien zu fußen, beginnt mit der Selbstbeobachtung, etwa in Form eines Ernährungsprotokolls. Das Ernährungsprotokoll kann darüber Auskunft geben, in welchen Situationen zu welcher Zeit wie viel zu sich genommen wird. Es kann dann klar werden, wie die Ernährungsprobleme genau aussehen. Auf die Selbstbeobachtung folgt die Selbstbewertung. Sie drückt sich in Fragen aus: Muss ich mittags warm und üppig essen? Habe ich nicht immer einen schweren Magen und fühle ich mich nicht dann schlapp und müde? Ginge es mir nicht besser, wenn ich ein Brötchen und einen kleinen Salat essen würde? Der Selbstbewertung schließt sich die Selbstverstärkung an. Alle drei Schritte bestehen aus Kognitionen.

Erwartung – Ziel

Der wichtigste Wegbereiter der kognitiven Lerntheorien war Tolman (1886–1959). Er lancierte die Idee, dass Verhalten nicht durch vorausgehende Reize und auf die Reaktion erfolgende Konsequenzen determiniert wird. Vielmehr ging er davon aus, dass Verhalten zielgerichtet ist. Das bedeutet, dass Menschen Verhalten einsetzen, um ein bestimmtes Ziel zu erreichen. Ziele können aber nur vorausgedacht werden. Das Verhalten wird also durch bestimmte Erwartungen determiniert, dass das jeweilige Verhalten für das Individuum zu einem positiv eingeschätzten Ziel führt.

Bandura: Modelllernen

Eine zentrale kognitive Lerntheorie ist die sozial-kognitive nach Bandura. Bandura geht davon aus, dass man am Modell lernt. Man muss nicht selbst etwas tun, sondern man beobachtet andere. So beobachten Kinder ihre Eltern, wie diese sich ernähren, was sie einkaufen etc., und ahmen das eventuell nach.

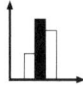

In den Experimenten von Bandura konnte so ermittelt werden, dass sich Kinder aggressiver verhalten, nachdem sie sich aggressiv zeigende Erwachsene beobachtet hatten. Kinder mit Ängsten vor Hunden sind weniger ängstlich, nachdem sie andere Kinder beobachtet hatten, die offensichtlich keine Angst vor Hunden hatten.

Für das Essverhalten kommt dem Modelllernen eine zentrale Rolle zu. Kinder essen das, was ihre Eltern zu sich nehmen. Jugendliche bevorzugen die Lebensmittel, die die Altersgenossen präferieren. Kinder essen in unserer Kultur keine Insekten, weil sie beobachten, dass andere diese ebenfalls nicht essen und Insekten als Lebensmittel verabscheuen. Auch das Verhalten bei Tisch wird im Prinzip von den Eltern übernommen. Zwar können sich die Eltern beschweren, dass sich die Kinder nicht anständig bei Tisch verhalten, dass sie keine rechten Manieren haben. Dennoch folgen die Kinder den Eltern im Groben und letztlich im Wesentlichen. Sie werden in der Regel nicht in das Tischtuch schnäuzen. Sie werden nicht mit den Händen in die Schüsseln greifen, um sich des Salates zu bemächtigen. Sie werden nicht mit offenem Mund reden. All dies gilt in unserer Kultur als Ekel erregend.

Um die Bandbreite kognitiver Lerntheorien zu veranschaulichen, soll hier nun kurz Rotter vorgestellt werden. Rotter geht davon aus, dass die Wahl einer Verhaltensweise abhängt von der Erwartung, dass eine Verhaltensweise ein positives Ergebnis haben wird, und danach ausgewählt wird, wie hoch die erwartete Verstärkung bewertet wird. Im Grunde steckt hier noch viel an traditioneller Lerntheorie mit drin. Das Neue besteht darin, dass sich Operantes Konditionieren nicht einfach vollzieht, sondern dass die Verstärkungen kognitiv vermittelt sind. Sie werden antizipiert. Von Rotter stammt auch das Modell des „locus of control". Er unterscheidet zwischen internem und externem „locus of control". Intern bedeutet, dass man die Ursachen eines Verhaltens bei sich sucht. Extern meint, dass man äußere Faktoren als Ursachen eines Verhaltens begreift.

Rotter: „locus of control"

Wenn eine Studentin eine Prüfung nicht besteht und nach den Gründen hierfür sucht, so kann sie davon ausgehen, dass das Wetter schlecht war und die Prüferin schlechte Laune hatte (externer locus of control). Sie kann aber auch überlegen, ob die eigene Prüfungsvorbereitung gut genug war (interner locus of control). In der Regel ist ein interner „locus of control" erfolgversprechender. Sprich: Die Studentin hat größere Chancen, die nächste Prüfung zu bestehen, wenn sie einen internen „locus of control" hat.

Kasten 3.1:
Zusammenfassung der Lerntheorien

- Stichwort: der Pawlow'sche Hund
- Jedes Verhalten kann er- oder verlernt werden.
- Wenn man gelernt hat, zu viel zu essen, kann man dieses Verhalten auch wieder verlernen.
- Lerngesetze bilden die Grundlage der Psychotherapie „Verhaltenstherapie".
- Namen: Pawlow, Watson, Skinner, Bandura.

3.2 Psychoanalyse

3.2.1 Die Grundannahmen der Psychoanalyse

das Unbewusste

Die Psychoanalyse begreift das Seelenleben als einen dynamischen Prozess, der zudem dauerhaft konfliktreich ist. Sie untersucht nicht nur das Bewusstsein, sondern auch das Unbewusste. Wie kann man aber das Unbewusste untersuchen, wenn es unbewusst ist. Die Antwort lautet: nur indirekt. Das Unbewusste ist nur erkundbar über Fehlleistungen, den Traum und neurotische Symptome.

Was ist eine Fehlleistung? In *Der Spiegel* (27.09.2004) wird auf Fehlleistungen von Edmund Stoiber hingewiesen: Seinem politischen Gegner bringe er Respekt bei, sagt er. Er wollte aber sagen: Respekt entgegenbringen. Stoiber hat sich versprochen. Er hat, so die Deutung in *Der Spiegel*, das mitgeteilt, was ein unbewusster Wunsch darstellt, von dem es sich aber nicht schickt, dieses auszusprechen. Im Augenblick des Aussprechens könnte Stoiber sein eigener unbewusster Wunsch klar geworden sein.

Diese Art von Fehlleistung ist von Sigmund Freud (1856–1939), dem Begründer der Psychoanalyse entdeckt worden.

Ein anderes Beispiel für eine Fehlleistung: Bei einem gemeinsamen Abendessen im Freundeskreis wird angestoßen. Anstatt wie alle anderen „Prost" zu sagen, sagt die Gastgeberin „Tschüss". Ihr und den anderen wird in diesem Augenblick klar, dass es ihr am liebsten gewesen wäre, wenn die Gäste sich bereits jetzt verabschiedet hätten.

Die Fehlleistung entsteht quasi über eine Schwäche des Ichs. Das Unbewusste setzt sich für einen Augenblick durch. Das, was das Ich ist, wird weiter unten genauer erläutert.

Wozu wird in einem Buch zur „Ernährungspsychologie" auf das Unbewusste überhaupt eingegangen? Die Antwort lautet: weil es wirkmächtig ist und Verhalten bestimmt, auch wenn dies die betreffende Person nicht merken muss.

Wenn sich zwei Freunde am Morgen in der Mensa treffen und der eine zum anderen sagt: „Du siehst ja furchtbar aus", dann kann dies der Sprecher als Aussage voller Mitgefühl verstehen. Er vergisst sozusagen den potenziellen aggressiven Impuls, der in dieser Aussage stecken kann. Er versteht nicht, warum der so Angesprochene gekränkt ist.

Der aggressive unbewusste Impuls aus diesem Beispiel versteckt sich in der Sprache. Der Satz „Du siehst ja furchtbar aus" könnte ja auch wirklich voller Mitgefühl sein. Er könnte aber auch aus dem schieren Hass geboren sein, weil der Sprecher dieses Satzes den angesprochenen Freund spät abends mit einer Kommilitonin, in die er verliebt ist, in einer Kneipe sitzen sah. So lässt sich festhalten: Das *manifest* Ausgesprochene muss nicht identisch sein mit dem, was jemand denkt und fühlt. Im *latenten* Sinngehalt der Sprache steckt das Unbewusste. Das Unbewusste ist in diesem Fall wirkmächtig, weil der Sprecher seinen Unmut und seine Eifersucht zum Ausdruck bringen kann (*dem Freund eine reindonnern*) und weil sich der angesprochene Freund über diesen Satz wirklich ärgert.

Vieldeutigkeit der Sprache

Wenn der Klient die Ernährungsberatung mit einem „Danke-Sagen" verlässt, so muss das nicht heißen, dass sich die betreffende Person wirklich bedanken will. Das „Danke" kann gesagt werden, um vom Ärger abzulenken, den der Klient empfindet: Just in dieser Stunde hat ihm die Ernährungsberaterin mitgeteilt, dass er sich nach seinem Herzinfarkt auf keinen Fall mehr so ernähren könne wie die letzten 30 Jahre. Er müsse den hohen Fett- und Alkoholkonsum massiv reduzieren. Damit will die Ernährungsberaterin ihm das wegnehmen, was ihm so viel Freude bereitet. Er weiß, dass sie Recht hat. Genau das macht ihn noch wütender. Aber da sie Recht hat, kann er sich ja nicht wütend zeigen. Deshalb bedankt er sich.

Wenn die Ernährungsberaterin nicht mitbekommt, dass in dem „Danke" sehr viel Wut steckt, dann ist die Wahrscheinlichkeit hoch, dass dieser Ernährungsberatung kein Erfolg beschieden sein wird.

Wenn von der Vielschichtigkeit von Sprache ausgegangen wird, wenn unterschieden wird zwischen manifestem (offenkundigen) und latentem (verborgenem) Sinngehalt der Sprache, dann ist die Ebene der naturwissenschaftlichen Erklärung verlassen. Naturwissenschaftliches Erklären lässt sich als „Wenn-dann-Satz" fassen. Mit dem Erklären ist gemeint: Entweder das eine oder das andere ist richtig. Wird von der Vielschichtigkeit von Sprache ausgegangen, dann gibt es stets mehrere Interpretationsfolien nebeneinander.

Die Ernährungsberaterin muss davon ausgehen, dass das „Danke" möglicherweise genau das Gegenteil bedeutet hat. Sie muss aber auch ihren Blick darauf richten, dass das „Danke" aufrichtig war. Aber vermutlich ist die richtige Interpretation die, dass in dem „Danke" einerseits etwas Aufrichtiges darin steckt: „Ich möchte mich bedanken, weil Sie mich vor einem zweiten Herzinfarkt bewahren wollen." Es enthält andererseits: „Sie Idiotin, Sie wollen mein ganzes Leben umkrempeln und mir alles nehmen, was mir lieb und teuer ist." Zudem kann es beinhalten: „Ich ertrage es einfach nicht, dass mich jemand belehren will. Ich dachte, ich hätte die Schulbank vor 35 Jahren endgültig verlassen."

Erklären vs. Verstehen

Zu einem guten Anteil stützt sich die Psychoanalyse auf die geisteswissenschaftliche Psychologie, die zwischen Erklären und Verstehen unterscheidet. Der deutsche Philosoph Dilthey hat dies um 1900 so formuliert:

> „Die Natur erklären wir, das Seelenleben verstehen wir. Denn in der inneren Erfahrung sind auch die Vorgänge des Erwirkens, die Verbindung der Funktionen als einzelner Glieder des Seelenlebens zu einem Ganzen gegeben. Der erlebte Zusammenhang ist hier das erste, das Distinguieren der einzelnen Glieder desselben ist das Nachkommende."
> (1957, 22)

Dieses etwas komplizierte Zitat will sagen, dass beim Verstehen ein Sinnzusammenhang, etwas Ganzheitliches im Vordergrund steht. Das Zergliedern, das Aufteilen in Funktionen und Variable würde diesen Sinnzusammenhang zerstören.

Um ein Beispiel für naturwissenschaftliches Erklären zu nennen: Ein Dozent möchte wissen, warum sich eine halbe Stunde nach Beginn seiner Vorlesung der Vorlesungssaal fast immer fast vollständig geleert hat. In der nächsten Sitzung verteilt er einen Fragebogen, in dem er u. a. erhebt:

- Beginnt für Sie um 8.30 Uhr eine andere wichtige Vorlesung?
- Sind Sie durch die Vorlesung überfordert?
- Sind Sie durch die Vorlesung unterfordert?

Die Auswertung ergibt, dass keine andere Vorlesung um 8.30 Uhr stattfindet. Sie lässt aber erkennen, dass sich die Studierenden so stark unterfordert fühlen, dass sie nach 30 Minuten den Eindruck haben, den gesamten Vorlesungsstoff bereits intus zu haben. Allerdings klärt dieses Item keineswegs die gesamte Varianz auf. Es müssen also andere, nicht erhobene Variablen eine erhebliche Rolle spielen.

Der Dozent könnte allerdings, um dieses Phänomen zu verstehen, mit einigen der Studierenden Interviews durchführen. Die Eröffnungsfrage könnte lauten: „Was veranlasst Sie, nach 30 Minuten den Hörsaal zu verlassen?" Einer der Studierenden könnte dann sagen: „Ich bin einer der wenigen, die bleiben. Bei mir zu Hause ist die Heizung so schlecht, dass ich es im Hörsaal kuschelig warm finde." Eine andere Studierende könnte auf die Frage antworten: „Ich komme nie aus den Federn raus, eile ohne Frühstück zur Vorlesung, brauche dann, um nicht umzufallen, dringend einen Kaffee, den ich dann mit den Freundinnen in der Cafeteria einnehme. Wir nehmen uns zwar vor, wieder zurückzukommen, aber es ist uns dann peinlich, im Hörsaal wieder aufzutauchen." Ein anderer Student teilt dem Dozenten im Interview mit, dass er um 9.00 Uhr seinen Job in der Bibliothek antreten muss. Nun muss sich der Dozent überlegen, ob er diesem Studenten glauben soll oder ob er zu höflich ist, ihm zu sagen, wie sehr er sich langweilt. In zwei weiteren Interviews wird ersichtlich, dass sich die Studierenden tatsächlich unterfordert fühlen und dass der Dozent alles Wesentliche in den ersten 20 Minuten vorstellt.

Im Prozess der Verstehens wird deutlich, dass es zwar Tendenzen gibt, die für viele Studierenden gelten (sich unterfordert fühlen), dass aber eigentlich jeder noch völlig unterschiedliche Beweggründe hat, die Vorlesung ab 8.30 Uhr zu verlassen. Im Verstehen sollen die individuellen und spezifischen Muster der Motive, in der Vorlesung nicht 90 Minuten zu bleiben, erkundet

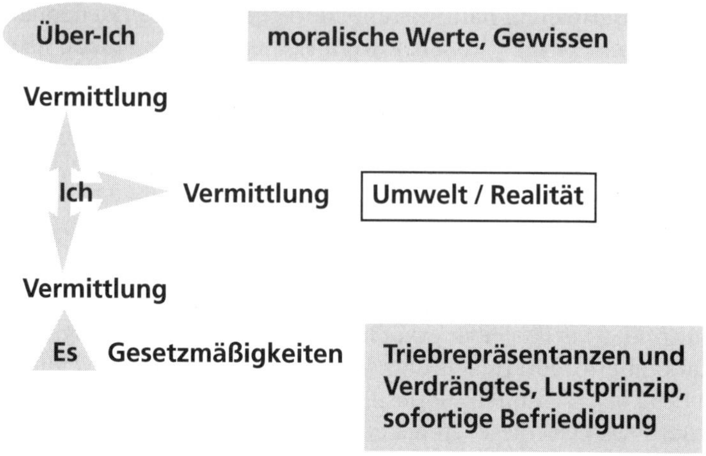

Abb. 3.3: Der neurotische Konflikt im Strukturmodell der Psyche

```
        Über-Ich              moralische Werte, Gewissen
        Vermittlung
              ↕
           Ich   →  Vermittlung    Umwelt / Realität
              ↕
        Vermittlung
           Es     Gesetzmäßigkeiten    Triebrepräsentanzen und
                                       Verdrängtes, Lustprinzip,
                                       sofortige Befriedigung
```

werden. Der wesentliche Nachteil des Verstehens gegenüber dem Erklären ist, dass allgemeine Aussagen für eine bestimmte Population nicht getroffen werden können. Es lassen sich mit dem Verstehen nur Tendenzen ermitteln.

Neurose

Neurosen basieren nach Freud auf einem derzeit unlösbaren unbewussten intrapsychischen Konflikt. Im Inneren eines Menschen gibt es unbewusste widerstreitende Strebungen, die nicht vereinbar sind. Dies lässt sich am besten über das Strukturmodell der Psyche veranschaulichen, das Freud als Arbeitshypothese entwickelt hat. Das Strukturmodell besteht aus drei Teilen: dem Es, Ich und Über-Ich (s. Abb. 3.3).

Es, Ich und Über-Ich

Das Es besteht aus Triebrepräsentanzen und dem aus dem Bewusstsein Verdrängten. Triebrepräsentanzen meint, dass körperliche Triebe auch in der Seele repräsentiert sind. Verdrängt wird das, was für das Ich und das Über-Ich nicht akzeptabel ist, z. B. kannibalistische oder Inzest-Wünsche. Das Es richtet sich nicht nach der Vernunft. Es drängt darauf, dass seine Triebe sofort befriedigt werden.

Das Ich ist diejenige Instanz, die dies verhindern muss, wenn die Triebbefriedigung entweder gegen gesellschaftliche Normen verstößt oder wenn sie mit der aktuellen Situation nicht vereinbar ist.

Wenn ein Studierender während der Vorlesung sehr starken Hunger hat und am liebsten einen Wildschweinbraten gierig verzehren würde, dann verhindert das Ich diese Triebbefriedigung. Der Rahmen einer Vorlesung gestattet dies nicht.

Das Ich reguliert also, welche Triebbefriedigung wann in welchem Umfang stattfinden kann. Das Ich berücksichtigt die derzeitigen Anforderungen der Realität. Das Ich muss aber auch den Forderungen des Über-Ichs Genüge leisten.

Das Über-Ich besteht aus Normen und moralischen Vorstellungen, die eine bestimmte Gesellschaft zu einem bestimmten Zeitpunkt hat. Unannehmbare Impulse müssen abgewehrt, sie dürfen nicht bewusst werden. Hieraus konnte zu Freuds Zeit eine Hysterie entstehen.

Zwischen den drei Instanzen Es, Ich und Über-Ich können Konflikte entstehen. Die Impulse aus dem Es sind keineswegs durchgängig vom Ich akzeptierbar. Das Ich kann auch nicht akzeptieren, dass das Es jetzt und sofort auf Triebbefriedigung aus ist. Schließlich muss das Ich prüfen, ob die Realität die Triebbefriedigung jetzt zulässt. Vom Über-Ich werden einige Triebimpulse erst gar nicht toleriert. Das Über-Ich straft das Ich, wenn es zu tolerant gegenüber dem Es ist. Ein rigides Über-Ich kann so einschränkend sein, dass es dem Ich nur minimale Triebbefriedigung zugesteht. Das Ich kann sich im geschwächten Zustand entweder gegen die Über-Ich-Gebote nicht zur Wehr setzen. Es hat dann keinen Handlungsspielraum. Oder das Ich kann sich des Es nicht erwehren. Das Ich wird dann von Es-Impulsen überschwemmt. Ist der Konflikt zwischen den drei Instanzen nicht lösbar, entstehen neurotische Symptome (s. Abb. 3.3).

Konflikt der Instanzen

Ein Beispiel zu einem neurotischen Konflikt: Eine Person wünscht sich einerseits, von einem anderen Menschen in hohem Maße versorgt zu werden, andererseits besteht eine große Angst vor Versorgtwerden. Versorgtwerden geht nämlich mit Abhängigkeit einher. Und Abhängigkeit erscheint gefährlich. Diese Person in diesem Zwiespalt wird auf Versorgtwerden durch eine andere Person verzichten. Stattdessen wird sie sich dem Kühlschrank zuwenden und übermäßig essen. Das neurotische Symptom wäre in dem Falle Adipositas. Warum ist der Kühlschrank weniger bedrohlich als ein anderer Mensch? Der Kühlschrank ist kontrollierbarer. Warum besteht Angst vor Abhängigkeit? Dies kann die unterschiedlichsten Gründe haben. Einige werden jetzt im Folgenden kurz ausgeführt:

- Drohender Verlust einer wichtigen anderen Person (Objektverlust): Wer von einem anderen abhängig ist, kann die Angst verspüren, diesen wichtigen anderen zu verlieren. Das könnte als sehr schmerzvoll antizipiert werden. Es könnte auch eine Fantasie im Raum stehen, diesen Verlust selbst nicht zu überleben. Hintergrund könnte ein tatsächlich erlebter Objektverlust bilden.
- Schwäche enthüllt sich in Nähe: Einigen gelingt es in der Distanz, die eigenen Schwächen zu verhüllen. In der Nähe ist es sehr viel schwieriger, die Fassade der Stärke aufrechtzuerhalten. Deshalb wird Nähe gemieden. Aber wer Nähe meidet, kann sich auch nicht versorgen lassen. Diese Personen brauchen die Distanz, weil sie es nicht ertragen, dass andere sie schwach sehen.
- Der potenziell übergriffige, allmächtige andere: Wer sich in Abhängigkeit begibt, gewährt der Person, von der man abhängig ist, vielleicht zu viele Zugangsrechte. Vielleicht nutzt der andere die Abhängigkeit aus, um übergriffig zu werden, um zu manipulieren.
- Das fehlende Nein: Wer sich in Abhängigkeit begibt, kann dies nur tun, wenn er auch in der Lage ist, Grenzen zu ziehen und „Nein" zu sagen. Man muss auch im Nahbereich Steuerungsmöglichkeiten haben. Wenn dies nicht möglich ist, wird Abhängigkeit zu einer bedrohlichen Größe.

Angst vor Abhängigkeit wäre nur eine Möglichkeit, warum eine Person adipös wird. Es gibt auch andere neurotische Konstellationen, die zur Adipositas führen. Und man muss keineswegs neurotisch sein, um adipös zu werden. Einige werden adipös, weil sie z. B. einfach Genießer sind. Wenn eine Person aufgrund einer Neurose adipös wird, dann ist stets davon auszugehen, dass die Adipositas die *derzeit beste Lösung* eines bestehenden inneren Konflikts darstellt. Dieser Person stehen keine besseren Lösungen zur Verfügung.

Hilde Bruch

Aber das wäre nur eine psychoanalytische Erklärung für die Entstehung von Adipositas. Hilde Bruch, eine sehr einflussreiche Psychoanalytikerin und Forscherin im Bereich der Essstörungen, entwickelte ein ganz anderes Modell als Freud. Dieses Modell hat viele Forschende, die Laborexperimente hinsichtlich gestörten Essverhaltens durchführen, inspiriert. Ging Freud davon aus, dass neurotische Symptome stets eine Bedeutung haben, also etwas symbolisieren, so schloss dies Bruch zwar nicht vollständig aus. Sie betonte aber eher eine gestörte Mutter-Kind-Interaktion als Ursache aller Formen von Essstörungen: Wenn die Mutter nicht lernt, die unterschiedlichen Unmutsäußerungen des Kindes zu differenzieren (nasse Windel, Magenkrämpfe, tatsächlich Hunger) und wenn die Mutter alle Unmutsäußerungen des Kindes als Hunger interpretiert und die Flasche reicht, dann wird das Kind ebenfalls nicht imstande sein, seine eigenen inneren Reize differenzieren zu lernen. Die Folge davon wird sein, dass das Kind auch noch als Erwachsener alle inneren Reize mit Nahrungsaufnahme beantworten wird.

Die Psychoanalyse bietet noch weitere Interpretationen zur Entstehung von Adipositas an. Den Begründer des Kritischen Rationalismus, Popper, dem einflussreichsten Wissenschaftstheoretiker des 20. Jahrhunderts (s. Kap. 7), würde es bei diesen unterschiedlichen Interpretationen schaudern. Er würde fordern, dass entweder die eine oder die andere Theorie richtig ist. Die Psychoanalyse würde entgegnen, dass bei unterschiedlichen Menschen unterschiedliche Theorien mal mehr oder weniger brauchbar sind. Sie würde sogar sagen, dass verschiedene Interpretationen bei einer Person zugleich brauchbar sind. Die Interpretationen wären dann unterschiedliche Betrachtungsweisen.

3.2.2 Die Triebtheorie

Um die Bandbreite der unterschiedlichen psychoanalytischen Interpretationen zur Entstehung von Adipositas darzustellen, soll jetzt noch der triebtheoretische Ansatz skizziert werden. Die meisten Psychoanalytiker argumentieren heute nicht mehr primär triebtheoretisch. Sie argumentieren stärker mit Weiterentwicklungen der Psychoanalyse. Dennoch ist die Triebtheorie in einem Buch zur Ernährungspsychologie unverzichtbar. Das liegt daran, dass sie zum Verständnis von gestörtem Essverhalten nach wie vor hohe Relevanz besitzt. Zudem prägt die Freud'sche Triebtheorie unsere Alltagsvorstellungen in hohem Maße. Deshalb ist es wichtig, die Grundzüge der Triebtheorie hier vorzustellen.

Wir sprechen z. B. von Ersatzbefriedigung und damit natürlich von einem Versatzstück der Psychoanalyse. Oder: Shakira, einer der bekanntesten Popstars, nennt ein Album „Oral-Fixierung" und entleiht diesen Begriff explizit der Psychoanalyse (Der Spiegel, 23.05.2005, 161).

Triebdualismus — Freud ging beim Menschen von einem Triebdualismus aus. Es gab also für Freud zwei wichtige Triebe. In einer früheren Fassung waren das: Selbsterhaltungstrieb und Sexualtrieb. Später korrigierte er sich und konzipierte das Paar: Liebes- und Todestrieb. Der Liebestrieb baut Verbindungen auf, der Todestrieb löst sie auf. Demnach geht Freud davon aus, dass der Mensch von Natur aus sowohl gute als auch böse Impulse besitzt.

psychosexuelle Phasen — Freud postuliert, dass jedes Kleinkind bestimmte psychosexuelle Phasen durchläuft, in denen jeweils spezifische Körperregionen für das Kind besonders lusterzeugend sind. Freud nannte diese Regionen erogene Zonen. Diese Regionen müssen erogen besetzt sein, damit das Kind überlebt. Wenn der Säugling beispielsweise beim Gestilltwerden keine Lust empfindet, wird er große Schwierigkeiten haben zu überleben. Die Phasen werden abgeschlossen mit Frustrationen. Die Mutter entzieht nach einer bestimmten Zeit dem Säugling die Brust. Das ist für das Kind zwar massiv enttäuschend, aber nur über die Frustration wird das Kind allmählich selbstständig. Würde die Mutter dem Kind ein Leben lang die Brust geben, würde dieser Mensch lebenslänglich unselbstständig bleiben. So oszilliert das Leben eines Kindes zwischen Lust und Frustration. Im Folgenden sollen die ersten drei Phasen aus dem Freud'schen Modell kurz umrissen werden.

Orale Phase: In der oralen Phase ist der Mund die zentrale erogene Zone. Befriedigung erfährt das Kind durch das Gestillt- oder Gefüttertwerden. Die Nahrungsaufnahme ist für das Kleinkind untrennbar verbunden mit der Befriedigung anderer Bedürfnisse: Zuwendung, Aufmerksamkeit, Wärme und Sicherheit. Die Nahrungsaufnahme lässt sich also nicht trennen von elementaren emotionalen Erfahrungen. Deshalb ist Nahrungsaufnahme mehr als Physiologie. Ein Leben lang ist die Nahrungsaufnahme mit geprägt von den ursprünglichen kleinkindlichen Erfahrungen. Deshalb verwenden wir in Liebesangelegenheiten gerne Metaphern, die mit Nahrungsaufnahme zu tun haben. Die Freundin ist dann eine Schnecke oder ein Törtchen. Der Freund ist ein Süßer.

Stillen — Im Akt des Stillens gibt es einen engen körperlichen Kontakt zur Mutter. Ist die Mutter entspannt und hat sie überwiegend positive Gefühle gegenüber dem Kind, dann sind Wohlbefinden und Nahrungsaufnahme für das Kind synonym. Umgekehrt kann eine unruhige und angespannte oder auch feindselige Mutter dazu führen, dass Nahrungsaufnahme für das Kind sehr zwiespältig bleibt. Die Entstehung von Essstörungen kann so begünstigt werden.

Bei Überlegungen zur Entstehung von Essstörungen wird häufig nur auf die Mutter-Kind-Interaktion fokussiert. Der Vater oder eine andere dritte wichtige Person werden nicht berücksichtigt. Vielleicht ist die Mutter nur deshalb so angespannt beim Stillen, weil sie sich vom Vater allein gelassen fühlt. Vielleicht ist der Vater nicht hinreichend vorhanden, weder für die Mutter noch für das Kind. **der vergessene Vater**

Anale Phase: Die anale Phase ist gekennzeichnet von der lustvollen Besetzung des Ausscheidens oder des Zurückhaltens der Exkremente. Das Kleinkind erlebt, wie lustvoll die Steuerung körperlicher Vorgänge sein kann. Es erlebt frühe Formen der Autonomie. Es vermag, Kontrolle auszuüben. **frühe Autonomie**

Die anale Phase ist nicht nur gekennzeichnet durch das Steuern körperlicher Vorgänge. Dem Kind wird auch bewusster, was es heißt, andere zu steuern – z. B. die Eltern. Es wirft sich in dieser Phase im Supermarkt auf den Boden, schreit so markerschütternd, dass die Besucher des Supermarkts die Mutter oder den Vater der Folterung des Kindes verdächtigen. Es spürt also mit großer Lust seine Macht. Auf der kognitiven Ebene ist die anale Phase verbunden mit der Fähigkeit, „Nein" zu sagen. Ja- oder Neinsagen sind Möglichkeiten der Steuerung. Das Kind teilt mit, dass es etwas will oder nicht will. Damit artikuliert sich die Entstehung einer autonomen Persönlichkeit. Die anale Phase ist verbunden mit der Entstehung des Ichs.

Phallisch-genitale Phase: Die phallisch-genitale Phase ist bestimmt von der lustvollen Besetzung der Genitalien. Die Kinder entdecken und explorieren ihre Geschlechtsorgane. In dieser Phase entwickelt das Kind ein Begehren für das gegengeschlechtliche Elternteil.

Die Tochter spricht in aller Öffentlichkeit davon, dass sie Vater zu heiraten gedenkt. Die Tochter wird aus bestimmten Gründen diesen Wunsch aufgeben oder zurückstellen. Die Psychoanalyse hat diesen Konflikt der Tochter Elektrakonflikt genannt. **Elektra**

Der Konflikt des Sohnes, der Ödipuskonflikt genannt wird, ist anders und einfacher strukturiert als der Elektrakonflikt. Er beginnt auch mit dem Begehren des gegengeschlechtlichen Elternteils, der Mutter. Der Vater droht dem Sohn mit der Kastration, **Ödipus** falls der Sohn dieses Begehren nicht aufzugeben gedenkt. Der Sohn gibt sein Begehren auf und identifiziert sich mit dem Vater, akzeptiert das väterliche Gesetz, und in ihm reift das Über-Ich. Das wäre die ideale Lösung. Natürlich können auch in dieser Phase Störungen entstehen, so wenn sich der Sohn mit dem Vater nicht identifiziert.

Würde man eine Meinungsumfrage mit einem Fragebogen zum Ödipus- und zum Elektrakonflikt durchführen, dann würden vermutlich die meisten Menschen antworten: „Nein, ich habe keinen dieser Konflikte." Mit dieser Antwort lässt sich ein Dilemma der Psychoanalyse umreißen. Die Forschenden, die diesen Fragebogen ersonnen hätten, würden schlussfolgern: Diese Konflikte existieren nicht. Die Psychoanalyse würde dagegen sagen: Die Menschen antworten so, weil diese Konflikte unbewusst sind. Und: Nur eine Psychoanalyse würde dazu verhelfen, diese Konflikte bewusst zu machen. Das Dilemma besteht also darin, dass zum einen im Rahmen der Psychoanalyse übliche Forschungsverfahren häufig nicht greifen, dass zum anderen aber deshalb auf möglicherweise heuristisch interessante Konstrukte wie den Elektrakonflikt nicht verzichtet werden sollte.

Sprache und Körper

Auch wenn die Freud'sche Phasenlehre abgelehnt oder als ergänzungsbedürftig angesehen wird, so lässt sie sich auch verstehen als Analyse der in der Sprache repräsentierten Körperlichkeit. Die von Freud oral und phallisch-genital genannten Phasen werden hierbei oft verwoben – ein Sachverhalt, der in sehr vielen Kulturen vorzukommen scheint (Lévi-Strauss 1976). Die begehrte Frau ist, wie bereits erwähnt, in unserer Kultur das Törtchen. Der Mann, in den eine Frau verliebt ist, wird beschrieben: „Ist das ein Süßer!" Im Verliebtsein fallen Sätze wie: „Ich habe Dich zum Fressen gerne." Umgekehrt benutzen wir Worte aus der analen Region, um unseren Missmut und Ärger auszudrücken.

Kultur und Triebunterdrückung

Fällt der Name Freud, dann ist eine der nahe liegenden Assoziationen die Sexualität. Aber Freud war kein Theoretiker der ungehemmten Lust. Anders als seine Nachfolger, wie z. B. Wilhelm Reich, wäre es ihm nicht in den Sinn gekommen, Sex als Gesundmacher zu propagieren. Er war davon überzeugt, dass Triebe unterdrückt werden müssen. Denn die unterdrückte Triebenergie dient dazu, sie in Kultur und Arbeit umzuwandeln. Zu diesen bedarf es einer Energie, die nur dann gegeben ist, wenn nicht alle Triebe befriedigt werden. Dies nannte Freud Sublimierung. Werden alle Triebe befriedigt, dann ist es für den Menschen nicht mehr nötig, erwachsen und autonom zu werden und zu arbeiten.

Sex oder Essen?

Ein Blick in die Medien könnte einen heute veranlassen, davon auszugehen, dass die Sexualität keinerlei Repression mehr unterliegt. Es scheint so, als gäbe es fast keine Tabus mehr. Dann müsste im Sinne Freuds unsere Kultur untergehen, weil keine Triebenergie zur Kulturarbeit zur Verfügung steht. Diese Rechnung geht aber nur auf, wenn die Nahrungsaufnahme unberücksichtigt bleibt. Überschaut man die letzten hundert Jahre, dann fällt auf, dass zumindest dem Anschein nach die Sexualität sehr stark liberalisiert, sprich: enttabuisiert, die Nahrungsaufnahme hingegen einer massiven Restriktion unterworfen worden ist. Mit Hilfe eines ständig fallenden Idealgewichts ist, wie bereits erwähnt, im letzten Jahrhundert die Nahrungsaufnahme quasi verboten worden. Mit Bezug zu Freud ließe sich also folgern, dass in unserer Kultur die unterdrückten Triebe nur ausgetauscht worden sind: früher Sex, heute Nahrungsaufnahme.

So nimmt es nicht wunder, dass in einer italienischen Studie Folgendes ermittelt worden ist: Die über 1.000 befragten Italiener zwischen 22 und 55 fühlten sich eher schuldig nach einem ausschweifenden Essen als nach dem Fremdgehen (*Financial Times*, 10.01.2006).

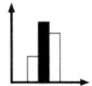

Trieb und Adipositas

Weiter oben wurden bereits einige psychoanalytische Interpretationsfolien zum Verstehen der Adipositas angeboten. Die triebtheoretische Interpretation wurde aber bislang noch nicht gegeben. Eine triebtheoretische Erklärung der Adipositas könnte so aussehen: Adipositas basiert auf einer Fixierung auf die orale Phase, weil

- das Kind zu gut versorgt wird; es wird nicht aus der oralen Phase entlassen, es erlebt keine Frustration und damit keine Separation von den Eltern;
- das Kind zu wenig versorgt wird, vor allem auf der emotionalen Ebene.

Im ersten Fall kann dann eine Person den Anspruch ableiten, ein Leben lang gut versorgt zu werden. Folge hiervon kann übermäßige Nahrungsaufnahme sein. Aus Zweiterem ergibt sich dann eventuell eine lebenslängliche Suche nach der guten Nahrung

Regression

bzw. nach der emotionalen Zuwendung. Die Nahrung steht in diesem Fall für die emotionale Zuwendung. Das kann bedeuten, dass jemand zu viel isst.

Vor dem Hintergrund der Triebtheorie bietet sich noch eine andere Interpretation an: die der Regression vom genitalen Niveau auf ein orales Niveau. Das meint, dass ein Mensch, der z. B. Angst vor Sexualität hat, in seiner Triebbefriedigung auf ein orales Niveau zurückkehrt und dann übermäßig isst. Wenn z. B. Sexualität als Grenzverletzung erlebt und deshalb gemieden wird, dann lassen sich die sexuellen Impulse im Sinne Freuds quasi umwandeln und durch Nahrungsaufnahme befriedigen. In diesem Falle wäre die Nahrungsaufnahme weit weniger bedrohlich, weil sie nicht als grenzverletzend erlebt wird.

Kasten 3.2:
Zusammenfassung der Psychoanalyse

- Stichwort: die Freud'sche Couch.
- Der Mensch wird nicht nur durch das Bewusstsein, sondern auch durch das Unbewusste bestimmt.
- Die Sexualität spielt eine große Rolle im menschlichen Leben.
- Körperliche Symptome können psychische Ursachen haben.
- Psychoanalyse als Psychotherapie: Aufdecken des Unbewussten.
- Name: Freud.

3.3 Humanistische Ansätze

3.3.1 Die Grundannahmen der Humanistischen Ansätze

Später entstanden als Psychoanalyse und Lerntheorien, begreifen sich die Humanistischen Ansätze als den dritten Weg (s. Abb. 3.4). Begründerinnen und Begründer in den 50er Jahren waren Abraham Maslow (1908–1970), Carl Rogers (1902–1987), Charlotte

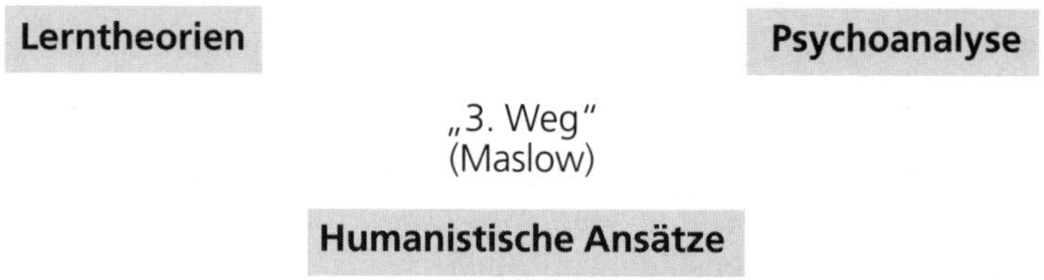

Abb. 3.4:
Der Humanistische Ansatz

Lerntheorien　　　　　　　　　**Psychoanalyse**

„3. Weg"
(Maslow)

Humanistische Ansätze

Bühler (1892–1974) und Rollo May (1909–1994). Mit den Humanistischen Ansätzen ist ein gesellschaftspolitisches Programm verbunden. Sie verkörpern also mehr als nur eine psychologische Schule.

Die Humanistischen Modelle setzen sich dementsprechend von den Lerntheorien und der Psychoanalyse ab. Das verdeutlicht sich in einem ganz anderen Menschenbild, dessen explizite Thematisierung für die Humanistischen Ansätze besonders bedeutsam war. Diese Thematisierung kann zum Anlass genommen werden, die unterschiedlichen Menschenbilder der psychologischen Schulen im Folgenden näher auszuführen (s. a. Kasten 3.3). Schließlich haben Menschenbilder auch Auswirkungen auf berufliches Handeln. Auch ernährungspsychologische Interventionen sind hiervon bestimmt.

Menschenbild

Lerntheorien:
- Der Mensch ist weder gut noch böse
- Der Mensch als erfahrungsgeprägtes, lernfähiges Lebewesen
- „Persönlichkeit" ist prinzipiell durch Lernerfahrungen veränderbar
- Der Mensch ist herstellbar

Psychoanalyse:
- Der ist Mensch gut und böse
- Das Geistige entsteht aus Körper
- Der Mensch ist geprägt durch frühkindliche Erfahrungen und beeinflusst durch unbewusste Prozesse

Humanistische Ansätze:
- Der Mensch ist im Prinzip gut
- Der Mensch setzt sich mit der Umwelt und mit sich selbst auseinander
- Der Mensch versucht seinem Leben einen persönlichen Sinn zu verleihen
- Der Mensch als sich selbst verwirklichendes, sinnorientiertes Individuum

Kasten 3.3: Das Menschenbild der jeweiligen psychologischen Schulen

---

Die Psychoanalyse nach Freud sieht den Menschen als gut und zugleich böse an. Er ist böse, weil er einen Todestrieb besitzt. Die Humanistischen Ansätze betonen dagegen, dass der Mensch überwiegend gut ist. Ihr Menschenbild ist sehr viel optimistischer

gut und/oder böse

als das von Freud. Am offenkundigsten drückt sich dies in einem Zitat von Rogers aus:

„Eine der revolutionärsten Einsichten, die sich aus unserer klinischen Erfahrung entwickelt hat, ist die wachsende Erkenntnis: Der innerste Kern der menschlichen Natur, die am tiefsten liegenden Schichten seiner Persönlichkeit, die Grundlage seiner tierischen Natur ist von Natur aus positiv – von Grund auf sozial, vorwärtsgerichtet, rational und realistisch." (Rogers 1980, 99f)

Die Lerntheorien machen über die Natur des Menschen keine Aussagen, weil sie davon ausgehen, dass Menschen durch Lerngesetze spezifisch herstellbar sind.

Die unterschiedlichen Menschenbilder sind konsequenzenreich. Es macht einen erheblichen Unterschied, ob man in einer Beratung lerntheoretisch, Humanistisch oder psychoanalytisch orientiert ist. Im ersteren Fall glaubt man, jede Verhaltensweise ver- oder erlernen zu können. Humanistisch geprägt, ist man davon überzeugt, dass der Mensch zum Guten strebt und dass die förderlichen Bedingungen der Beratung jedem gut tun. Psychoanalytisch beeinflusst, geht man davon aus, dass es nicht ausgeschlossen ist, dass die destruktiven Anteile die Oberhand behalten und dass die Beratung nicht unbedingt förderlich ist. Die unterschiedlichen Haltungen der Beratenden haben unausweichlich Einfluss auf den Beratungsprozess.

deterministisch – teleologisch

In den Augen der Humanistischen Ansätze spielt bei den Lerntheorien und bei der Psychoanalyse die Determinierung eine wesentliche Rolle. Wie ein Mensch sich verhält, ist determinierbar durch Lerngesetze – davon gehen die Lerntheorien aus. Der Mensch ist stark geprägt durch Kindheitserfahrungen – das meint die Psychoanalyse. Die Humanistischen Ansätze betonen dagegen, dass sich der Mensch eigene Ziele setzen kann und dass er nach Selbstverwirklichung strebt. Er kann sich sehr viel mehr gestalten, als dies Lerntheorien und Psychoanalyse annehmen. Auch bei diesem Aspekt wird klar, dass die unterschiedlichen Menschenbilder gewiss Auswirkungen auf Beratung und Behandlung haben werden.

Humanistische Ansätze 69

> Die humanistische Tradition beginnt in der griechischen Antike. Der Kampf gegen Tyrannen und demokratische Strukturen in der Oberschicht sind hiervon Kennzeichen. Jeder einzelne freie Bürger wurde als ein Wesen begriffen, das selbst wählen sollte, wie es leben will. Wie ist ein Leben schön und gut zu führen? – lautete eine zentrale Fragestellung.
> Die antike Tradition wurde im Zeitalter der Renaissance wieder aufgegriffen. Es begann weniger das zu zählen, aus welchem Stand jemand stammt, sondern was jemand leistet. Demokratische Strukturen begannen sich in den italienischen Stadtstaaten zu entwickeln.
> Mit der bürgerlichen Revolution in Frankreich etablierte sich in Europa die Idee der Menschenrechte. Kein Bürger sollte fortan an die Scholle gefesselt sein. Kein Bürger sollte staatlicher Willkür unterworfen sein.
> Der Aufklärer Kant forderte die Menschen auf, einen Ausgang aus ihrer selbst verschuldeten Unmündigkeit zu finden – sprich: sich nicht mehr vorschreiben zu lassen, was man denken und glauben soll. Humanismus in der Neuzeit bedeutet auch, dass jedem Menschen die Chance gegeben wird, sich zu bilden und zu entwickeln. Alphabetisierung und allgemeine Schulpflicht sind hierzu Stichworte.

Kasten 3.4: Die humanistische Tradition des Abendlandes

Die Humanistischen Ansätze stellen sich in die humanistische Tradition des Abendlandes (s. Kasten 3.4). Humanismus wird heute z. B. so definiert:

Humanismus

„... das Bemühen um Humanität, um eine der Menschenwürde und freien Persönlichkeitsentfaltung entsprechende Gesellschaft des Lebens und der Gesellschaft durch Bildung und Erziehung und/oder Schaffung der dafür notwendigen Lebens- und Umweltbedingungen." (Meyers Großes Taschenlexikon 1987)

Dies ist das politische Programm der Moderne. Menschenwürde ist verknüpft mit den bürgerlichen Freiheitsrechten. Persönlichkeitsentfaltung meint, dass nicht durch Geburt und Stand festgelegt ist, wer man ist und werden wird, sondern dass jedem und zugleich auch der Gesellschaft die Aufgabe zugewiesen ist, die individuellen Potenziale zu entfalten und zu fördern. Die Begründerinnen und Begründer der Humanistischen Ansätze sahen in ihrer Zeit die Ideale des Humanismus als bedroht an. Dies dokumentiert sich in ihren gemeinsamen Zielsetzungen (s. Kasten 3.5).

Kasten 3.5:
Gemeinsame Zielsetzungen der Humanisten (nach Legewie/Ehlers 1992)

gegen:
- kulturelle und zwischenmenschliche Entfremdung
- Sinnverlust und entmenschlichte Wissenschaft

für:
- Ganzheitlichkeit menschlicher Erfahrung
- Streben nach Selbstverwirklichung und Sinnfindung

Entfremdung

Der ursprünglich von Marx verwendete Begriff der Entfremdung wird bei den Humanistischen Ansätzen weniger unter ökonomischen Gesichtspunkten diskutiert. Was die Humanistischen Ansätze unter Entfremdung verstehen, vermag ein Zitat von Rogers und Rosenberg aufzuklären:

„In dieser Person finde ich zuallererst das Bemühen um Authentizität. Kommunikation heißt für sie, die Dinge auszusprechen, sie so zu benennen, wie sie sind, wobei Gefühle, Gedanken, Gesten, Sprache und Körperbewegung alle die gleiche Botschaft vermitteln. Sie ist aufgewachsen in einem Klima der Heuchelei, der Täuschung, der doppelbödigen Botschaften, und sie ist dies zum Erbrechen leid." (1980, 204)

Kulturelle und zwischenmenschliche Entfremdung entsteht, wenn man seine Gefühle und seine Sicht der Dinge nicht mehr wahrnehmen und kommunizieren kann.

In Kasten 3.5 tauchte ein Begriff auf, entmenschlichte Wissenschaft, gegen den sich die Humanistischen Ansätze wenden. Was ist damit gemeint? Mit „entmenschlichter Wissenschaft" identifizieren sie die Lerntheorien, die die Lerngesetze an Tieren studierten und die Befunde auf den Menschen übertrugen. Damit verfehlen die Lerntheorien in den Augen der Humanistischen Ansätze das spezifisch Menschliche: sich verwirklichen zu können und seinem Leben einen Sinn verleihen zu können. Auch der Begriff der Ganzheitlichkeit richtet sich vor allem gegen die Lerntheorien, die den Menschen in einzelne Schemata von Reiz-Reaktions-Verstärkung zerlegen.

3.3.2 Maslow

Maslow geht davon aus, dass der Mensch seine innere, angeborene Natur verwirklichen soll. Verleugnet, unterdrückt oder hemmt er sie, dann führt das zu einer krankhaften Fehlentwicklung. Im Grunde hat Maslow ein Pflanzenmodell vor Augen. Die Umwelt ist entweder förderlich bei der Entwicklung des Erbguts der Pflanze oder sie ist nicht förderlich. Aber die Umwelt hat keinen Einfluss darauf, welche Art von Pflanze entsteht. Auch dieses Menschenbild hat einen erheblichen Einfluss auf die Interventionen. Arbeitet z. B. eine Psychotherapeutin mit diesem Menschenbild, so wird sie nach der inneren Natur des Klienten forschen, und sie wird überzeugt sein, dass seine Natur nicht änderbar ist.

Natur verwirklichen

Womit Maslow am bekanntesten geworden ist, das ist seine Theorie menschlicher Motivation: Grund- (Mangelbedürfnisse oder Basic Needs) und Metabedürfnisse (Wachstumsbedürfnisse oder Metaneeds). Zu den Grundbedürfnissen zählt er: Hunger, Verlangen nach Zuneigung, Sicherheit, Selbstachtung. Zu den Metabedürfnissen rechnet er z. B.: Bedürfnisse nach Gerechtigkeit, Güte, Schönheit, Ordnung, Einheit (s. Abb. 3.5).

Bedürfnishierarchie

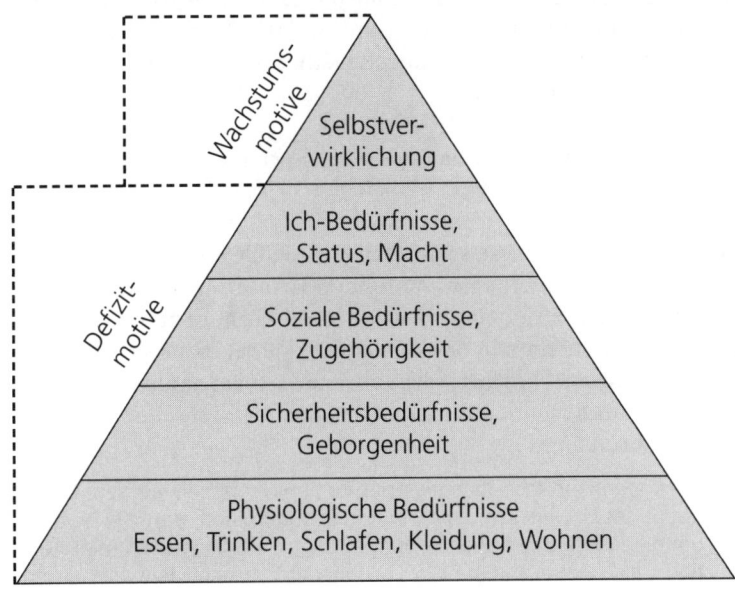

Abb. 3.5: Die Bedürfnishierarchie nach Maslow

Es wäre nun falsch, die Nahrungsaufnahme nur auf der untersten Stufe zu verorten:

- Mit der Nahrungsaufnahme ist gewiss auch das Bedürfnis nach Geborgenheit verbunden. Man muss nur an das Kleinstkind denken, bei dem das Gestilltwerden mit dem Gefühl der Geborgenheit zusammenfällt.
- Zudem drückt man mit der jeweiligen Nahrungsaufnahme aus, welcher sozialen Gruppe man sich verbunden fühlt. Ohne Zweifel ist es möglich, mit einem luxuriösen Fünf-Gänge-Menü Status und Macht zu demonstrieren.
- Des Weiteren ist es möglich, sich mit kreativem Kochen selbst zu verwirklichen.

3.3.3 Rogers

Rogers geht davon aus, dass sich Wachstum und Reife im Menschen durchsetzen, wenn die entsprechenden zwischenmenschlichen Beziehungen vorhanden sind. Die zwischenmenschlichen Beziehungen sind dann förderlich, wenn sie von den therapeutischen Basisvariablen durchdrungen sind. Diese sind unbedingte Wertschätzung, Empathie und Kongruenz. Sie werden in Kapitel 6 ausführlicher vorgestellt. Rogers Persönlichkeitstheorie ist nahezu weltweit grundlegend für Beratung und Beratungspsychologie, damit auch für Ernährungsberatung und Ernährungspsychologie. Deshalb soll Rogers Persönlichkeitstheorie hier etwas ausführlicher vorgestellt werden.

Mittelpunkt oder Staubkorn

„Jedes Individuum existiert in einer ständig sich ändernden Welt der Erfahrung, deren Mittelpunkt er ist." (Rogers 1978, 418)

Mit seiner ersten These schafft Rogers ein Gegenbild zu der möglichen und eventuell deprimierenden Erfahrung, als Mensch ein Staubkorn unter sieben Milliarden Staubkörnern zu sein. Rogers rückt den Menschen in das Zentrum seiner subjektiv erfahrenen Welt und wertet ihn damit erheblich auf. Rogers antwortet damit auf die grundlegenden *Kränkungen*, die der Mensch in der Neuzeit erfahren hat:

- Die *kopernikanische Wende* entfernte den Menschen aus dem Mittelpunkt des Universums. Davor wurde angenommen, dass alle Planeten um die Erde kreisen und ein gütiger Gott die Erde wachsam im Auge hat. Die kopernikanische Wende dagegen hat den Menschen dezen-

triert, ihm seinen privilegierten Platz genommen. Sie war eigentlich eine Revolution im Menschenbild, die wir als dezentrierte Wesen nur noch schwer nachvollziehen können. Zu Zeiten des Kopernikus wurde dies allerdings als massiver Umbruch empfunden.
- *Darwin* markiert die zweite starke Kränkung des Menschen, indem er davon ausging, dass der Mensch vom Tier abstammt. Auch dies ist für uns heute eine Selbstverständlichkeit, im 19. Jahrhundert war es hingegen eine Erschütterung, eine Herabsetzung menschlicher Würde und Einzigartigkeit. Der Mensch als geistiges Wesen wurde mit Darwin tendenziell suspendiert.
- Die dritte Kränkung erfolgte durch *Freud*, der postulierte: Der Mensch ist nicht Herr im eigenen Haus. Sprich: Die Vernunft oder das Ich sind nicht die bestimmenden Kräfte. Vielmehr gibt es ein Unbewusstes, das unablässig sozusagen dazwischenfunkt und die vermeintliche Autorität des Ichs unterminiert. Damit wandte sich Freud teilweise gegen die Aufklärungsphilosophie, die den Menschen als vernunftbestimmtes Wesen definierte. Für den Aufklärer Kant galt nur die Vernunft, Gefühle und Leidenschaften waren ihm dagegen zutiefst suspekt.

Die drei genannten Kränkungen verarztet Rogers quasi, indem er den Menschen rezentriert. Rogers stellt ihn wieder in den Mittelpunkt der Welt.

„Der Organismus reagiert auf das Feld, wie es erfahren und wahrgenommen wird. Dieses Wahrnehmungsfeld ist für das Individuum ‚Realität'". (Rogers 1978, 419)

subjektive Realität

Rogers verabschiedet hier den Begriff einer objektiven Realität. Realität ist damit eine subjektive. Nur die *subjektive Realität* ist dafür relevant, wie eine Person handelt. Der andere muss die subjektive Welt einer Person verstehen, um eine Ahnung davon zu bekommen, warum sie dieses lässt und jenes tut. Für Beratung und Psychotherapie bedeutet dies, dass Experten und Expertinnen keine Vorschriften machen sollen, wie sich z. B. eine Person ernähren soll. Vielmehr sind sie verpflichtet, die subjektive Welt ihrer Klienten kennen zu lernen. In dieser subjektiven Welt ist gesunde Ernährung vielleicht nicht so relevant. Mit Rogers hört die Gewissheit der Expertinnen und Experten auf, genau zu wissen, wie sich die Bevölkerung verhalten soll.

„Der Organismus reagiert auf das Wahrnehmungsfeld als ein organisiertes Ganzes." (Rogers 1978, 421)

der ganze Mensch

Damit ist den Lerntheorien eine Absage erteilt, die das Individuum in einzelne Reiz-Reaktions-Muster zerlegen. Ein bestimmter Mensch kauft dann die Schokolade nicht aufgrund des Klassischen Konditionierens, sondern er kauft ihn, weil er z. B. eine bestimmte Schokolade als Ausdruck italienischer Esskultur begreift.

Aktualisierungstendenz

„Der Organismus hat eine grundlegende Tendenz, den Erfahrung machenden Organismus zu aktualisieren, zu erhalten und zu erhöhen." (Rogers 1978, 422)

Es ist dem Menschen nach Rogers angeboren, sich *weiterzuentwickeln, sich sozusagen zu verbessern*. Der Mensch kann gar nicht anders, als sich zu vervollkommnen. Es wurde bereits darauf hingewiesen, dass dies eine optimistische Sicht auf den Menschen darstellt und dass diese Sicht Konsequenzen für jede Form von Behandlung hat. Der Therapeut oder die Therapeutin geht mit einem ganz bestimmten Erwartungshorizont in die Behandlung. Er oder sie ist überzeugt, dass die Behandlung eine hilfreiche Unterstützung darstellen wird, auf dass sich der Klient weiterentwickle. Diesen Erwartungshorizont wird der Klient oder die Klientin spüren und sich möglicherweise davon anstecken lassen.

zielgerichtetes Verhalten

„Verhalten ist grundsätzlich der zielgerichtete Versuch des Organismus, seine Bedürfnisse, wie sie in dem wahrgenommenen Feld erfahren wurden, zu befriedigen." (Rogers 1978, 424)

Verhalten wird nicht determiniert durch die Kindheit oder das Unbewusste (Psychoanalyse), nicht durch die dem Verhalten vorausgehenden Reize oder die auf das Verhalten folgenden Konsequenzen (Lerntheorien). Verhalten ist vielmehr *zielgerichtet*. Der Mensch ist in der Lage, eigene Ziele zu verfolgen, die dazu dienen, keineswegs nur körperliche Bedürfnisse zu befriedigen.

Emotionen

„Dieses zielgerichtete Verhalten wird begleitet und im allgemeinen gefördert durch Emotionen." (Rogers 1978, 426)

Rogers macht mit dieser These klar, dass Kognitionen für ihn weniger bedeutsam sind als Emotionen. Wie im Kapitel Interventionen noch zu zeigen sein wird, fokussiert die Rogers'sche Psychotherapie sehr stark auf die *Emotionen*. Nicht Umstrukturierung von Kognitionen wie in der Kognitiven Verhaltenstherapie, sondern ein besserer Zugang zu seinen Gefühlen und korrigierende emotionale Erfahrungen sollen hilfreich sein. Wenn sich ein Klient in der Psychotherapie angenommen fühlt, dann kann er

Gefühle bei sich wahrnehmen, die ihm ursprünglich peinlich und unangenehm waren. Nun merkt er, dass trotz dieser Gefühle der Therapeut ihn immer noch wertschätzt. Das wäre für Rogers eine korrigierende emotionale Erfahrung.

„Der beste Ausgangspunkt zum Verständnis des Verhaltens ist das innere Bezugssystem des Individuums selbst." (Rogers 1978, 427)

inneres Bezugssystem

Auch diese These richtet sich gegen die Lerntheorien. Verhalten ist nicht konditioniert oder anderweitig determiniert, sondern Resultat des *inneren Bezugssystems*. Übermäßiges Essen würde nicht bestehen, weil Essen ein so starker positiver Verstärker ist. Für Rogers ergäbe es sich z. B. aus einem mangelnden Selbstwertgefühl. Der dicke Körper würde dann repräsentieren, dass man wirklich nicht attraktiv ist und nicht geliebt werden kann. Die dicke Person hat sich quasi selbst das Ziel ge- und umgesetzt, über die Dickleibigkeit die eigene Wertlosigkeit auszudrücken.

„Wenn Erfahrungen im Leben des Individuums auftreten, werden sie entweder a) symbolisiert ..., b) ignoriert, oder c) geleugnet und verzerrt symbolisiert, weil die Erfahrungen der Struktur des Selbst nicht übereinstimmen." (Rogers 1978, 434)

Mit dieser These nähert sich Rogers der Frage, was psychisch gesund erhält und was krank macht. Wenn alle Erfahrungen symbolisiert, also versprachlicht werden, dann besteht *psychische Gesundheit*. Werden Erfahrungen ignoriert oder verzerrt symbolisiert, dann besteht die Gefahr der psychischen Fehlentwicklung.

psychische Gesundheit

Wenn ein Student von sich das Bild hat, sehr intelligent und leistungsstark zu sein, und wenn alle Erfahrungen, die dieser Student mit Misserfolgen bei Prüfungen hat, verzerrt symbolisiert oder ignoriert werden, dann ist dieser Student nicht in der Lage, aus eigenen Fehlern zu lernen. Er wird sich sagen, dass diese Hochschule schlecht ist, dass ihn das Studium eigentlich nicht interessiert. Aber er kann sich nicht fragen, was der Misserfolg mit ihm zu tun hat. Er wird eventuell die Hochschule verlassen, um auf der nächsten das Gleiche zu erleben.

Erfahrungen werden dann nicht symbolisiert, wenn sie mit dem eigenen Ideal-Selbst nicht zusammenpassen. Oder sie werden nicht symbolisiert, wenn verinnerlichte Bewertungsmaßstäbe dies nicht zulassen. Legt die Umwelt jemandem nahe, dass es sehr unschön ist, aggressiv zu sein, und wird diese Bewertung übernommen, dann kann diese Person aggressive Gefühle nicht symbolisieren.

Fehlanpassung

„Psychische Fehlanpassung liegt vor, wenn der Organismus vor dem Bewußtsein wichtige Körper- und Sinnes-Erfahrungen leugnet, die demzufolge nicht symbolisiert und in die Gestalt der Selbst-Struktur organisiert werden." (Rogers 1978, 440)

Im Sinne Rogers könnten dann Essstörungen dazu dienen, Erfahrungen, die man nicht symbolisieren will, zu verhüllen. Die Wut könnte mit einem Essanfall überdeckt werden.

Kasten 3.6:
Zusammenfassung Humanistischer Ansätze

- Stichwort: der dritte Weg (zwischen 1. Lerntheorien und 2. Psychoanalyse).
- Der Mensch ist keine Lernmaschine (gegen Lerntheorien).
- Der Mensch ist nicht von Natur aus böse (vs. Psychoanalyse).
- Der Mensch möchte sich verwirklichen, wachsen.
- Namen: Maslow und Rogers.

3.4 Kognitive Ansätze

In den 60er Jahren des letzten Jahrhunderts setzte in der Psychologie die so genannte kognitive Wende ein. Hierbei war es das Ziel, den traditionellen Behaviorismus zu überwinden. Nicht Reiz und Reaktion sind verhaltensbestimmend, sondern das Denken – das war der Grundgedanke bei der kognitiven Wende.

Eine Flugangst wird so nicht abgeleitet von Reizen wie unruhiger Flug und Enge, sondern von Gedanken wie: „In letzter Zeit gab es so viele Flugzeugunglücke. Ich bin so ein Pechvogel. Bestimmt fällt dieses Flugzeug vom Himmel."

Ein Essanfall wird nicht oder nicht nur provoziert durch den Anblick eines vollen Kühlschranks, sondern durch die Kognition: „Ich habe heute so viel gearbeitet, jetzt darf ich mir etwas gönnen." Den Essanfall könnte man auch mit Hilfe des Operanten Konditionierens erklären. Dann wäre Essen eine positive Verstärkung. Aber entscheidend in der kognitiven Perspektive ist, dass dieser Satz innerlich gedacht und verhaltensleitend wird.

Der Essanfall könnte verhindert werden, indem jemand denkt: „Ich habe heute so viel gearbeitet. Am besten kann ich mich in der Sauna entspannen."

Bis hierher kann man noch von Kognitiven Lerntheorien sprechen, die bereits kurz vorgestellt worden sind. Es wurden aber auch kognitive Theorien entwickelt, die mit Lerntheorien nichts mehr zu tun hatten. Exemplarisch soll nun eine hiervon vorgestellt werden.

Als der originellste kognitive Ansatz kann der von G. A. Kelly (1905–1966) gelten. Sein Werk „Die Psychologie der personalen Konstrukte" erschien 1955 und hatte eine geringe Resonanz. Der Behaviorismus war noch zu dominant. Sader (1980, 7) nennt dieses Werk einen zeitlosen Text, der noch immer aktuell ist. Und:

„Es gibt wenig, was man im strengen Sinne theoretische Weiterführungen nennen kann. So blieben Grundpostulat und Korrolarien, von Kelly 1955 als vorläufige Vorschläge gemeint, im wesentlichen unangetastet." (8)

Bis heute hat sich an dieser Zustandsbeschreibung wenig geändert. Der Ansatz von Kelly hat Relevanz für die Ernährungspsychologie. So finden sich seine Gedanken in den Erklärungen zu Essstörungen wieder. Wenn z. B. bestimmte Denkmuster als Ursache von Essstörungen genannt werden, so gehen diese Denkmuster häufig auf Kelly zurück. Nur sein Name wird hierbei nicht erwähnt.

Kelly machte keine inhaltlichen, sondern nur formale Angaben zu den Konstrukten. Konstrukte lassen sich vereinfachend als Denkmuster verstehen. Er gab keine Konstrukte vor, vielmehr befragte er Probandinnen und Probanden hinsichtlich ihrer Konstrukte. Kelly ging davon aus, dass jeder Mensch wie ein Wissenschaftler in der Forschung in seinem Alltag Hypothesen aufstellt, überprüft und verwirft. Die Persönlichkeit ist für Kelly sein Konstruktsystem, das nun näher beleuchtet werden soll. Wozu braucht man Konstrukte? Mit ihnen kann man die Welt strukturieren und bewältigen. Die Psychologie hat nach Kelly die Aufgabe, sich nach dem Konstruktsystem des Probanden/Klienten zu richten (s. Kasten 3.7).

Konstrukte

Kasten 3.7: Grundsätzliche Merkmale von Konstrukten

- *Permeable (durchlässige) vs. impermeable (undurchlässige) Konstrukte.* Erstere lassen neue Erfahrungen zu. Magersüchtige beispielsweise arbeiten häufig bezüglich ihrer Magersucht mit undurchlässigen Konstrukten. So sind sie felsenfest davon überzeugt, keineswegs zu dünn zu sein. In Behandlungen ist es dann äußerst schwierig, ihnen den Gedanken nahe zu bringen, eventuell doch viel zu dünn zu sein.
- *Präemptive Konstrukte.* Das meint: vollkommen erschöpfende und übergreifende Konstrukte, die stark vereinfachend sind: „Die Welt ist schlecht", „Männer sind ...", „Frauen sind ..." Die Adipositasforschung hat früher gerne mit präemptiven Konstrukten gearbeitet, wenn sie der Hoffnung nachging, die Ursachen der Adipositas in einer bestimmten Persönlichkeit zu suchen (s. Kap. 2). Ein größerer Marktanteil von Bio-Produkten wird eventuell verhindert, weil die „Ökos" mit einem bestimmten Stereotyp verbunden werden: asketisch und lebensfeindlich. Will man den Marktanteil von Bio-Produkten erhöhen, dann müsste das präemptive Konstrukt „Ökos" z. B. mit Hilfe von Marketing beeinflusst werden.
- *Konstellatorische Konstrukte.* Das meint in starkem Umfang korrelierte Konstrukte. Wenn jemand studiert, dann liegt sie/er bis 12.00 Uhr im Bett – das wäre ein konstellatorisches Konstrukt. Dicke Menschen sind gemütlich, ist ebenfalls ein konstellatorisches Konstrukt.
- *Propositionale Konstrukte.* Auf eine spezifische Situation begrenzte Konstrukte: „Auf dem Mount Everest fühle ich mich frei."

Antizipation

Kelly (1955) fasste seine Hypothesen in zwölf Sätzen zusammen. Diese beginnen mit dem Grundpostulat: „Die psychischen Prozesse eines Menschen werden durch die Art und Weise, in der er Ereignisse antizipiert, psychologisch vermittelt und geprägt." (zit. n. Sader 1980, 128) Festzuhalten bleibt, dass ähnlich wie bei Rogers die Idee einer objektiven Welt, die von allen gleich erfahren wird, aufgegeben wird. Die Antizipation, also die Vorwegnahme von etwas Bestimmtem, ist zudem die entscheidende psychische Dimension.

Wenn Studierende vorwegnehmen, dass eine Vorlesung bestimmt interessant sein wird, dann gehen sie früher ins Bett, um in der Vorlesung wach zu sein. Sie schreiben keine SMS in der Vorlesung, hören aufmerksam zu, stellen eventuell Fragen.

In diesem Falle ist die Antizipation verhaltensbestimmend, und sie beeinflusst das Erleben: Durch das Ausgeschlafensein wird es eine interessante Vorlesung. Antizipation bedeutet auch, dass der Mensch zukunftsorientiert, nicht vergangenheitsbezogen ist. Einige, dem Grundpostulat folgenden Korrolarien werden nun vorgestellt.

1. *Konstruktions-Korollarium:* „Eine Person antizipiert Ereignisse, indem sie Replikationen konstruiert." (Kelly, zit. n. Sader 1980, 129) Ereignisse wiederholen sich nicht, wir organisieren sie nur gleich. Wenn jemand sagt: „Die geplante Ernährungsumstellung schaffe ich ganz sicher nicht", dann konstruiert er die Zukunft nach den Erfahrungen der Vergangenheit. Der psychoanalytische Begriff der Übertragung (s. Kap. 5) reißt eine ähnliche Problematik an: Wenn wir jemanden nicht kennen und ihn dann kennen lernen, dann denken oder sagen wir: „Hugo ist wie mein Bruder." Man überdeckt also das Fremde mit dem Vertrauten.

Antizipation durch Reduplikation

2. *Individualitäts-Korollarium:* „Personen unterscheiden sich in ihrer Konstruktion von Ereignissen." (Kelly, zit. n. Sader 1980, 130)

ein Mensch – ein Konstruktsystem

Die Aussage von Kelly kann auch so interpretiert werden, dass bezüglich des Konstruktsystems die Menschen jeweils einzigartig sind. Kelly legt damit auch nahe, dass der andere nie ganz zu verstehen ist, weil sein Konstruktsystem von dem persönlichen abweicht.

3. *Organisations-Korollarium:* „Alle Menschen entwickeln je für sich, um überhaupt antizipieren zu können, ein charakteristisches Konstruktsystem einschließlich geordneter Zusammenhänge zwischen den Konstrukten." (Kelly, zit. n. Sader 1980, 131) Jeder Mensch besitzt also ein bestimmtes und unverwechselbares Konstruktsystem, das dazu verhilft, Erfahrungen vorwegzunehmen. Wenn sich von Essstörungen Betroffene ihr Essproblem erklären wollen, was gemeinhin auch als subjektive Krankheitstheorie bezeichnet wird, so werden sie ganz unterschiedliche und unverwechselbare Erklärungsmuster entwickeln.

Schwarz-weiß-Denken

4. *Dichotomie-Korollarium:* „Das menschliche Konstruktsystem ist zusammengesetzt aus einer begrenzten Anzahl dichotomer (zweipoliger) Konstrukte." (Kelly, zit. n. Sader 1980, 131) Wir denken also im Sinne Kellys „primitiv" in Schwarz und Weiß. Dieses Korollarium mag erklären, warum Lebensmittel gerne aufgeteilt werden in gute und schlechte. Schokolade ist schlecht und Obst und Gemüse sind gut. Natürlich stimmt der Satz nicht. Schokolade ist an sich nicht ungesund. Jeden Tag zehn Grapefruits und zwei Kilogramm Karotten zu verspeisen, ist sicherlich nicht gesund. Mit Kelly lässt sich also verstehen, dass wir so gerne in primitiven Dichotomien denken. Hinsichtlich der Entstehung der Adipositas wird beispielsweise ein kognitives Schema diskutiert, das als *rigide Kontrolle* beschrieben wird. Es beinhaltet, dass eine Person ihr Essverhalten streng kontrolliert. Sie nimmt sich vor, niemals Kuchen zu essen. Isst sie einmal ein kleines Stückchen Kuchen, dann bricht diese Kontrolle zusammen, und sie isst den ganzen Kuchen. Die rigide Kontrolle funktioniert also nach einem Entweder-oder-Schema.

Konsolidierung des Konstruktsystems

5. *Wahl-Korollarium:* „Personen wählen für sich selbst die Alternative eines dichotomen Konstrukts, bei der sie eine größere Möglichkeit der Verbesserung ihres eigenen Konstruktsystems antizipieren." (Kelly, zit. n. Sader 1980, 132) Wir arbeiten ständig an der Konsolidierung unseres Konstruktsystems, wir wählen die Alternative, die besser in unser Konstruktsystem passt. Ob Zigaretten gesund oder nicht gesund sind – das wären die zwei Alternativen. Raucher werden eher die eine Alternative wählen: „Mir schadet das Rauchen nicht. Ich tue so viel für meine Gesundheit, jogge regelmäßig, dass die Gesundheitsgefahren durch Rauchen sicherlich kompensiert werden."

Fragmentierung

6. *Bereichs-Korollarium:* „Ein Konstrukt ist immer nur für die Vorhersage eines bestimmten Bereichs von Ereignissen brauchbar." (Kelly, zit. n. Sader 1980, 133) Die Konstrukte, die mit dem Ernährungsverhalten zusammenhängen, können angesichts unterschiedlicher Bereiche völlig unterschiedlich sein. In der Öffentlichkeit achtet die Bulimikerin auf gesunde Mischkost. Zu Hause betrachtet sie die Lebensmittel unter völlig anderen Gesichtspunkten: Auf welche Lebensmittel habe ich die größte Lust? Welche Lebensmittel erleichtern das Erbre-

chen? Diese beiden Konstruktsysteme zum Essen in der Öffentlichkeit und zu Hause sind vollkommen inkompatibel und widersprüchlich. Aber nach Kelly müssen Konstruktsysteme nicht logisch widerspruchsfrei sein. Im Gegenteil. Nicht die Wahrheit des Konstruktsystems ist wichtig, sondern dessen Nützlichkeit. Ein Studierender kann in einem Seminar eine flammende Rede halten gegen die Konsumgesellschaft. Nach der Lehrveranstaltung kauft er sich ein Notebook und ein neues PC-Spiel.

Die Korollarien von Kelly geben einen Hinweis darauf, wie schwierig es ist, Prävention und Gesundheitsförderung zu betreiben. Wenn das Konstruktsystem bestimmt ist durch das Prinzip der persönlichen Nützlichkeit, dann wird der Diabetiker den Kuchen verspeisen. Begründung: „Mein Diabetes hat mit Kuchenessen nichts zu tun. Kuchen bekommt mir." Der Bluthochdruckpatient wirft seine Medikamente weg: „Alles nur Chemie." Adipöse werden argumentieren: „Was macht das für einen Eindruck, wenn man eingeladen wird, und dann keinen Kuchen isst?" Ein Konstruktsystem kann also gegen Interventionen wie Prävention und Gesundheitsförderung sehr gut immunisieren. Wissen die Expertinnen und Experten um die Struktur eines Konstruktsystems, dann werden sie besser verstehen, warum ihnen oft die Hände gebunden sind.

- Stichwort: Konstrukte.
- Das Denken ist verhaltensbestimmend.
- Menschen denken in Schwarz und Weiß.
- Lebensmittel werden so unterschieden in gute und böse.
- Das Konstruktsystem kann in sich widersprüchlich sein.
- Name: Kelly.

Kasten 3.8: Zusammenfassung kognitiver Ansätze

3.5 Systemische Ansätze

Bevor die theoretischen Grundlagen des systemischen Ansatzes vorgestellt werden, soll an seinen praxisrelevanten Nutzen erinnert werden. Mit seiner Hilfe lassen sich psychische Probleme und Störungen als Ergebnis einer gestörten Kommunikation

System ist krank

oder eines gestörten Systems begreifen. Die Anorektikerin ist entsprechend dieses Ansatzes nicht magersüchtig geworden, weil

- ihre Gene beschädigt sind,
- sie ein bestimmtes Ernährungsverhalten falsch erlernt hat,
- sie einen neurotischen Konflikt hat,
- sie sich nicht selbst verwirklichen konnte.

Symptomträgerin

Vielmehr ist sie magersüchtig geworden, weil sie in einem pathologischen System lebt. Sie lebt z. B. in ihrer Familie, die untereinander gestört kommuniziert. Auf der Oberfläche sind etwa alle freundlich miteinander. Darunter schwelen unausgesprochene schwere Konflikte. Der systemische Ansatz bildet also eine grundlegend andere Perspektive zur Erklärung psychischer Störungen. „Schuld" ist nicht das Individuum, verantwortlich für ein Problem ist ein System. Der systemische Ansatz widerspricht unserer Alltagspsychologie. Wenn wir jemanden sehen, der adipös ist oder ein Suchtproblem hat, dann denken wir z. B.: „Diese Person ist willensschwach." Das systemische Denken verwirft derartige individuelle Zuschreibungen.

System: konservativ

Mit diesem lässt sich auch besser verstehen, warum Kinder und Jugendliche, aber auch Erwachsene, die wegen starker Adipositas einen stationären Aufenthalt in Anspruch nahmen, dort auch deutlich abnahmen, zu Hause recht bald das Ausgangsgewicht wieder „drauf" haben. Der systemische Ansatz würde dazu sagen: Das System Familie duldet keine Änderungen. Es duldet nicht, dass sich jemand ändert. Anders formuliert: Es duldet nicht, dass sich jemand aus der Position des Symptomträgers entfernt. Solange z. B. das adipöse Kind der Symptomträger bleibt, bleibt das System stabil.

Gruppendruck

Der starke Konservatismus oder die Änderungsresistenz von Systemen gilt auch für vermeintlich lockere, spontane Systeme wie eine Gruppe Jugendlicher, die „gerne mal einen draufmacht". Es muss nur einer aus dieser Gruppe sein, der sagt: „Nein, heute habe ich keine Lust zu saufen, ich trinke ein Wasser", und schon ist das gesamte System beunruhigt, weil einer die impliziten Regeln des Systems durchbricht. Die Regel lautet: Am Samstag wird getrunken bis zum Umfallen.

Individuum im Kontext

Das systemische Denken durchkreuzt die Idee, dass das individuelle Verhalten aus individuellen Motiven herrührt. Individuelle Motive, die bisher in diesem Kapitel ausgeführt worden sind, lassen sich rubrizieren unter den Überschriften: deterministische Kräfte oder teleologische. Deterministisch meint, dass Verhalten gesteuert wird durch das, was dem Verhalten vorausgeht: Kindheitserfahrungen (Psychoanalyse), Reizkonstellationen, Verstärkungserfahrungen (Lerntheorien). Teleologisch meint, dass menschliches Verhalten nicht durch prägende Erfahrungen bestimmt wird, sondern durch eigene Zielsetzungen. Der Mensch strebt zur Selbstverwirklichung (Humanistische Ansätze). Er hat bestimmte Erwartungen an die Zukunft und antizipiert sie (kognitive Ansätze). Das systemische Denken würde sowohl bei Determinismus als auch bei der Teleologie monieren, dass der andere gar nicht vorkommt, dass in beiden Perspektiven das Individuum aus sich heraus handelt, wie auf einem Feldherrenhügel einsame Entscheidungen treffend.

Der systemische Ansatz geht dagegen davon aus, dass menschliches Handeln immer im Kontext mit anderen steht. Hierzu ein Zitat aus einem Klassiker des systemischen Denkens:

Feedback

„Dieser neue Aspekt wurde durch die Erkenntnis des Prinzips der Rückkopplung (feedback) möglich: Eine Kausalkette, in der Ereignis a Ereignis b bewirkt, b dann c verursacht und c seinerseits d usw., würde die Eigenschaften eines deterministischen, linearen Systems haben. Wenn aber d auf a zurückwirkt, so ist das System zirkulär und funktioniert auf völlig andere Weise." (Watzlawick et al. 1974, 31)

Selbst wenn Kindheitserinnerungen determinierende Kraft haben sollten, so tritt das dadurch determinierte Verhalten in einem System auf. Die Mitglieder des Systems reagieren auf ein bestimmtes Verhalten, woher es auch immer kommen mag. Das Gleiche gilt für die Selbstverwirklichung. Auch sie findet in einem Kontext statt. Auf die Selbstverwirklichungstendenzen wird reagiert, was wiederum diese Tendenzen verändert. Selbstverwirklichungstendenzen funktionieren nicht so wie das Gesetz des freien Falls. Andere können den losgelassenen Bleistift mitten im Fall abfangen oder ihm eine andere Richtung geben. „Wir sind wie eingesponnen in Kommunikation; selbst unser Ichbewußtsein hängt... von Kommunikation ab." (Watzlawick et al. 1974, 37) Die Autoren schließen deterministische und teleologische Kräfte nicht aus, aber sie gehen davon aus, dass es recht schwierig ist, die „wirkliche" Ursache eines bestimmten Verhaltens zu ergründen. Sie setzen eher darauf zu beobachten, wie in einem be-

systemische Psychotherapie

stimmten System auf Verhalten a reagiert wird und welche weiteren Verhaltens- und Kommunikationssequenzen folgen.
Der systemische Ansatz hat Konsequenzen für die Psychotherapie. Systemische Beratung und Psychotherapie fragt weniger nach dem „Warum" eines Problems, sondern danach, wie das Problem funktioniert und wie es aufrechterhalten wird – trotz aller gegenteiliger Beteuerungen der Mitglieder eines Systems, die sich vermeintlich nichts mehr wünschen, als dass ein bestimmtes Problem endlich verschwinden möge. Dessen ungeachtet kommunizieren sie so, dass das Problem aufrechterhalten bleibt, weil es dem System nützt (Nardone 2003).

Kasten 3.9:
Zusammenfassung systemischer Ansätze

- Stichwort: System.
- Das Individuum ist Symptomträger.
- Gestört ist das System, nicht das Individuum.
- Das System ist konservativ.
- Nicht das Individuum wird behandelt, sondern das System.
- Name: Watzlawick.

3.6 Historische Ansätze

Wandelbarkeit

Historische Ansätze sollen zum einen veranschaulichen, dass die menschliche Persönlichkeit historischen Prozessen unterworfen ist. Sprich: Sie ist nicht nur eine historische Invariante, sondern auch geprägt von historischen Veränderungen. So hat sich in den letzten Jahrhunderten in Europa ein spezifisches Gewissen herausgebildet (Kittsteiner 1995). Dieses Gewissen fungiert als innerer Richter, auch wenn von außen uns niemand kontrolliert. Wir schrecken davor zurück, einen Schal, den jemand in einem Restaurant vergessen hat, mitzunehmen – nicht weil wir beobachtet werden, sondern weil wir diese Tat mit unserem Gewissen nicht vereinbaren können.

Zum anderen verhelfen uns historische Ansätze zu einer Zeitdiagnose: In welcher Zeit leben wir? Was ist das Besondere an unserer Zeit? Warum sind z. B. Essstörungen so typisch für unsere Zeit? Oder warum sind Depressionen eine weitere Modeerkrankung? (Ehrenberg 2004)

Elias

Historische Ansätze können hier nicht umfassend, sondern nur exemplarisch abgehandelt werden. Das Exempel soll das Werk von Norbert Elias *Über den Prozeß der Zivilisation* (1978) sein. Unter Historikern nicht unumstritten (Klotter 1990), stellt es dennoch einen paradigmatischen Ansatz dar, wie gesellschaftliche Wandlungen mit Wandlungen der Persönlichkeit in einer historischen Analyse verbunden werden können.

Für die Ernährungspsychologie ist Elias von besonderem Interesse, weil sein Ausgangspunkt die Veränderungen der Tischsitten vom Mittelalter bis heute darstellt. In der Mitte des letzten Jahrhunderts geschrieben und veröffentlicht, wurde dieses Werk von der so genannten 68er Generation (wieder) entdeckt. Sie hoffte in Elias einen Autor zu finden, der die Beherrschung der äußeren Natur und die Unterdrückung der inneren Natur reflektiert und kritisiert. Ob die 68er Bewegung in Elias den richtigen Autor gefunden hat, bleibt dahingestellt. Fest steht, dass Elias einen historischen Prozess beschreibt, der zu einer immer stärker werdenden Kontrolle menschlicher Gefühle geführt hat. Elias spricht nicht von Gefühlen, sondern von Affekten. Die 68er Bewegung erlebte sich in einer Epoche, in der Höflichkeit und Etikette sozusagen alles war. Sie wollte sich aus diesem Korsett befreien und zu spontanen und natürlichen Gefühlen zurückfinden.

die 68er Generation

Im Folgenden sollen einige Beispiele aus Elias' Werk seinen Ansatz veranschaulichen. Elias bezieht sich sehr stark auf einen Text des Humanisten Erasmus von Rotterdam: „De civilitate morum puerilium" aus dem Jahre 1530. Dieser erfuhr in sechs Jahren eine Auflage von 30.000, in der damaligen Zeit eine unglaubliche. Sein Thema war das Benehmen des Menschen. Was wurde dabei thematisiert?

Erasmus von Rotterdam

Weit aufgerissene Augen galten z. B. als Zeichen von Dummheit. Zu starren schien ein Zeichen von Trägheit zu sein. Allzu scharf blicken, wurde als Zorn interpretiert. Lebhaft und beredt zu schauen, galt als Schamlosigkeit. Wie aber sollte man denn nun schauen? Mit ruhigem Geist und respektvoller Freundlichkeit. Warum wurde überhaupt geachtet, wie jemand schaut? Die Antwort lautet: „Die Haltung des Körpers, Gebärden, Kleidung, Gesichtsausdruck, dieses ‚äußere' Verhalten ... ist Ausdruck des inneren, des ganzen Menschen." (Elias 1978, I, 69) Auch heute noch

Manieren

verfahren wir ganz ähnlich: Wir versuchen vom Äußerlichen auf das Innere zu schließen. Deshalb ist das Sichtbare so wichtig.

Wie verhält man sich nach Erasmus richtig? An den Nasenlöchern soll kein Schleim sein. Ein Bauer schneuzt sich mit Mütze und Rock, nicht so der Edelmann. Das richtige Benehmen ist, Nasenschleim in ein Tuch aufzunehmen, mit abgewandtem Körper. All das gilt heutzutage auch noch. Selbst wenn heute jemand gegen diese Gesellschaft rebelliert und sich z. B. sehr provokant kleidet, diese Verhaltensstandards werden trotzdem quasi blind übernommen. Deren Nichteinhalten wäre sonst mit Ekel verbunden. Heute sind diese Verhaltensstandards selbstverständlich, Erasmus musste sie in seiner Zeit noch regelrecht propagieren.

Unter richtigem Benehmen bei Tische versteht Erasmus Folgendes: Der Becher und das gute gesäuberte (!) Messer befinden sich zur Rechten eines jeden Platzes, zur Linken liegt das Brot. Heute ist es selbstverständlich, dass das Messer sauber ist, damals war es dies nicht. Zudem gab es kaum Gabeln. Oft wurden Messer und Löffel gemeinsam genutzt. Erasmus empfiehlt zudem: Der gemeinsam benutzte Löffel soll jeweils abgewischt werden. Nicht wenigen aus unserer Zeit würde das Essen vergehen, wenn sie beobachten müssten, wie ihr Tischnachbar den Löffel benutzt, ihn dann an einer Serviette abwischt und dann weitergibt.

B

„Manche greifen mit der Hand auf die Platte, kaum daß sie sitzen ... Wölfe machen das oder ein Vielfraß. Greif nicht als erster auf die Platten, die man hereinbringt. Die Finger in die Brühe tauchen, überlaß den Bauern. Such nicht in der ganzen Platte herum, sondern nimm das erste Stück, das sich bietet." (Elias 1978, I, 71)

Das sind die Vorschriften von Erasmus. Sie lassen sich bündeln: „Sei nicht gierig oder erscheine nicht als gierig. Nichts ist schlimmer, als wenn sich Mensch und Tier nicht unterscheiden. Tue alles dafür, dass du deine Triebe und Impulse bändigen kannst."

Ahndung von Adipositas

Diese Vorschrift ist aktueller denn je. Gerade deshalb gelten heute Adipöse als quasi Aussätzige, die die zentrale Maxime unserer Zeit der Impulskontrolle vermeintlich nicht einhalten können. Vermeintlich meint, dass, wie im Kapitel Essstörungen ausführlicher ausgeführt wird, die Entstehung von Adipositas nicht unbedingt dem maßlosen Essen geschuldet ist. Auch Gene können eine Rolle spielen oder eine minimale positive Energiebilanz pro Tag, die dann in ein paar Jahren dennoch zu Übergewicht führt. Diese Menschen sind also nicht maßlos. Dennoch ahndet unsere Gesellschaft massiv die Adipositas als quasi Tabubruch mit der zentralen Forderung unserer Zeit nach Körperdisziplin. Die Bulimikerinnen verhalten sich dementsprechend in gewisser Weise sehr klug. Sie legen ihre Impulsdurchbrüche hinter die Kulissen des öffentlichen Lebens. Mit Elias lässt sich demnach besser verstehen, warum Adipositas geahndet wird und die Bulimia nervosa zu einer Modeerkrankung unserer Zeit geworden ist.

Impuls- und Affektkontrolle lassen sich am besten erzielen, wenn Verhaltensweisen mit Ekel verbunden werden, wenn Scham- und Peinlichkeitsschwellen steigen. Um dies zu veranschaulichen, lassen wir Erasmus aus einer deutschen Herberge berichten: **Ekel**

„Vielleicht 80 bis 90 Menschen sitzen beieinander, und zwar... nicht nur niederes Volk, sondern auch Reiche und Edelleute... Der eine wäscht seine Kleider und hängt die durchnäßten Sachen am Ofen auf. Der andere wäscht seine Hände. Aber der Napf ist so sauber..., daß man einen zweiten braucht, um sich von dem Wasser zu reinigen. Knoblauchdüfte und andere üble Gerüche steigen auf. Überall spuckt man hin. Einer reinigt seine Stiefel auf dem Tisch. Dann wird aufgetragen. Jeder taucht sein Brot in die allgemeine Platte, beißt ab und tunkt von neuem. Die Teller sind schmutzig, der Wein ist schlecht... Der Raum ist überheizt, alles schwitzt und dünstet und wischt sich den Schweiß ab. Es gibt sicher viele Leute darunter, die irgendeine verborgene Krankheit haben." (Elias 1978, I, 92)

Zu vermuten ist, dass die Leserinnen und Leser dieser Zeilen nicht danach lechzen, hier mit am Tische zu sitzen. Im Gegenteil: Uns allen vergeht vermutlich der Appetit, und das gründlich. Unsere Scham- und Peinlichkeitsschwellen sind dermaßen angestiegen, dass wir dieses Wirtshausleben als unerträglich einstufen. Diese Tatsache führt zu neuen Verhaltensstandards, die untrennbar damit verbunden sind, dass wir unsere Affekte besser kontrollieren. Die Impulse des Hungers hätten in dieser Herberge nicht triumphiert. Wir wären darauf bedacht gewesen, sauberes Geschirr zu haben. Wir wären zum nächsten sauberen Bach gegangen, um es gründlich zu waschen. Derjenige, der es wagen würde, Schuhe bei Tische zu putzen, würde des Saales verwiesen werden usw. **neue Verhaltensstandards**

Das bedeutet auch, dass wir uns und die anderen zugleich mehr kontrollieren: **Verhaltenskontrolle**

„Die verstärkte Neigung der Menschen, sich und andere zu beobachten, ist eines der Anzeichen dafür, wie nun die ganze Frage des Verhaltens einen anderen Charakter erhält: Die Menschen formen sich und andere mit größerer Bewußtheit als im Mittelalter." Und: „Der Zwang, den die Menschen aufeinander ausüben, wird stärker, die Forderung nach ‚gutem Benehmen' nachdrücklicher erhoben. Der ganze Problemkreis des Verhaltens gewinnt an Wichtigkeit." (Elias 1978, I, 102)

Affektkontrolle

Elias behauptet: Der Mensch des Mittelalters war spontan und ungestüm, er lebte seine Impulse im Hier und Jetzt aus. Heute dagegen ist der Mensch affektkontrolliert. Er weiß auf der Bewusstseinsebene nicht einmal mehr von seinen „wilden" Impulsen wie Mordgelüsten oder wie Kannibalismus. Lesen wir heute von einem Fall von Kannibalismus, dann sind wir von Grund auf entsetzt und können uns das nicht erklären. Aber unsere Vorfahren, wie z. B. die Kreuzfahrer, haben sich im Nahen Osten gerne von gesottenem Kinderfleisch ernährt. Heute ist dies undenkbar. Wir müssen uns um eine derartige Affektkontrolle nicht mehr bemühen, wir müssen sie uns nicht abringen. Sie ist automatisch vorhanden, jedenfalls fast immer.

Die entscheidende Frage lautet: Warum haben wir heute eine derartig hohe und fast automatisch ablaufende Affektkontrolle? Elias Antwort lautet: Im Mittelalter gab es überschaubare Aktionsräume. Die meisten Menschen wohnten in einem Dorf, das sie im Prinzip ein Leben lang nicht verließen. Die Mehrheit der Bevölkerung waren Bauern, die sich überwiegend selbst versorgten. Sie bauten das an, was sie dann aßen. Es gab also im Mittelalter keine Notwendigkeit zur langfristigen Planung, die von Affekten gefährdet sein könnte. Wer langfristig plant, muss in der Lage sein, seine Affekte zu kontrollieren und zurückzustellen.

Wer heute ein Studium aufzunehmen plant, muss in der Lage sein, die Gefühle der Müdigkeit am Morgen zurückzustellen, um pünktlich in der Vorlesung zu sein. In der Vorlesung muss der Hunger zurückgestellt werden, weil es peinlich ist, laut schmatzend ein großes Käsebrötchen zu verdrücken, aus dem dann unglücklicherweise Majonäse herausquillt. Um das Studium erfolgreich zu überstehen, muss auf manche Party verzichtet werden. Die Urlaubsliebschaft aus dem Mittelmeerraum darf einen nicht dazu veranlassen, Hals über Kopf nach Rom zu ziehen. Denn dann ist das Studium vorbei. Um das Studium erfolgreich zu bewältigen, ist es auch nicht ratsam, den Widerwillen gegen einen Professor oder eine Professorin öffentlich deutlich kundzutun. Schließlich steht bei ihr oder ihm noch eine Prüfung an. Es ist ebenfalls nicht ratsam, der Kommilitonin eine „runterzuhauen", nur weil man sich fürchterlich geärgert hat. Tut man dies, so hat man seinen Ruf für das ganze Studium weg. Kurzerhand: Zum Studium in unserer Zeit gehört Affektkontrolle unabdingbar dazu.

Und nicht nur zum Studium. Unser gesamtes Leben wird bestimmt von Affektkontrolle, die notwendig ist, um in unendlich lang gewordenen Interdependenzketten planend vorausschauend leben zu können. Mit unendlich langen Interdependenzketten ist gemeint, dass wir auf die Chips aus Asien angewiesen sind. Werden diese nicht geliefert, dann können wir nicht mehr am PC arbeiten. Wir beziehen unsere Bananen aus Übersee. Diese sind aus unserer Ernährungsweise nicht mehr wegzudenken. Wir brauchen das Medikament, das nur in den USA produziert wird. Wir sind also mit fast der gesamten Welt verknüpft und von ihr abhängig.

Autark, also Selbstversorger, zu sein, können wir uns vielleicht wünschen. Aber die Realität sieht überwiegend anders aus. Sie zwingt uns zur Affektkontrolle. Wenn das dringend benötigte Medikament aus den USA kommt, dann sollten wir, wenn der Postbote klingelt, nicht schlafen oder spazieren gehen. Sonst verpassen wir die Sendung.

Autarkie

Wie ist diese Affektkontrolle historisch entstanden? Das europäische Mittelalter ist noch durch zahlreiche Machtzentren gekennzeichnet, die sich untereinander unentwegt befehden. In der Neuzeit entstehen Nationalstaaten mit jeweils einem einzigen Machtzentrum. Dieses Machtzentrum untersagt Fehden im Inneren des Nationalstaates, es reklamiert für sich das Gewaltmonopol. Nur der Nationalstaat darf Gewalt ausüben. Elias nimmt an, dass sich parallel mit der Entstehung von Nationalstaaten im Innern des Menschen ebenfalls eine „Zentralgewalt" etabliert hat, die die Affektkontrolle ausübt. Es wird dann mit der allmählichen Herausbildung einer inneren „Zentralgewalt" ebenfalls allmählich peinlich, bei Tisch zu rülpsen, das Tischtuch zum Naseputzen zu benutzen, aus einer gemeinsamem Schüssel zu essen. Es wird zunehmend peinlich zu „völlern". Es entsteht eine gesellschaftliche Ächtung der Adipositas, die – oftmals zu Unrecht – als Ausdruck der Völlerei begriffen wird.

äußere/innere Zentralgewalt

Es wird allmählich peinlich und unangenehm, so wie es z. B. noch im 18. Jahrhundert üblich war, die Nacht in einem Hotel mit zehn fremden Menschen in einem Bett zu verbringen. Heute würden wir dies als Verletzung unserer Intimität und Integrität begreifen. Unsere Schamschwellen sind so hoch geworden, dass uns eine Nacht mit zehn fremden Menschen in einem Bett als unerträglich erscheinen wird.

spontan oder kontrolliert

Was bedeutet diese historisch entstandene Affektkontrolle für uns? Wir haben massive Angst, die Kontrolle zu verlieren, z. B. bei der Nahrungsaufnahme. Heute wird fast nichts so stark geahndet wie der Kontrollverlust. Er ist gesellschaftlich geächtet. So haben wir Angst, in einem Restaurant laut zu weinen. Zugleich haben wir Angst, zu kontrolliert zu sein, die eigene Impulsivität verloren zu haben, nicht spontan sein zu können. Müssen wir tagsüber sehr kontrolliert sein, so müssen wir auf der Party das Gegenteil sein: ausgelassen und spontan. Wehe der Person, die es nicht ist. Also laufen wir permanent in einem sehr schwierigen Spagat von perfekter Kontrolle und dem Zwang zur Ausgelassenheit.

Elias und Essstörungen

Mit Elias lassen sich die gesellschaftlichen Bedeutungen von Essstörungen besser verstehen. Die Adipösen haben bezüglich der Affektkontrolle unübersehbar versagt und werden deshalb gebrandmarkt. Die Bulimikerinnen sind so schlau, die Impulsdurchbrüche hinter die Kulissen zu legen und die Folgen der Durchbrüche rückgängig zu machen. Sie entsprechen daher dem Anschein nach den Normen dieser Gesellschaft. Gäbe es die Norm der Affektkontrolle nicht, dann wäre vermutlich die Bulimia nervosa viel weniger verbreitet, da niemand im stillen Kämmerlein „fressen und kotzen müsste". Der Exzess würde einfach im Gasthaus stattfinden. Die Anorexia nervosa würde im Sinne Elias die zu perfekte Affektkontrolle darstellen. Und: In der Anorexia nervosa wird die Affektkontrolle geradezu karikiert. Sie stellt eine Provokation durch Überfüllung der Norm dar.

Kasten 3.10:
Zusammenfassung der historischen Perspektive

- Stichwort: Selbstkontrolle.
- Die menschliche Psyche unterliegt historischen Veränderungen.
- Der Prozess der Zivilisation zwingt zu verstärkter Selbstkontrolle.
- Adipositas gilt als Zeichen fehlender Selbstkontrolle.
- Name: Elias.

3.7 Biografische Ansätze

Menschen mit Ernährungsproblemen werden bei der Ernährungsberatung oft gebeten, ihr Ernährungsverhalten mit Hilfe von Ernährungsprotokollen zu dokumentieren. In diesen geben sie an, wann sie an einem bestimmten Tag welche Mengen an Lebensmitteln zu sich nehmen. Ernährungsprotokolle lassen sich auch um die psychologische Dimension ergänzen: z. B. in welcher Stimmung, bei welchem wahrgenommenen Grad an Stress werden welche Lebensmittel in welchen Mengen mit welchen Effekten zu sich genommen? Effekte meint: Beruhigt etwa die Nahrungsaufnahme tatsächlich? Oder führt das Essen zu Effekten, die eigentlich nicht angestrebt waren: Völlegefühl und Niedergeschlagenheit? Derartige Ernährungsprotokolle sind eigentlich bereits Elemente von Biografieforschung: Der Tagesablauf und das an einem Tag Erlebte wird mit Essproblemen in Zusammenhang gebracht. Größere Einheiten als ein Tag wären dann eine Woche, ein Monat oder ein Jahr.

Ernährungsprotokolle

Uhrzeit	Ort	Lebensmittel (was, wie viel)	Getränke (was, wie viel)
morgens			
mittags			
Kaffee			
abends			
spät			
Trainingszeit?			

Kasten 3.11:
Ernährungsprotokoll

Ein Klient könnte diesbezüglich dann eine Aussage treffen: „2003 war, was mein Übergewicht betrifft, ein schlimmes Jahr. Weihnachten 2003 hatte ich vier Kilos mehr auf der Waage als Weihnachten 2002." Die Ernährungsberaterin kann aufgrund dieser Aussage in verschiedenen Richtungen weiterfragen: „Was war am Jahr 2003 so besonders?" Und: „Können Sie mir Ihren Gewichtsverlauf insgesamt schildern – von der Kindheit bis heute?"

Lebensgeschichte und Gewicht

Die Ernährungsberaterin geht also bei diesen Fragen davon aus, dass die Lebensgeschichte Einfluss auf das Gewicht hat. Auch wenn sie genetische Faktoren bei der Entstehung des Übergewichts keineswegs außer Acht lässt, so nimmt sie dennoch an, dass z. B. kritische Lebensereignisse wie eine Scheidung den Gewichtsverlauf beeinflussen kann. Sie nimmt ebenfalls an, dass vor dem Hintergrund der individuellen Biografie die Gewichtsentwicklung nachvollziehbarer wird. Sie wird sinnhaft.

 So hat eine bestimmte Frau in den letzten 20 Jahren nicht jedes Jahr zwei Kilogramm zugenommen, sondern jeweils zehn bei den beiden Geburten ihrer Kinder. Ihr Mann hat kontinuierlich zugenommen, seitdem er seit sieben Jahren im Schichtdienst ist.

Biografieforschung befasst sich demnach mit kulturellen, sozialen und psychischen Einflüssen auf Störungsentstehung und Störungsverlauf.

 Am Beispiel der Bulimia nervosa soll nun veranschaulicht werden, welchen Beitrag die Sicht der biografischen Ansätze zu leisten vermag: Betonen die lerntheoretischen, die psychoanalytischen und die Humanistischen Ansätze eher die Unausweichlichkeit einer bestimmten psychischen Störung, so legen es die biografischen Ansätze nahe, dass die Betroffenen einen gewissen Entscheidungsspielraum bei der Wahl und Aufrechterhaltung einer bestimmten psychischen Störung besitzen. Die biografischen Ansätze könnten so die Blickverengung auf die rein klinische Perspektive der anderen genannten Ansätze relativieren.

Lerntheoretiker würden, um dies hier nur kurz anzureißen, Bulimia nervosa auf falsch erlerntes Verhalten zurückführen: Zu Hause alleine sein mit einem vollen Kühlschrank sind dann Reize, die die Essattacke auslösen. Die Psychoanalyse streicht heraus, dass eine Symptomatik derzeit die bestmögliche Lösung eines neurotischen Konflikts darstellt und alternative Lösungen derzeit nicht zur Verfügung stehen. Nimmt man das Modell von Rogers zur Erklärung der Bulimia nervosa, dann ließe sich annehmen, dass diese Essstörung Ergebnis einer langjährigen psychischen Fehlentwicklung darstellt, die aus der Nicht-Symbolisierung oder der verzerrten Symbolisierung von Erfahrungen entstanden ist. In den drei Ansätzen spielt Freiheit oder Wahl nur eine untergeordnete Rolle.

Die biografischen Ansätze würden die Not und die Unkontrollierbarkeit der Bulimia nervosa nicht negieren, aber ergänzen um Momente der Wahl. Die Bulimikerin hätte sich auch für Drogenkonsum entscheiden können oder für Medikamente. Aber sie entscheidet sich für die Bulimia nervosa, da diese Störung quasi zu ihr passt. Zudem: Die meisten Bulimikerinnen haben es in der Hand zu entscheiden, wann der Ess-Brech-Anfall stattfinden soll. Darüber hinaus bietet jede Form der Störung eine gewisse Form von Attraktivität und Faszination, die man wählen kann. Die Bulimikerin wählt sich die Bulimia nervosa, da sie ein spezifisches Flair hat, eine gewisse Form von heimlicher Verruchtheit und Schrankenlosigkeit, die Demontage des im Sinne Elias gesellschaftlich eingeforderten affektkontrollierten Subjekts. Diesem wird mit der Bulimia nervosa ein Schnippchen geschlagen. In dieser Essstörung darf sich eine andere Seite der bulimischen Frau enthüllen.

Nicht vergessen werden darf, dass sich die Bulimikerin mit der Entscheidung für ihre Essstörung eine bestimmte Identität verschafft hat. Sie ist anders als die anderen, die nicht bulimisch sind. Sie ist anders als die anderen Bulimikerinnen, da ihre Symptomatik und ihr Erleben immer auch ein bisschen anders ist. Sie besitzt eine Identität, die sich einerseits auf Heimlichkeit konstituiert: Von ihrer Essstörung darf niemand etwas wissen. Zugleich drängt es die Bulimikerin, sich als Bulimikerin zu enthüllen und quasi der ganzen Welt die Worte entgegenzuschleudern: Schaut her, ich bin bulimisch.

Bulimia nervosa wäre so niemals nur Schicksal, sie wäre immer auch Wahl. Sartre hat dieses Verhältnis zwischen Schicksal und Wahl in seiner *Progressiv-regressiven Methode* zwar schwierig, aber doch mit am besten beschrieben.

Progressiv-regressive Methode

„Wir behaupten ausdrücklich den Sondercharakter der menschlichen Handlung, die die gesellschaftliche Sphäre unter voller Wahrung der Bestimmungen durchdringt und die Welt im Rahmen der gegebenen Bedingungen verändert. Für uns ist der Mensch vor allem durch das Überschreiten einer Situation gekennzeichnet, durch das, was ihm aus dem zu machen gelingt, was man aus ihm gemacht hat." (Sartre 1983, 74)

Für Sartre gibt es definitiv Rahmenbedingungen, die den Menschen prägen. Dennoch reagiert der Mensch auf seine Rahmenbedingungen. Er handelt in ihnen und überschreitet sie. Er kann gar nicht anders, als handelnd die Rahmenbedingungen zu überschreiten. Daher ist der Mensch nicht einfach geprägt oder ausgestanzt, sondern auch ein Gestaltender.

3.8 Zusammenfassung des dritten Kapitels

Angesichts der immensen Komplexität der menschlichen Psyche haben sich unterschiedliche psychologische Schulen die Aufgabe gestellt, einzelne Dimensionen und Aspekte menschlichen Erlebens und Verhaltens näher zu beleuchten. Das, was von einigen als Mangel der Psychologie begriffen wird – sie ist keine Einheitswissenschaft –, kann auch als ihr großer Vorteil verstanden werden: ihre reichhaltige Vielfältigkeit. Einheitswissenschaftliche Lösungen kämen nicht umhin, die Komplexität der menschlichen Psyche beträchtlich zu reduzieren.

Lerntheorien begreifen prinzipiell menschliches Verhalten als er- und verlernbar – so auch das Essverhalten. Sie beschreiben Lerngesetze, anhand derer ein bestimmtes Verhalten erworben wird aber auch wieder gelöscht werden kann. Die therapeutische Umsetzung der Lerntheorien – die Verhaltenstherapie – spielt so eine große Rolle bei der Behandlung der Adipositas. Bei der Adipositas geht es ja um die Frage: Was mache ich falsch bei meiner Nahrungsaufnahme?

Die Psychoanalyse bietet unterschiedliche Erklärungsansätze an, wie gestörtes Essverhalten entstehen kann. Diese Erklärungsansätze erleichtern das Verstehen von essgestörten Personen.

Humanistische Ansätze erklären, wie psychische Fehlentwicklung im Allgemeinen zustande kommt und wie diese vermieden werden kann.

Kognitive Ansätze wie der von Kelly veranschaulichen, wie bestimmte Denkmuster Essstörungen zugrunde liegen können.

Systemische Ansätze weisen darauf hin, dass es falsch sein könnte, eine Essstörung nur als individuelles Problem zu begreifen. Auch in die Behandlung muss unter diesem Blickwinkel ein

System wie eine Familie und nicht nur der jeweilige Symptomträger einbezogen sein.

Mit der historischen Perspektive von Elias wird klar, dass kontrolliertes Essverhalten, das häufig als Auslöser von Essstörungen begriffen wird, keiner individuellen Laune entspringt, sondern dass der Prozess der Zivilisation dieses von allen Menschen heute gleichsam einfordert.

Die biografischen Ansätze machen allerdings darauf aufmerksam, dass es z. B. gegenüber historischen Prozessen dennoch individuelle Spielräume und gewisse Entscheidungsmöglichkeiten gibt. Menschen werden nicht einfach nur von der Umwelt geprägt, sie agieren auch.

3.9 Fragen zum dritten Kapitel

Überprüfen Sie Ihr Wissen!

11. Woran scheitert die Idee der Psychologie als Einheitswissenschaft?

12. Was bedeutet Erklären vs. Verstehen im Zusammenhang der Psychosomatik?

13. Warum begreifen sich die Humanistischen Ansätze als dritter Weg?

14. Was unterscheidet die Lerntheorien von der Psychoanalyse bezüglich der Frage der Methoden?

15. Welchen Beitrag leistet der Ansatz Kellys zum Verständnis von Essstörungen?

16. Wie lassen sich mit Elias Essstörungen verstehen?

4 Essstörungen

Medien und Essstörungen

Essstörungen sind in den letzten Jahrzehnten sowohl in den Blickpunkt der Öffentlichkeit gerückt als auch zu einem intensiv erforschten Untersuchungsgegenstand in der Forschung geworden. Die Medien berichten über die Adipositaslawine, sie zeigen Filme über monströse Adipöse. Junge Mädchen werden interviewt, warum sie an Bulimia nervosa oder Anorexia nervosa erkrankt sind. Forscherinnen und Forscher beschäftigen sich mit der Frage, warum die Verbreitung der Adipositas zunimmt und warum kein langfristig erfolgreiches Behandlungsrezept gegen Adipositas zur Verfügung steht. Die heute aktuelle Definition der Bulimia nervosa gibt es erst seit einigen Jahrzehnten. Diese Essstörung und ihre historischen Vorläufer haben davor kaum wissenschaftliche Beachtung gefunden. Ob sich die Anorexia nervosa in den letzten Jahrzehnten stärker verbreitet hat, ist umstritten. Unstrittig aber ist, dass die wissenschaftlichen Veröffentlichungen zu dieser Essstörung zugenommen haben.

Das Thema Essstörung liegt sozusagen in der Luft. Es ist nicht abzulösen von der Gesellschaft, in der wir leben. Mit unserer Gesellschaft ist gemeint: die westlichen Industrienationen mit einem spezifischen westlichen Lebensstil, der ein zentraler Prädiktor für Diätverhalten, also für restriktive Nahrungsaufnahme, ist. Dies belegen interkulturelle Vergleiche (Gunewardene et al. 2001).

Die von Essproblemen oder Essstörungen Betroffenen erkennen im westlichen Lebensstil selbstredend nicht die Ursache ihres Leidens. Sie erleben subjektiv eine Unzufriedenheit mit dem eigenen Körper.

60 % aller Mädchen und 30 % aller Jungen sind unzufrieden mit ihrem Körper. 25 % der Mädchen sind von Krankheiten wie Essstörungen und Depression bedroht. Presnell et al. (2004) haben in einer prospektiven Studie als wichtigsten Prädiktor für die Unzu-

friedenheit mit dem eigenen Körper den sozialen Druck Gleichaltriger, dünn sein zu müssen, eruiert.

Essstörungen als *Mode*erkrankungen werfen ein Licht auf eine Gesellschaft, in der die Zügelung des Essverhaltens offenbar insgesamt zu einem Problem geworden ist (s. den Ansatz von Elias – Kap. 3.6). Unsere Überflussgesellschaft scheint das Essverhalten restriktiv kontrollieren zu wollen, damit die Leistungsfähigkeit einer Gesellschaft erhalten bleibt. Unter Leistungsfähigkeit wird verstanden: eine nicht allzu adipöse Bevölkerung, die arbeitsfähig ist und deren Kosten im Gesundheitswesen nicht ausufern. Ob dieser Ansatz angemessen ist, ob die gesellschaftlich induzierte Restriktion der Nahrungsaufnahme tatsächlich zum angestrebten Erfolg führt, soll im Folgenden diskutiert werden.

Gesellschaft und Essverhalten

Es soll auch die Frage gestellt werden, ob die gesellschaftlichen Gegensteuerungen zur Überflussgesellschaft nicht Essstörungen mit produzieren. Wenn der Überfluss die Idee einer maßvollen und gesunden Ernährung wieder aufleben lässt, dann könnte dieses allseits propagierte Ideal – es ist eigentlich eine gesellschaftlich auferlegte Norm – massiven Widerstand hervorrufen. Jeder Zwang, jede Norm bringt ihre Übertretung und Verwerfung mit sich. Der Weg zur Adipositas oder zur Bulimia nervosa ist damit geebnet. Wenn das Süße oder das Fette verdammt wird, dann gewinnt es an Attraktivität. Wenn in einer Schulklasse verschiedene illegale Drogen vorgestellt werden und vor ihnen gewarnt wird, dann ist mit dieser Schulstunde eher erfolgreiches Marketing für illegale Drogen gemacht worden. Der Verdammung von Fett, Süßem oder Alkohol ist ein ähnliches Schicksal beschieden. Die Verdammnis wertet sie auf als etwas Verruchtes und Verbotenes. So nimmt es nicht wunder, dass Bulimikerinnen in Essanfällen bevorzugt die *„bösen"* Lebensmittel bevorzugen (Guertin 1999).

In einem Experiment haben Stirling und Yeomans (2003) 30 Frauen, die ihr Essverhalten kontrollieren, und 30 Frauen, die dies nicht tun, einen ganzen Tag mit Schokolade konfrontiert, deren Konsum im Experiment untersagt war. Die Frauen mit dem kontrollierten Essverhalten konnten trotz Verbots nicht widerstehen und aßen ein wenig Schokolade, die anderen nicht. Dies ließe sich eventuell so verstehen, dass die Kontrolle der Nahrungsaufnahme zur Übertretung verführt. Menschen, die ihr Ess-

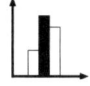

verhalten kontrollieren, reagieren auf Verbote nicht mit dem Einhalten der Verbote, sondern mit dem Gegenteil: Sie brechen das Verbot – vielleicht, weil sie sich permanent gängeln und das Verbotene dann umso verführerischer wird.

In zwei Studien von Mann und Ward (2001) konnte nur ein Zusammenhang zwischen dem Verbot von Lebensmitteln und dem verstärkten Denken an diese ermittelt werden, nicht allerdings zwischen dem Verbot und dem verstärkten Konsum dieser verbotenen *Früchte*. Die Autoren geben allerdings zu bedenken, dass es durchaus möglich ist, dass die erzielten Ergebnisse von den Rahmenbedingungen der Untersuchungen mit bestimmt waren. In diesen konnten aus nahe liegenden Gründen nur zeitlich befristete Verbote erlassen werden. Dauerhaftere Verbote könnten durchaus zu einem verstärkten Konsum führen.

Ansatz von Foucault Foucault (1977a) hat diesen Sachverhalt von Verbot und Verbotsübertretung am Beispiel der Sexualität historisch rekonstruiert. Er stellt heraus, dass unsere moderne Gesellschaft mit Hilfe der Sexualität in den individuellen Körper eingreift. Dieser Eingriff erfolgt z. B. über das Verbot der Onanie. Das Verbot erhöht nicht nur die Lust an der Onanie, es ermöglicht auch das Nachdenken über sich: Warum tue ich es nicht, warum tue ich es? Auch wenn man sich gegen das Onanieverbot wehrt, ist man an das Verbot gebunden.

Ähnlich ist es mit der Nahrungsaufnahme. Wird das Schlankheitsideal immer rigider, dann können wir immer weniger essen, um noch normal zu sein. Jede Abweichung von der Norm wird pathologisch. Und alle Abweichenden konstituieren ihre Identität über die Abweichung. Sie denken darüber nach, warum sie anders als die anderen sind. Die von vielen Forscherinnen und Forschern festgestellte Präokkupation der Essgestörten mit dem Thema Nahrungsaufnahme ist dann weniger individuelle Pathologie, sondern Reaktion auf gesellschaftliche Restriktionen.

Spitze des Eisbergs Die Essgestörten bilden so die Spitze des Eisbergs einer Gesellschaft, die die Nahrungsaufnahme mit Hilfe des Schlankheitsideals prinzipiell problematisiert hat. Gesellschaftlich vorgegebene Ge- und Verbote von Sexualität und Nahrungsaufnahme binden die gesamte Bevölkerung an bestimmte Themen, mit denen sie sich auseinander setzen muss. Die Themen sind zudem identitätsstiftend und so raumgreifend, dass für andere Themen kaum noch Platz ist. Die nächste Bundestagswahl ist vergleichsweise unwichtig gegenüber dem potenziell zu dicken Bauch. Die Welt reduziert sich sozusagen auf den eigenen Körper und den Blick des anderen, der ihn treffen könnte.

Im Folgenden sollen die drei genannten Essstörungen und kursorisch die seit etwa einem Jahrzehnt diskutierte „Binge-Eating"-Störung (Binge Eating Disorder) näher skizziert werden. Es werden die Definitionen genannt, die Diagnosekriterien vorgestellt, die Epidemiologie umrissen, Folgeerkrankungen der Essstörungen genannt, gesellschaftliche Folgekosten geschätzt und die *störungsspezifischen* ätiologischen Faktoren diskutiert. Im Abschnitt zur Adipositas wird aus Gründen einer allgemeinen Übersicht eine Liste von Faktoren eingefügt, die *prinzipiell* Gesundheit und Krankheit beeinflussen. Zu jeder Essstörung wird anschließend eine Kasuistik hinzugefügt. Doch diesen Themen vorangestellt ist die Frage, was Krankheit eigentlich ist. Schließlich werden in unserer Kultur die hier behandelten Essstörungen als Krankheiten begriffen.

4.1 Was ist eine Krankheit?

Die Definition dessen, was Krankheit ist, ist schwierig. In unserer Kultur ist die von Rothschuh bezeichnete „naturalistische" Definition die vorherrschende:

<small>naturalistische Definition</small>

„Die meisten Konzepte von Krankheit im Abendland, zumal in der Neuzeit, stützen sich mit ihrer Phänomenologie und Erklärung auf bestimmte Ansichten von der körperlichen Natur des Menschen und von der sie unmittelbar beeinflussenden natürlichen Umwelt. Hier werden Krankheitsverursachung und -verlauf aus Naturzusammenhängen – naturalistisch – interpretiert" (1975, 16).

Ein grippaler Infekt entsteht dementsprechend aus dem Eindringen von Krankheitserregern in den Körper. Freidson (1979) hat in einem wegweisenden medizinsoziologischen Werk dagegen darauf aufmerksam gemacht, dass Krankheit mehr als Natur ist. Er spricht vom Doppelcharakter von Krankheiten: Jede Krankheit ist durch zwei Momente gekennzeichnet. Sie stellt nicht nur eine biologische Abweichung von einem angenommenen Normalzustand dar, sondern sie erscheint im sozialen Feld erst aufgrund einer Benennung, einer Etikettierung, die der Ärztestand vornimmt. Wenn eine Person zum Arzt oder zur Ärztin geht und sich wegen eines grippalen Infekts krankschreiben lassen will,

<small>Doppelcharakter von Krankheit</small>

dann kann von ärztlicher Seite diese Person entweder als krank oder gesund eingestuft werden. Der Ärztestand hat die Macht zu entscheiden, ob jemand krank oder gesund ist.

- Übermäßiger Alkoholkonsum wird erst über die Etikettierung zum Alkoholismus, zur anerkannten Krankheit.
- Bei den Römern galt die Benutzung des Vomitoriums (Raum, in dem man sich erbrechen konnte) nicht als krankhaft. Die römischen Ärzte diagnostizierten keine Bulimia nervosa.
- Fettleibigkeit, heutzutage in den Industrieländern als Krankheit eingestuft, gilt in anderen Kulturen wie in Afrika als Zeichen von Wohlbefinden und Wohlstand.

Mit Hilfe Freidsons ist also eine zentrale Verknüpfung von Kultur und Krankheit denkbar. Körperliche oder seelische Abweichungen von einem postulierten Normalzustand werden in einer Kultur erst dann zu anerkannten Krankheiten, wenn sie als solche begriffen werden. Mit dem Begriff Krankheit ist demnach stets eine Wertung verbunden. Keine potenzielle Krankheit trägt ihr eigenes Etikett in sich. Erst dieses Etikett macht aus einer Abweichung eine behandlungsbedürftige Krankheit. Vor hundert Jahren galt in Deutschland ein Mensch mit einem BMI zwischen 25 und 29,9 nicht als übergewichtig (Habermas 1990; Klotter 1990; s. Kap. 4.2.1).

Durch die veränderte Diagnostik *ist* dieser Mensch heute übergewichtig – mit den entsprechenden Konsequenzen:

- Er macht sich eventuell Sorgen um seine Gesundheit, versucht, Gewicht zu reduzieren.
- Er beginnt, alle Gesundheitstipps zu ignorieren, und isst mehr als zuvor.
- Er macht sich Gedanken darüber, warum ausgerechnet er übergewichtig ist.
- Er forscht in seiner Vergangenheit und entdeckt, dass seine Mutter ihn nicht hinreichend geliebt hat.
- Er fühlt sich schlecht, weil er sein Übergewicht nicht in den Griff bekommt.
- Die anderen schauen ihn schief an, weil er zu dick ist.
- Seine Krankenversicherung teilt ihm mit, dass es Gewichtsreduktionskurse gibt.

Etikettierungen sind also konsequenzenreich und bewirken nicht unbedingt das, was mit ihnen intendiert ist: nämlich gesünder zu werden.

4.2 Adipositas

In unserer abendländischen Kultur gab es schon immer ein ambivalentes Verhältnis gegenüber der Adipositas (Klotter 2005). Einerseits wurde sie als positiver Indikator für Wohlstand begriffen oder als Ausdruck von Macht und Stärke. Wenn die Menschheitsgeschichte, auch die im Abendland, überwiegend von der Angst vor dem Verhungern geprägt ist, dann ist Wohlbeleibtheit unausweichlich ein Anzeichen glücklicher Jahre. Andererseits galt sie als Zeichen der Unfähigkeit, seine inneren Impulse zu bändigen. In der Schlankheit der antiken Statuen dokumentiert sich dieses Ideal der Selbstkontrolle und der Mäßigung.

Eine negative Einstellung zum Übergewicht resultiert in unserer Kultur auch aus einer gesellschaftlichen Perspektive: Die Dicken werden als Personen erlebt, die der Gemeinschaft nicht hinreichend dienen können. Sie werden z. B. als unfähige Soldaten erlebt. Heute werden sie insbesondere als ein Personenkreis begriffen, der die Kosten im Gesundheitswesen in die Höhe treibt. Die Adipösen gelten so als gesellschaftsschädigend. Zusätzlich werden die Adipösen als eine Gruppe etikettiert, die ihre eigene Gesundheit ruiniert. Weiter unten wird klar, dass diese Ansicht von der Forschung nicht durchgängig bestätigt wird.

Angesichts unserer derzeitigen Lebenssituation und unserer aktuellen Lebensgewohnheiten sollten wir eigentlich nicht darüber staunen, dass die Verbreitung von Adipositas zunimmt. Körperliche Arbeit wird von immer weniger Menschen ausgeübt. Technische Hilfsmittel wie Autos oder Fahrstühle machen auch die Freizeit bewegungsärmer. Der zeitliche Aufwand für Fernsehen und Computerspiele begünstigt keine körperliche Aktivitätssteigerung. Lebensmittel sind im Überfluss vorhanden. Unter diesen günstigen Bedingungen kann sich unsere evolutionäre Programmierung, möglichst viel (vor allem Fettes und Süßes) zu essen, voll entfalten.

Einflüsse der Gesellschaft

4.2.1 Definition und Diagnose

Unter Adipositas wird eine das Normalmaß übersteigende Vermehrung des Fettgewebes verstanden. Die Norm und ihre Abweichungen werden ermittelt über den Body Mass Index (BMI: Quotient aus Gewicht und Körpergröße zum Quadrat):

Tab. 4.1: Der Body Mass Index (WHO 1998, nach Biesalski et al. 1999, 249)

Einteilung	BMI
Untergewicht	< 18,5
Normalgewicht	18,5–24,9
Übergewicht	> 25
– Präadipositas	25–29,9
– Adipositas Grad I	30 – 34,9
– Adipositas Grad II	35–39,9
– Adipositas Grad III	> 40

BMI = Körpergewicht in kg / (Körpergröße in Meter)?

Übergewicht wird definiert als ein BMI zwischen 25 und 29,9, Adipositas als ein BMI größer als 30 (s. Tab. 4.1).

BMI und Taillenumfang

Der BMI korreliert hinreichend mit dem Körperfettanteil. Allerdings lässt sich alleine mit Hilfe des BMI zukünftige Morbidität und Mortalität ungenügend voraussagen. Morbidität und Mortalität werden auch determiniert durch die Verteilung des Fettes am Körper. Deshalb wird der Taillenumfang mit einbezogen. Ist der Taillenumfang bei Männern größer oder gleich 94 und bei Frauen größer oder gleich 80, dann ist das Risiko für metabolische Komplikationen erhöht (www.uni-duesseldorf.de/WWW/II/050-001.htm, 31.3.06). Ist das Fett am Bauch angesiedelt (abdominale Fettverteilung: der Apfeltyp), dann ist dies genauso gesundheitsgefährdend wie ein hoher BMI an sich (WHO 2000).

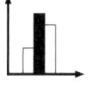

Neuere Studien legen nahe, dass bei der Vorhersage der Morbidität und Mortalität bei Übergewicht und Adipositas zusätzlich noch andere Faktoren eine Rolle spielen, so z. B. ethnische Einflüsse. Das bedeutet, dass der gedankliche Automatismus, Übergewicht und Adipositas immer mit erhöhter Krankheitsanfälligkeit und verkürzter Lebenserwartung zu verknüpfen, überwunden werden muss. Anstelle dieses Automatismus müssen individuumsspezifische Abschätzungen treten.

Kinder und Jugendliche

Bei Kindern und Jugendlichen werden Übergewicht und Adipositas auch über den BMI ermittelt. Allerdings müssen alters- und geschlechtsspezifische Einflüsse berücksichtigt werden. Deshalb werden individuelle BMI-Werte mit Hilfe von populationsspezifischen Referenzwerten (alters- und geschlechtsspezifische Perzentile) eingeschätzt. Wird das 90. Perzentil überschritten, spricht man von Übergewicht, ab dem 97. von Adipositas. Zu berücksichtigen ist, dass bei Kindern und Jugendlichen die Grenzwerte für Übergewicht und Adipositas nicht im Zusammenhang mit beleg-

barer Gesundheitsgefährdung stehen. Hierzu gibt es keine ausreichende Datengrundlage.
Vergleichbar wie bei den Erwachsenen erschöpft sich die Diagnostik nicht mit der Ermittlung des BMI. Zahlreiche somatische und psychosoziale Faktoren können Eingang in die Diagnostik finden. So können z. B. der Blutdruck, die Blutfettwerte und eine Familienanamnese gemessen bzw. erhoben werden. In den Leitlinien der Deutschen Adipositas-Gesellschaft wird darauf hingewiesen, dass eine umfassende Diagnostik auch dazu dient, Kontraindikationen auszusprechen. Es sollte also nicht in jedem Fall auf die Diagnosestellung Adipositas auch eine Adipositasbehandlung folgen. Es wird insbesondere darauf hingewiesen, dass beim Vorliegen einer bulimischen Symptomatik andere Behandlungsformen zu empfehlen sind (www.uni-duesseldorf.de/WWW/II/050-001.htm, 31.3.06). Damit wird implizit auch darauf aufmerksam gemacht, dass Adipositasbehandlung oder deren Selbstbehandlung die Entstehung bulimischer Attacken begünstigen kann. Der Versuch, die Menge aufgenommener Lebensmittel zu reduzieren, kann also genau in das Gegenteil umschlagen. Allerdings ist dieser potenzielle Umschlag hinsichtlich der empirischen Belegbarkeit umstritten.

Die Deutsche Adipositas-Gesellschaft geht nicht davon aus, dass Adipositasbehandlung zu anderen Essstörungen führen kann. Habermas hat aber bereits 1990 darauf hingewiesen, dass Bulimia nervosa typischerweise mit Gewichtsabnahmeversuchen beginnen würde. Howard und Porzelius (1999) bestätigen dies. Auch Miotto et al. (2003) sehen Zusammenhänge zwischen Übergewicht, Diätversuchen und der Entstehung von Essstörungen. Buryn und Wadden (2005) gehen allerdings davon aus, dass professionelle Gewichtsabnahmeprogramme nicht zu gestörtem Essverhalten führen.

4.2.2 Epidemiologie

Die Mehrzahl der Forscherinnen und Forscher ist sich einig, dass die Verbreitung von Adipositas zunimmt. In den Leitlinien der Deutschen Adipositas-Gesellschaft werden folgende Daten genannt: 1998 hatten 18,3 bis 24,5 % der Bundesbürger im Alter zwischen 18 bis 79 Jahren einen BMI über 30. 31,1 bis 48,7 % hat-

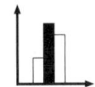

ten einen BMI zwischen 25,0 bis 29,9 (www.uni-duesseldorf.de/WWW/II/050-001.htm, 31.3.06). Müller et al. (2003) gehen davon aus, dass die Bundesdeutschen insgesamt übergewichtiger und adipöser geworden sind und dass die Zukunft diesen Trend verstärken wird: Laut der WHO-MONIKA-Studie waren 1990 17 % der Männer und 19 % der Frauen in der BRD adipös, 2002 waren es 21,0 % bzw. 24,5 % der Männer und Frauen in Ostdeutschland und 18,3 % bzw. 21,1 % der Männer und Frauen in Westdeutschland. Auch bei Kindern und Jugendlichen scheint die Prävalenz von Adipositas zuzunehmen (Gausche et al. 2005).

weltweite Zunahme Die Zunahme der Prävalenz von Adipositas ist keineswegs alleine ein bundesdeutsches Problem. Crespo und Smit (2003) sprechen in Hinblick auf die USA von dramatischen Zunahmen. Nicht nur in den Industrieländern steigen die Prävalenzraten. In Schwellenländern in Asien, Afrika, Latein-Amerika oder in der Karibik findet derzeit eine Verstädterung statt, die einhergeht mit der Veränderung des Lebensstils, der Essgewohnheiten und der Zunahme der Adipositasrate (Popkin 1999).

Armut und geringe Bildung Es ist in vielen Studien ermittelt worden, dass Armut und geringe Bildung mit Adipositas einhergehen. Drewnowski (2004) macht hierfür die geringeren Kosten für energiereiche Lebensmittel verantwortlich. Menschen mit geringem Einkommen können sich gesunde Kost gar nicht leisten. Die Ernährungsempfehlungen der Gesundheitsexperten sind daher für sie eher frustrierend und provozierend, da sie aus ökonomischen Gründen die Ernährungsempfehlungen nicht umsetzen können.

4.2.3 Folgeerkrankungen, psychosoziale Konsequenzen und gesellschaftliche Kosten

Eine Vielzahl von Störungen und Erkrankungen wird mit Adipositas in Verbindung gebracht. In den Leitlinien der Deutschen Adipositas-Gesellschaft, der Deutschen Diabetes-Gesellschaft und der Deutschen Gesellschaft für Ernährung werden u. a. aufgelistet: Diabetes mellitus Typ 2, arterielle Hypertonie, kardiovaskuläre Erkrankungen, Karzinome, degenerative Erkrankungen des Bewegungsapparates, psychosoziale Konsequenzen wie erhöhte Depressivität und Ängstlichkeit, soziale Diskriminierung und Selbstwertverminderung (www.uni-duesseldorf.de/WWW/II/050-001.htm, 31.3.06).

Bezüglich des Zusammenhanges zwischen Adipositas und Lebenserwartung ist die Befundlage widersprüchlich. Hierzu sollen nun einige Positionen vorgestellt werden.

- So stellt die WHO (2000) einerseits fest, dass es einen beinahe linearen Zusammenhang zwischen dem BMI und der Todesrate gibt. Das bedeutet, dass sich mit steigendem BMI die Lebenserwartung verkürzt. Andererseits weist sie auch darauf hin, dass die Datenlage weniger eindeutig ist als erwünscht. Etliche Studien könnten diesen linearen Zusammenhang nicht bestätigen.
- In einer aufschlussreichen Studie weisen Gregg et al. (2005) darauf hin, dass sich zwar in den letzten Jahrzehnten auch in den USA die Adipositas zunehmend ausgebreitet hat. Dies aber würde keineswegs bedeuten, dass sich die im Zusammenhang mit der Adipositas stehenden kardiovaskulären Risikofaktoren auch erhöht hätten. Im Gegenteil: Über alle BMI-Gruppen hinweg, also auch bei den Adipösen, wären die Risikofaktoren wie Bluthochdruck erheblich gesunken. Alleine der Diabetes habe zugenommen. Es ist also ein Trugschluss, von einer zunehmenden Verbreitung der Adipositas automatisch auf eine Erhöhung bestimmter Risikofaktoren zu schließen. Bei allen Warnungen hinsichtlich der zunehmenden Prävalenz der Adipositas sollte dies nicht vergessen werden. *fallende Morbiditätsrate*
- Ein vergleichbarer Trend lässt sich bei der Mortalitätsrate feststellen: Immer weniger Menschen sterben an Adipositas und deren Folgen. Das trifft zumindest auf die USA zu (Flegal et al. 2005). Die Forschergruppe um Flegal ermittelte, dass zwar im Vergleich zu Normalgewichtigen (BMI 18,5–25) Adipöse (BMI > 30) 119.909 mehr Todesfälle zu verzeichnen haben. Im Vergleich zu früheren Studien war dies aber eine Reduktion um 63 %. Die steigende Lebenserwartung betrifft also auch die Adipösen. Die Sterbefälle liegen vor allem in der Gruppe der sehr stark Adipösen. Übergewicht (BMI 25–30) lässt die Todesrate nicht ansteigen. Untergewicht (BMI < 18,5) führt hingegen zu 33.746 Todesfällen. *fallende Mortalitätsrate*
- Faith et al. (2003) heben zusammenfassend hervor, dass die *psychosozialen* Folgen der Adipositas beträchtlich sind. Die Adipösen würden ständig daran erinnert werden, dass unsere Gesellschaft Fett hasst. Sie seien mit einer Vielzahl von Vorurteilen konfrontiert. Bereits adipöse Kinder gälten als faul, *Diskriminierung*

dumm und schmutzig. In Langzeitstudien sei ermittelt worden, dass übergewichtige Jugendliche später seltener heirateten, ein geringeres Einkommen und einen schlechteren Bildungsstand hätten. Dies beträfe vor allem Frauen.

Unterschiedliche Zahlen kursieren, welche Kosten der Gesellschaft durch Adipositas entstehen. Diese Angaben sind insofern schwierig, als unklar ist und nicht berücksichtigt wird,

- welcher gesellschaftliche Nutzen entsteht (verstärkte Lebensmittelproduktion, die daraus resultierenden Steuern, Arbeitsplätze von Bauern, in der Lebensmittelindustrie, im Gesundheitswesen),
- ob die Adipösen, wenn sie nicht adipös wären, andere Kosten verursachen würden (durch andere Erkrankungen, Süchte, Sportunfälle).

Das erste Argument mag zynisch klingen. Aber: Wenn Gesundheitsökonomen die gesellschaftlichen Kosten von Krankheiten berechnen, dann sollten auch derartige Gegenrechnungen legitim sein. Solange Gegenrechnungen dieser Art nicht existieren, ergeben die genannten Zahlen wenig Sinn. Zudem ist festzuhalten, dass die Datengrundlage zu diesem Thema schlecht ist (WHO 2000)

4.2.4 Ätiologie

Bevor die spezifischen Ursachen der Adipositas skizziert werden, soll eine Liste von Faktoren vorgestellt werden, die *prinzipiell* Einfluss auf Gesundheit und Krankheit haben können. Sie beeinflussen also nicht nur Adipositas, sondern auch die weiter unten diskutierten Essstörungen und ebenso andere Störungen und Erkrankungen. Diese *prinzipiellen* Faktoren werden mit praktischen Beispielen veranschaulicht. Die in Kapitel 1 vorgestellten gesellschaftlich-kulturellen und sozialen Faktoren, die Einfluss auf die Nahrungsaufnahme nehmen, werden hier in einer allgemeineren Form (nicht nur auf die Nahrungsaufnahme bezogen) gebündelt. Ziel ist es, einen Überblick darüber zu bekommen, womit Gesundheit und Krankheit in Zusammenhang steht. Erst anschließend werden individuelle Faktoren wie genetische Ausstattung oder psychologische Determinanten thematisiert.

Kasten 4.1: Gesundheit und Krankheit begünstigende Faktoren

Äußere Faktoren:

- *Natur:* Natürliche Ressourcen, aber auch Naturkatastrophen beeinflussen die menschliche Gesundheit wie auch Krankheit aus nahe liegenden Gründen in hohem Maße. Wenn in Grönland keine Landwirtschaft betrieben werden kann, dann kann dort nur eine beschränkte Anzahl von Menschen von den dortigen natürlichen Ressourcen, also vornehmlich vom Fischfang leben. Drei Jahre hintereinander Dürre in Spanien oder übermäßig kalte und lange Winter in Mitteleuropa können prinzipiell (heutzutage weniger als früher) ebenfalls zu einer erheblichen Reduktion des Nahrungsangebotes führen. Daraus können wiederum Hungerepidemien resultieren, die natürlich Auswirkungen auf die Gesundheit haben.

- *Arbeit:* Die Nutzung der natürlichen Ressourcen durch die Menschen, damit auch die gesellschaftliche Arbeit, hat entscheidenden Einfluss auf Gesundheit und Krankheit. So führen verbesserte landwirtschaftliche Produktionstechniken zu einer verbesserten Ernährungslage und somit aufgrund der Beseitigung von Mangel- oder Unterernährung zu einer Verbesserung des Gesundheitszustandes der Bevölkerung. Konservierungstechniken erlauben die Kompensation eines schlechten Erntejahres. Die menschliche Naturbeherrschung ermöglicht so eine relative Autonomie gegenüber der Natur.

- *Ökologie:* Die menschliche Arbeit bzw. die menschliche Naturbeherrschung beeinflusst wiederum eine dritte Faktorengruppe: förderliche oder abträgliche, von Menschenhand mitgestaltete Umweltbedingungen wie Schadstoffbelastungen, Ozonloch etc. Die aktuelle ökologische Diskussion hat gerade diese Faktorengruppe im Visier. Es geht hierbei um die Nebenwirkungen bzw. um die Kehrseite menschlicher Naturbeherrschung, von der angenommen wird, dass sie z. B. die Ausbreitung bestimmter Erkrankungen begünstigt (z. B. Lebensmittelallergien bei Kindern).

- *Expertenwissen:* Expertenwissen über Gesundheit und Krankheit sowie das jeweilige Handeln der Experten haben ebenfalls Einfluss auf Gesundheit und Krankheit. Neue Medikamente gegen die HIV-Infektion können z. B. das Leben der davon Betroffenen neuerdings erheblich verlängern und das subjektive Krankheitsgefühl deutlich minimieren.
Die noch im 19. Jahrhundert bestehende Annahme, Cholera würde sich über verpestete Luft verbreiten, war aus unserer Sicht zwar keine angemessene ätiologische Konzeption, dennoch hat

sie dazu beigetragen, diese Epidemie aufgrund dementsprechend eingeleiteter hygienischer Maßnahmen einzudämmen.

Die Frage, ob ein Säugling, um nicht zu ersticken, auf dem Bauch oder in der Seitenlage schlafen soll, ist in den letzten Jahren von den Experten kontrovers diskutiert worden und hat zu unterschiedlichen Empfehlungen an die Eltern geführt.

- *Experte – Laie:* Nicht nur das Wissen und die Interventionsformen der Experten, sondern auch deren gesellschaftliche Position determinieren mit, wie z. B. das Inanspruchnahmeverhalten ärztlicher Leistungen aussieht. So ist hinreichend untersucht worden, dass Menschen mit Bluthochdruck die ihnen verschriebenen Medikamente nicht einnehmen und dies den jeweiligen Ärzten nicht mitteilen (Klotter 1997b). Würden die Ärzte weniger als Autoritäten angesehen werden, das ist eine Hypothese hierzu, würden die von Bluthochdruck Betroffenen dies eventuell nicht verschweigen. Mit gesellschaftlicher Position ist aber auch gemeint, für wen z. B. die Ärzte arbeiten. So waren im Mittelalter gut ausbildete Ärzte für die unteren Stände nicht verfügbar.

- *Ökonomie:* Möglicherweise die wichtigste Einflussgröße auf Gesundheit und Krankheit haben die ökonomischen Bedingungen. Das gerade genannte Beispiel aus dem Mittelalter ist hierfür ein Beleg. Die aktuelle Ausbreitung der HIV-Infektion mag diese Annahme ebenfalls stützen: Nur noch in den armen Ländern breitet sich Aids derzeit erheblich aus, weit weniger in den Industrienationen. Dass derzeit die soziale Schicht den entscheidenden Faktor für Gesundheit und Krankheit darstellt, ist nahezu unbestritten. So ist, wie bereits ausgeführt, Adipositas tendenziell ein Problem der unteren sozialen Schichten (z. B. Crespo/Smit 2003).

- *Gesetzliche Regelungen:* Allgemeine gesellschaftspolitische Faktoren, die eng mit den ökonomischen Bedingungen verknüpft sind, sind ebenfalls am Komplex Gesundheit–Krankheit beteiligt. Die in Deutschland seit mehr als hundert Jahren bestehende gesetzliche Krankenversicherung, die in der politischen Diskussion derzeit auf dem Prüfstand steht, erlaubt im Prinzip die Inanspruchnahme aller möglichen ärztlichen Leistungen unabhängig von Alter und Einkommen. Wäre dem nicht so, dann würde die Kluft zwischen den sozialen Schichten hinsichtlich des durchschnittlichen Ausmaßes an relativer Gesundheit noch erheblich größer sein.

- *Soziale Strukturen:* Nicht zu vernachlässigen sind soziale Strukturen, die mit den beiden vorangegangenen Faktorengruppen eng verzahnt sind und die z. B. in den letzten zweihundert Jahren unter den Begriffen Modernisierung und Individualisierung abgehandelt werden. Das von der Tradition befreite bzw. aus der Tradition entbundene moderne Individuum muss seine sozialen Ressourcen, die bekanntermaßen große Bedeutung für Gesundheit und Krankheit haben, anders organisieren als der europäische Mensch des 17. Jahrhunderts, der sein Leben in einer dörflichen Gemeinschaft verbrachte. Oder: Die soziodemografische Entwicklung in Deutschland bringt es mit sich, dass ganze Landstriche verwaisen werden.

Angesichts dessen müssen Fragen gestellt werden, ob z. B. die Bevölkerung auf dem Land noch hinreichend medizinisch versorgt werden kann, weil es in ländlichen Regionen möglicherweise weniger Ärzte geben wird. In einigen Bundesländern Deutschlands hat dieser Prozess bereits eingesetzt. Das Leben auf dem Lande oder das Leben in der Stadt wird so eventuell Gesundheit und Krankheit auf eine neue Weise mit beeinflussen.

- *Sinnstrukturen:* Ebenfalls müssen gesellschaftliche Sinnstrukturen berücksichtigt werden. Wenn noch im europäischen Mittelalter Krankheit positiv gewertet wurde als göttliche Prüfung im Diesseits, wenn dann ab der beginnenden Neuzeit Krankheit zum Synonym für ein gottloses Leben wurde, dann haben beide Konzeptionen gewiss Auswirkungen auf den Umgang mit Gesundheit und Krankheit.

- *Kulturelle Faktoren:* Kulturelle Einflüsse auf Gesundheit und Krankheit dürfen nicht vergessen werden. Es sei nur z. B. daran erinnert, dass jede Gesellschaft eine spezifische Esskultur besitzt, die das individuelle Ernährungsverhalten mit determiniert – damit auch Gesundheit und Krankheit.

So sind von der Forschung bislang nur unzureichend beantwortete Fragen zu stellen, ob der kulturelle Trend zu Fertig- und Fastfood-Gerichten nicht gesundheitsabträglich ist. Es ist auch die ebenfalls unzureichend beantwortete Frage zu stellen, ob ein Verlust an Esskultur (wenig Zeit zum Einkaufen von Lebensmitteln, geringe Berücksichtigung der Qualität von Lebensmitteln, wenig Zeit zur Zubereitung von Speisen, wenig Kompetenz in der Zubereitung) mit dazu beiträgt, dass die Verbreitung der Adipositas zunimmt.

Zu einzelnen Aspekten von Esskultur und Essverhalten liegen allerdings Befunde vor. So konnten Zizza et al. (2001) belegen, dass seit den 70er Jahren des letzten Jahrhunderts der Konsum von Snacks angestiegen ist und Snacks einen höheren Anteil bei der Gesamtenergieaufnahme haben. Die Autoren gehen davon aus, dass der zunehmende Konsum von Snacks eine Rolle bei der Ausbreitung von Adipositas spielt.

> **Individuelle Faktoren:**
>
> - *Genetische Ausstattung:* Im Gegensatz zu den zurückliegenden Jahrzehnten wird den Genen in letzter Zeit eine nicht unerhebliche Beteiligung an der Entstehung von Adipositas zugeschrieben. Dies wird im Folgenden noch weiter ausgeführt.
> - *Psychologische Dimensionen* sind ebenfalls zu berücksichtigen. Die unterschiedlichsten psychologischen Faktoren und Konstellationen können Essstörungen verursachen, begünstigen oder aufrechterhalten.

Wechselwirkungen Psychologische Dimensionen sind keineswegs als unabhängig von den bereits genannten Faktoren zu betrachten. Vielmehr interagieren sie mit diesen in hoch komplexer Weise. Diese Interaktionen lassen sich in der gesamten Komplexität wissenschaftlich nicht abbilden. Es können immer nur Ausschnitte untersucht werden. Da von Wissenschaftlerinnen und Wissenschaftlern ganz unterschiedliche Ausschnitte untersucht werden, sind widersprüchliche Befunde nicht die Ausnahme, sondern die Regel.

Dies lässt sich am Beispiel Adipositas gut veranschaulichen: Nur wer den genetischen Aspekt der Adipositas untersucht, kann hierzu Aussagen machen. Andere Adipositasforscherinnen und -forscher konzentrieren sich auf den Stoffwechsel. Andere untersuchen den Zusammenhang zwischen Esskultur und Adipositas. Andere eruieren den Zusammenhang zwischen Persönlichkeitsmerkmalen und Adipositas. Da es wissenschaftlich schwierig ist, alle Dimensionen gleichzeitig zu erheben, sind die jeweiligen Befunde stets Resultat einer Ignorierung der meisten wichtigen anderen Dimensionen.

Um einige kleine Ausschnitte aus der komplexen Interaktion der Einflussfaktoren exemplarisch vorzustellen: Es kann auf eine genetische Veranlagung zum Übergewicht auf der psychischen Ebene völlig unterschiedlich reagiert werden. „Ich bin eben dick" kann eine fatalistische Antwort sein. Eine andere kann lauten: „Jeden Besuch in einem Restaurant kann ich am nächsten Morgen auf der Waage ablesen. Ich werde ab jetzt die Vorspeise weglassen. Vielleicht hilft das ja." Die psychische Reaktion auf die genetische Veranlagung zum Übergewicht entfällt, wenn, wie in den letzten Jahrtausenden üblich, Hungersnöte herrschen. Sind ausreichend Lebensmittel für fast alle erschwinglich, dann spielt der genetische Faktor eine Rolle und es gibt entsprechende psychische Reaktionen.

Ein anderes Interaktionsmuster: In den sozialen Schichten, in denen das Geld knapper bemessen ist, werden Lebensmittel eingekauft, die gut satt machen und günstig sind: fette und süße Lebensmittel. Aufgrund dieser Lebensmittelauswahl wird Adipositas begünstigt, die aber dem aktuellen Schlankheitsideal widerspricht. Auch darauf gibt es dann unterschiedliche psychische Reaktionen. Das Schlankheitsideal wird als Mittel der Ausgrenzung erlebt. Das Schlankheitsideal symbolisiert unerreichbaren sozialen Erfolg. Hierauf wird depressiv reagiert. Konsequenz der depressiven Reaktion ist vermehrte Nahrungsaufnahme.

Einfache Ursache-Wirkungs-Gefüge werden also den meisten Krankheiten, auch der Adipositasproblematik, nicht gerecht werden. Dennoch wird immer noch versucht, *den einen* Faktor zur Entstehung der Adipositas zu finden.

So gehen Murray et al. (2005) der Frage nach, ob der übermäßige Konsum von Softdrinks nicht den entscheidenden Faktor bei der Herausbildung der Adipositas bei Kindern darstellt? Selbstredend kommen sie zum Schluss, dass diese Frage gewiss nicht mit einem einfachen „Ja" zu beantworten ist. Es gibt also nicht den einen Faktor, es gibt auch nicht die Faktoren, sondern zahllose Faktoren interagieren untereinander und individuell spezifisch. Deshalb muss diese Interaktion für jeden einzelnen Patienten oder Klienten individuell ermittelt werden (Sabbioni 2003).

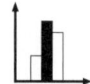

Die unterschiedlichen Ursachen- und Aufrechterhaltungsgefüge der Adipositas könnten ein Grund dafür sein, dass selbst sehr plausible Zusammenhänge keine statistische Signifikanz erzielen: Fulkerson et al. (2004) wollten in einer Studie ermitteln, ob depressive Symptome bei Jugendlichen zu gestörtem Ess- und Gesundheitsverhalten führen. Sie konnten zwar Tendenzen feststellen, aber keine signifikanten Ergebnisse ermitteln. So ließe sich dann vermuten, dass auch Jugendliche, die keine depressiven Symptome haben, sich gesundheitsabträglich verhalten, also nicht jeden Morgen frühstücken oder in der Diskothek Zigaretten rauchen.

Trotz der genannten Komplexität und Individuumsspezifität von Krankheiten und Störungen lassen sich bestimmte allgemeine Tendenzen zur Entstehung der Adipositas bestimmen. In den

Leitlinien der Deutschen Adipositas-Gesellschaft werden folgende Ursachen der Adipositas aufgeführt:

- „Familiäre Disposition, genetische Ursachen
- Moderner Lebensstil (z. B. Bewegungsmangel, Fehlernährung)
- Essstörungen (z. B. Binge Eating Disorder)
- Endokrine Erkrankungen (z. B. Hypothyreose, Cushing-Syndrom)
- Medikamente (z. B. manche Antidepressiva, Neuroleptika, Antidiabetika, Glukokortikoide, Betablocker)
- Andere Ursachen (z. B. Immobilisierung, Schwangerschaft, bestimmte Operationen, Nikotinverzicht)." (www.uni-duesseldorf.de/WWW/II/050-001.htm, 31.3.06)

Auffällig ist, dass in dieser Ursachenliste die Einflüsse der Gesellschaft wie Schönheitsideal oder sinkendes Normalgewicht fehlen. Sollten diese auch nur Auslöser sein, so hätten sie doch erwähnt werden müssen. Auf die Benennung psychischer Faktoren wird ebenfalls verzichtet. Es wird zudem zumindest nicht direkt ersichtlich, dass der moderne Lebensstil auch gesellschaftlichen Einflüssen unterworfen ist. Bewegungsmangel kann u. a. mit mangelnden Möglichkeiten zum Spielen im Freien für Kinder und Jugendliche zusammenhängen. Fehlernährung kann mit einem besonderen Lebensmittelangebot in Verbindung stehen: große Portionen, zu fett, zu süß, Convenience-Produkte. Die unter dem Begriff „Moderner Lebensstil" rubrizierten Faktoren Bewegungsmangel und Fehlernährung können auch gewichtet werden. Gerade im Bewegungsmangel sehen nicht wenige Forscher und Forscherinnen den gewichtigeren Faktor bei der Entstehung der Adipositas (Bruns-Philipps/Deesmann 2004). Die Ernährung könnte so als zweitrangig begriffen werden.

Genetische Faktoren

widersprüchliche Befunde

In den letzten zwei Jahrzehnten wurde den genetischen Aspekten der Adipositas wieder mehr Beachtung geschenkt. Die Befunde häufen sich, die belegen, dass die Gene eine große Rolle bei der Entstehung der Adipositas spielen. Eineiige Zwillingspaare besitzen ein ähnlicheres Körpergewicht als zweieiige. Wachsen eineiige Zwillingspaare in unterschiedlichen Umwelten auf, so weisen sie ebenfalls ein sehr ähnliches Gewicht auf. Nur 30 % der Varianz soll durch Umweltvariablen aufgeklärt werden (Hebebrand 2005).

Die WHO (2000) negiert zwar nicht die genetische Komponente, macht aber darauf aufmerksam, dass die rapide Zunahme der Adipositas in einem relativ kleinen Zeitraum in den letzten Jahrzehnten nicht auf eine genetische Veränderung zurückzuführen ist. Genetische Veränderungen brauchen deutlich größere Zeiträume. In den Augen der WHO müssen Umwelt- und Verhaltenseinflüsse bei der Entstehung und Aufrechterhaltung der Adipositas die entscheidenden Faktoren sein. So hat sich ein nicht körperlich aktiver Lebensstil immer mehr durchgesetzt (WHO 2000).

Gesellschaftliche und soziale Faktoren

Bereits erwähnt wurde, dass die soziale Schicht Einfluss auf die Adipositas hat. Die Befunde sind zwar nicht einheitlich, aber der Trend besagt: Je niedriger die soziale Schicht ist, umso größer ist die Wahrscheinlichkeit, adipös zu sein. Es wurde bereits darauf hingewiesen, dass dies auch durch die Lebensmittelwahl bedingt sein kann. Die unteren sozialen Schichten wählen sättigende Lebensmittel, also fette und süße. Obst und Gemüse sind dagegen vergleichsweise teuer.

Bourdieu (1987) hat die unterschiedliche Verbreitung von Adipositas in den sozialen Schichten anders erklärt. Früher, so sagt er, ist die Wohlbeleibtheit Ausdruck einer guten gesellschaftlichen Position gewesen. Übergewicht war damit ein Mittel der sozialen Distinktion. Das Übergewicht indizierte einen hohen sozialen Status. Mit dem Überfluss an Nahrungsmitteln änderte sich diese Beziehung. Heute ist die Schlankheit das Mittel der sozialen Distinktion. Wer gebildet und wohlhabend ist, muss schlank sein. Schlankheit steht für Kontrolle, Disziplin und Karriere. Wer dagegen ein Mitglied der unteren sozialen Schichten ist und wenig Chancen in dieser Gesellschaft hat, legt eventuell mehr Wert darauf, den jeweiligen Tag zu genießen. Die Ratschläge der Gesundheitsexperten und -expertinnen prallen quasi an seinen Ohren ab, weil die Experten als Mittelschichtsangehörige identifiziert werden, die missionieren wollen, ohne die wahren Nöte und Sorgen der unteren sozialen Schichten wirklich zu kennen.

Soziale Distinktion

Der Ansatz von Elias (1978) liegt teilweise den Überlegungen Bourdieus zugrunde. Elias ist davon ausgegangen, dass die oberen sozialen Schichten stets bemüht sind, sich von den unteren sozialen Schichten abzugrenzen. Kaum, dass alle in den westlichen Industrienationen in der Lage waren, viel zu essen und übergewichtig zu sein (seit ca. 100 Jahren), konnten sich die oberen sozialen Schichten nicht mehr durch Wohlbeleibtheit abheben. Sie mussten dementsprechend auf Schlankheit setzen. Und Elias weist darauf hin, dass sich Verhaltensstandards vom Mittelalter bis heute immer von oben nach unten durchsetzen. Das, was die oberen sozialen Schichten heute machen, werden die unteren in z. B. 20 Jahren machen. Es stellt sich allerdings die Frage, ob sich dies bei Übergewicht und Adipositas auch so verhalten wird. Wenn sich die sozialen Gegensätze verschärfen sollten, wenn die unteren sozialen Schichten wenig Chancen und Anreiz haben aufzusteigen, dann fühlen sie sich auch weniger genötigt, bestimmte Tribute zu entrichten. Ein Tribut bestände im Versuch, schlanker zu werden.

Verbot und Übertretung

Mit Foucault (1977a) ließe sich auch vermuten, dass dieser Tribut deshalb nicht geleistet wird, weil die Normen der oberen und mittleren Schichten bezüglich eines gesunden Ernährungs- und Bewegungsverhaltens in den unteren Schichten aus einem ganz bestimmten Grund nicht übernommen werden. Die Normen werden als Ge- oder Verbote wahrgenommen, die genüsslich überschritten werden. Das Verbot produziert quasi die Übertretung. Wenn verordnet wird, Fettarmes zu essen, dann erhöht sich das Vergnügen beim Verzehren der Schweinshaxe.

Gebot und Sünde

Verbot und Übertretung ließe sich gemäß christlichen Werten übersetzen in Gebot und Sünde. Umgangssprachlich wird eine übermäßige Nahrungsaufnahme als eine Sünde begriffen. Vielleicht ist dies nicht nur eine Floskel, sondern ein Hinweis darauf, dass religiöse Vorstellungen auch heute noch eine bestimmte Rolle spielen. Dies soll nun näher mit Hilfe eines gedanklichen Szenarios erläutert werden. Wie in Kapitel 1 ausgeführt, ist Europa von zwei Ernährungstraditionen bestimmt: der antiken und der „barbarischen". Die antike Ernährungsweise ist von Mäßigung geprägt und tendenziell vegetarisch. Die „barbarische" Ernährungstradition ist assoziiert mit Maßlosigkeit („Esse und trinke so viel, wie du kannst!") und mit der Bevorzugung von Fleisch.

Die römisch-katholische Kirche hat nun bei ihrem Siegeszug die antike Tradition bewahrt und gegen die „barbarische" Lebensweise angekämpft (Montanari 1993) – ohne durchgängig erfolgreich gewesen zu sein. Die protestantische Kirche hat zwar darauf verzichtet, etwa durch Fastenregelungen die Nahrungsaufnahme zu beeinflussen, sie hat aber in weitaus stärkerem Maße als die katholische Kirche eine asketische Lebensweise präferiert und durchgesetzt. Allerdings hat heutzutage der Einfluss beider Kirchen auf das Leben der Bevölkerung deutlich abgenommen.

Die Deutsche Gesellschaft für Ernährung (DGE) tritt vermutlich unbeabsichtigt die Nachfolge der Kirche an und füllt die Lücke, die die Schwächung der Kirchen hinterlassen hat. Sie präferiert eindeutig die antike Tradition, preist die mediterrane Kost und kämpft gegen die „barbarische" Maßlosigkeit. **DGE als Wertevermittler**

Das strukturalistische Modell zur Erklärung der Nahrungsaufnahme und der Küche (s. Kap. 1) veranschaulicht, dass sich über das Essen und die Küche eine Gesellschaft eine kognitive Ordnung gibt. Können die Kirchen diese Aufgaben nicht mehr übernehmen, so müssen säkularisierte Einrichtungen diese Ordnung aufrechterhalten. So offenkundig notwendig dies ist, so ist es auch mit einem gravierenden Problem verbunden. Die Einteilung des Essens in sündhaft/nicht sündhaft oder in säkularisierter Form in ungesund/gesund begünstigt die Übertretung: Das, was als Sünde/ungesund bezeichnet wird, gewinnt an Attraktivität. Die DGE-Regeln werden quasi zu religiösen Geboten, die deren Verletzung veranlassen. So ist der Stolz und die innere Zufriedenheit derer zu verstehen, die auf die DGE-Regeln pfeifen.

Wenn dieses Gedankenmodell eine gewisse Berechtigung hat, dass die DGE in einem bestimmten Bereich, der Nahrungsaufnahme, vermutlich eher unwillentlich das Erbe der Kirchen angetreten hat, dann könnten einige Konsequenzen hieraus abgeleitet werden: **Konsequenzen**

- Der negative Effekt des Sünde-Modells, nämlich die damit strukturell verbundene lustvolle Übertretung, ließe sich eventuell mindern oder vermeiden, wenn die DGE klarer erkennen ließe, dass sie nicht kirchenähnlich ist, auch wenn sie bestimmte Werte vertritt;
- dies könnte erreicht werden durch ein anderes didaktisches Konzept: weniger quasi von der Kanzel *Vorschriften* erlassen, mehr einen partizipativen Stil mit der Bevölkerung eingehen: mit der Bevölkerung in einen Dialog treten und gemeinsam Lösungen erarbeiten;
- mit dem Wissen um die Verbindung von Kirchen und z.B. der DGE könnte die Enttäuschung vieler Ernährungsexperten reduziert werden – enttäuscht, weil sich die Bevölkerung so wenig an die DGE-Regeln hält;
- vielmehr könnte klarer werden, dass die Missachtung der Regeln auch damit zu tun hat, dass entweder die DGE in die Position einer verbietenden Kirche von der Bevölkerung hineingeschoben wird oder die DGE die Kirchenposition zu stark übernimmt.

Andere gesellschaftliche Faktoren, die zur Entstehung von Adipositas führen können, sind offenkundiger. Sie wurden bereits erwähnt, sollen hier aber nochmals gebündelt werden:

- Lebensmittelproduktion: Sie verkauft Süßigkeiten zunehmend in größeren Portionen.
- Wachsender Marktanteil an Convenience-Produkten, deren Fett- oder Zuckergehalt schlecht zu erkennen ist.
- Zwar sind die empirischen Befunde nicht einheitlich, aber einiges spricht dafür, dass das regelmäßige Essen in der Gemeinschaft, z. B. in der Familie, abgenommen hat, dass das unregelmäßige Essen alleine die Entstehung von Übergewicht begünstigt.
- Verlust an Esskultur: Die Menschen nehmen sich keine Zeit mehr für das Einkaufen, Zubereiten und Verspeisen der Lebensmittel. Folge hieraus könnte auch die Zunahme der Verbreitung der Adipositas sein. Auch wenn in Ländern wie Frankreich die Esskultur in den letzten Jahren auch tendenziell verloren gegangen ist, so ist dies dennoch ein traditionelles Land mit einer hohen Esskultur und einer geringeren Rate an Adipositas (Elmadfa/Weichselbaum 2005). Ob es sich hierbei um einen ursächlichen Zusammenhang handelt, d. h. die Ursache einer relativ niedrigen Adipositasrate in einer hohen Esskultur liegt, ist empirisch schwer zu belegen.
- Zu wenig Bewegung: Kinder gehen nicht mehr zur Schule, sondern werden von den Eltern gefahren, weil z. B. der Schulweg zu gefährlich ist. Spielplätze zum körperlichen Austoben sind unzureichend vorhanden oder schlecht erreichbar. Die Freizeit wird zunehmend zu Hause immobil vor dem Fernseher oder dem Computer verbracht. Im Erwachsenenalter ist es möglich, das Leben mit minimaler Bewegung zu gestalten. Rolltreppen, Fahrstühle, Autos und immer weniger Arbeitsplätze mit körperlicher Arbeit reduzieren die körperliche Aktivität.

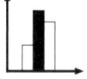

Bei der Rubrik gesellschaftliche Faktoren bei der Entstehung der Adipositas ist allerdings darauf zu achten, plausible Zusammenhänge nicht mit empirischen Befunden zu verwechseln. Diehl (2005b) macht darauf aufmerksam, dass die These, Werbung für Kinder und Jugendliche erhöhe deren BMI, empirisch nicht zu erhärten ist. Er sieht auch keinen empirischen Beleg für den Zusammenhang von Fernsehkonsum und BMI. Sicherlich werden ihm etliche Forscherinnen und Forscher widersprechen. Aber letztlich ist es wichtig, sich nicht schlicht auf vermeintlich Offenkundiges und Naheliegendes zu stützen.

Psychologische Faktoren

Psychologische Faktoren, die zur Entstehung von Übergewicht und Adipositas führen können, sind in Kapitel 3 vielfach angeklungen. Hier sollen sie nochmals gebündelt werden.
So wurden die globalen Erklärungen der Lerntheorien zur Entstehung des Übergewichts aufgeführt. Nach Pawlow können Reizkopplungen übermäßiges Essen begünstigen: Zum Kino gehört automatisch der Konsum eines Liters Limonade und einer großen Tüte Popcorn. Oder: Beim Fernsehen wird stets etwas genascht. Oder: Zu Hause angekommen, wird zuallererst der Kühlschrank angesteuert und zwischen Tür und Angel ein Joghurt ausgelöffelt. *Reizkopplungen*

Im Sinne Skinners kann man Essen als positiven Verstärker einsetzen. Es gibt eigentlich keinen *besseren* positiven Verstärker als Essen: fast immer verfügbar, genussbereitend, tröstend usw. *positiver Verstärker*

Mit Freuds Triebtheorie lässt sich die Entstehung von Übergewicht und Adipositas auch veranschaulichen: als eine Fixierung auf die orale Phase. Eine Überversorgung in dieser Phase veranlasst einen Menschen ein Leben lang, diese Phase quasi nicht zu verlassen. Er beharrt darauf, ewiglich versorgt zu werden. Dies ist sein selbstverständlicher Anspruch. Dieser Mensch ist diesbezüglich nicht erwachsen geworden. Eine Unterversorgung in der oralen Phase kann ebenfalls zu einer Fixierung führen: Ein Mensch versucht sozusagen lebenslänglich, die in dieser Phase erlebten Defizite zu kompensieren, indem er übermäßig isst, auch wenn er eigentlich Zuneigung und Wärme sucht. Zuneigung und Wärme sind von dem Kleinstkind untrennbar mit der Nahrungsaufnahme verbunden. Daher wird kompensatorisch übermäßig gegessen, obwohl eigentlich eine emotionale Zuwendung gesucht wird. Freud hat auch die Regression (Rückkehr, Rückschritt) auf die orale Phase erwähnt, wenn z. B. die Möglichkeiten der genitalen Sexualität als zu bedrohlich eingestuft werden. Dann ist es im Sinne Freuds möglich, orale Triebbefriedigung zu suchen. *Triebtheorie*

Bruch, eine Psychoanalytikerin, die bezüglich der Essstörungen Pionierarbeit geleistet hat, fokussiert nicht die Triebe oder Phasen der psychosexuellen Entwicklung, sondern die Interaktion zwischen Mutter und Kind. Wenn die Mutter nicht lernt, die Unmutsäußerungen des Säuglings zu differenzieren (Schreie, weil das Baby Hunger hat, die Windel nass ist, es ihm zu warm ist, Magenschmerzen empfunden werden), und nicht lernt, entspre- *Mutter-Kind-Interaktion* chend der Differenzierung zu handeln (Flasche geben, Windeln wechseln etc.), dann lernt das Kind auch nicht, die internen Reize zu unterscheiden. Die Mutter reagiert dann eventuell auf alle Schreie des Säuglings unspezifisch mit der Gabe der Flasche. Das Kind wird dementsprechend ein Leben lang alle möglichen Missempfindungen mit Nahrungsaufnahme beantworten. Es weiß keine adäquaten Antworten.

Persönlichkeit

Es soll hier auch nochmals formuliert werden, was im Vorangegangenen ebenfalls diskutiert worden ist: Es gibt nicht *die* Persönlichkeit, die zu einer bestimmten Störung führt. Es gibt auch keine Adipositaspersönlichkeit (Pudel 2003).

Psychopathologie

In einem Überblickstext resümiert Sabbioni (2003), dass es nicht gesichert ist, ob Adipositas überhaupt mit psychopathologischen Merkmalen verbunden ist. Belegbar dagegen ist, dass die Nahrungsaufnahme der Regulation negativer Gefühle dienen kann.

Psychosomatische Ursachen

Die in Kapitel 2 skizzierte Fülle psychosomatischer Erklärungen der Adipositas vor einigen Jahrzehnten ist heute nahezu verschwunden. Zu den psychischen Ursachen der Adipositas wird heute relativ wenig gesagt. In einem amerikanischen Standardwerk zur Adipositas (Andersen 2003) gibt es kein Kapitel mehr zu „Psychische Ursachen der Adipositas". Das vergleichbare Kapitel heißt: „Psychosocial Correlates and Consequences of Obesity". Es wird von Korrelaten gesprochen, weil mit Hilfe der empirischen Untersuchungen nicht hinreichend belegbar ist, ob die bei Adipösen z. B. ermittelten erhöhten Depressionswerte Ursache oder Folge der Adipositas sind.

Kognitive Steuerung

Im deutschsprachigen Überblickswerk *Übergewicht und Adipositas* (Petermann/Pudel 2003) wird in Hinblick auf die psychischen Ursachen der Adipositas im Wesentlichen nur noch die kognitive Steuerung des Essverhaltens thematisiert. Der psychosomatische Überschwang ist vorbei, zurück bleibt Nüchternheit und Vorsicht. Damit wird auch offenkundig, dass sich die Adipositas einer einfachen Kategorisierung entzieht.

In dem von Andersen (2003) herausgegebenen Werk teilen Faith und Kollegen Folgendes mit: Im Durchschnitt unterscheiden sich Adipöse nicht von Nichtadipösen. Das ist einer der Gründe, warum Adipositas im „Diagnostic and Statistical Manual of Mental Disorders" (DSM IV) nicht auftaucht. Die Autoren betonen aber auch, dass damit nicht gesagt ist, dass Adipositas prinzipiell nicht durch psychische Faktoren beeinflusst sein kann. Die Gruppe Adipöser ist ihrer Meinung nach sehr heterogen. Das bedeutet, dass es durchaus Untergruppen mit psychischen Problemen geben kann.

Bruchs Annahme, dass Adipöse nicht gelernt haben, innere Reize wahrzunehmen, hat zu zahlreichen Experimenten geführt. In diesen sollte untersucht werden, ob Adipöse eher außenreizabhängig sind. Es wurde z. B. vermutet, dass Adipöse einfach das aufessen, was man ihnen quasi in welchen Mengen auch immer vorsetzt. Doch die Außenreizabhängigkeitsthese (Externalitätstheorie) konnte so nicht aufrechterhalten werden. Es gibt auch Nichtadipöse, die außenreizabhängig reagieren. Des Weiteren sind nicht alle Adipöse außenreizabhängig. **Externalitätstheorie**

In vielfachen Studien wurde eine neue Theorie überprüft: die des „gezügelten Essens" (restraint eating). Diese wurde mit dem Konstrukt der Außenreizabhängigkeit verknüpft: Gezügelte Esser, die ihr Essverhalten kognitiv zu steuern versuchen – ob adipös oder nicht adipös –, sollen demnach außenreizabhängig sein. Die kognitive Kontrolle der Nahrungsaufnahme mindert zum einen die Wahrnehmung innerer Reize, erhöht zum anderen die Attraktivität äußerer Reize. **restraint eating**

Die kognitive Kontrolle der Nahrungsaufnahme kann in zwei Ausprägungen erfolgen: der rigiden und flexiblen Kontrolle. Mit der rigiden untersagt sich eine Person, auch nur ein Stückchen Schokolade zu essen. Dies ist zum einen unrealistisch, zum anderen mit dem Alles-oder-Nichts-Prinzip verbunden: „Entweder ich schaffe es, auf Süßigkeiten zu verzichten, oder es ist dann eh' alles egal, dann kann ich auch drei Tafeln Schokolade auf einmal essen." Rigide Kontrolle begünstigt also die Entstehung und Aufrechterhaltung von gestörtem Essverhalten. Bei der flexiblen Kontrolle gesteht sich hingegen eine Person zu, am Sonntag bei Oma ein Stückchen Kuchen zu essen, um anschließend bei einem langen Spaziergang Kalorien zu verbrauchen oder am nächsten Morgen ein bisschen weniger zu essen (Pudel 2003). **rigide vs. flexible Kontrolle**

Die kognitive Steuerung des Essverhaltens ist jedoch anfällig, wenn eine sich kontrollierende Person mit starken Emotionen konfrontiert wird und die mit den Emotionen verbundenen Probleme subjektiv stärker gewichtet werden als die Abnahmebemühungen. Menschen, die nicht gezügelt essen, reagieren auf emotionalen Stress nicht mit vermehrter Nahrungsaufnahme (Poligny/Herman 1999).

Warum gezügeltes Essen?

Zu fragen bleibt allerdings ganz prinzipiell, warum Menschen ein gezügeltes Essverhalten entwickeln. Hierzu können diverse Annahmen formuliert werden.

- Wenn unsere evolutionäre Programmierung uns dazu veranlasst, so viel wie möglich, vor allem so fett und süß wie möglich, zu essen, dann wird diese Programmierung in Zeiten des Überflusses schwierig. Konsequenz hieraus könnte sein, kognitiv das Essverhalten steuern zu wollen. – Das vorherrschende Schlankheitsideal begünstigt die Entstehung kognitiver Kontrolle des Essverhaltens, da es ansonsten unerreichbar erscheint. Und es wäre zu überlegen, ob eine der vielfachen Funktionen des kulturellen Schlankheitsideals nicht darin besteht, der evolutionären Programmierung Einhalt zu gebieten. Die irrwitzige Rigidität unseres Schlankheitsideals könnte möglicherweise die ebenfalls rigide Kontrolle des Essverhaltens und so die Ausbreitung von Essstörungen aller Art begünstigen.
- Stroebe (2003) hat zu dieser Frage eine andere Antwort gefunden und empirisch untersucht. Er spricht von einem Zielkonflikt adipöser Menschen, die einerseits gerne und vor allem Fettes essen, andererseits nicht dick sein wollen. Dieser Zielkonflikt besteht aus Emotionen zum einen (Freude am Essen) und aus Kognitionen (Unzufriedenheit mit dem eigenen Gewicht) zum anderen. Hieraus entsteht das gezügelte Essen.

kognitive Stereotype

In den letzten Jahren wird nicht nur die Frage der kognitiven Steuerung des Essverhaltens diskutiert. Es wird auch untersucht, ob nicht kognitive Stereotype das Essverhalten negativ beeinflussen. Seit Kelly (s. Kap. 3) wird stärker fokussiert, dass wir Menschen gerne schwarz-weiß denken, also in Stereotypen. Das gilt für alle Menschen. Und das gilt auch für die Einschätzung von Lebensmitteln. Insbesondere Essgestörte teilen Lebensmittel gerne in sehr gute, also gesunde Schlankmacher, und sehr schlechte, also ungesunde Dickmacher, auf.

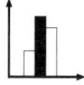

In einer Studie hat Oakes (2005) Probandinnen und Probanden vermeintlich gesunde schlank machende Snacks und vermeintlich ungesunde dick machende Snacks präsentiert. Ein Mini-Schokoriegel mit 47 Kalorien wurde als fetter machend eingestuft als ein Snack mit 569 Kalorien, der aus Käse und Gemüse bestand. Die Studie legt den Schluss nahe, dass kognitive Stereotype dazu führen können, das Falsche zu essen. Die Studie könnte auch als Hinweis gewertet werden, dass es prinzipiell ungünstig ist, Lebensmittel in gute und schlechte aufzuteilen. Schokolade ist nicht böse. Fleisch ist nicht böse.

Zusammenfassend lässt sich sagen, dass die zahlreichen möglichen Ursachen der Adipositas für jeden Einzelfall geprüft und gewichtet werden müssen. Abschied ist zu nehmen von der Idee, allgemeine verbindliche Aussagen über Adipöse treffen zu können.

4.2.5 Eine Fall-Vignette zur Adipositas: Frau A.

Frau A. ist 39 Jahre alt, unverheiratet, alleinstehend und kinderlos. Sie arbeitet im Öffentlichen Dienst. Sie wäre gerne Beamtin geworden, weil dies sicherer ist. Aber sie konnte aus bestimmten Gründen nur Angestellte werden. Sie ist unauffällig und burschikos gekleidet. Sie investiert nicht viel in ihr Aussehen. Sie hat einen BMI von 32. Ihre Adipositas beschämt sie offenkundig. Sie sitzt so da, dass ich möglichst ihren Bauch nicht sehen kann. Beim Herausgehen nach dem ersten Gespräch versichert sie mir, dass sie in den nächsten Wochen drei Kilogramm abnehmen möchte. Aber ihre Adipositas ist nicht primärer Anlass ihres Kommens, auch nicht andere körperliche Symptome wie Rückenschmerzen und Allergien. Das, was sie derzeit beschäftigt, ist eine Art Zwischenbilanz ihres bisherigen Lebens. Sie verkraftet es kaum, keine Kinder zu haben. Sie erlebt sich ihren Eltern gegenüber als kleines Kind. Auch in ihrer Partnerschaft fühlt sie sich wie ein kleines abhängiges Kind, das keine eigenen Wünsche haben darf. Sie beklagt sich bitterlich darüber, dass ihr Partner sie selten sehen will und noch viel seltener Sex mit ihr haben will. Ihre sieben Jahre jüngere Schwester hat alles: Kinder, Ehemann, Haus. Sie hat nichts.

Als Kind ist sie schlank gewesen, in der Pubertät hat sie dann deutlich zugenommen. Vor allem ihr Busen ist enorm groß geworden. Sie hat darunter sehr gelitten, weil Bauarbeiter ihr hinterhergepfiffen haben. Die Eltern haben sie in dieser Zeit in „Oma-klamotten" gesteckt. Sie hat sich dagegen nicht wehren können.

Sie geht davon aus, dass sie ihr Gewicht im Prinzip gut kontrollieren kann. Diverse mittelfristig erfolgreiche Diäten zeugen davon. Aber wenn Probleme überhand nehmen, dann vergisst sie die Kontrolle des Essverhaltens und schlägt beim Essen zu. Sie erlebt dies als Trost, wenn nichts anderes mehr da ist. Frau A. stammt aus einer Bauernfamilie, in der es wichtig war, dass genug zu essen da war. Der übergewichtige Körper stand in dieser Familie für Wohlstand. Sie geht daher davon aus, dass sie ein Essverhalten erlernt hat, das Übergewicht begünstigt: Die Tiefkühltruhe muss randvoll gefüllt sein, ebenso der Kühlschrank. Sie hortet große Mengen an Süßigkeiten in ihrer Wohnung. Bei den Mahlzeiten muss der Tisch so voller Lebensmittel sein, dass er fast zusammenkracht. Zum Frühstück gibt es nicht ein Brötchen, sondern drei.

Frau A. ist in einem kleinen Dorf in den Voralpen aufgewachsen. Die Familie stammt nicht von dort. Sie waren „Zugezogene". Ihre Mutter ist eine stumme „Arbeitsbiene", die nie stillsitzen kann. Alles muss perfekt ordentlich sein. Sie opfert sich auf für den schwer kranken Vater, der noch eigentlich vieles selbstständig machen könnte, aber fast jede Form von Autonomie aufgegeben hat. Er lässt sich bedienen. Er beschimpft Frauen auf ungewöhnlich derbe Weise. Wenn die Mutter selbst krank im Krankenhaus ist, erwartet der Vater, dass Frau A. Urlaub nimmt, zu ihm zieht, das Essen macht und das Ehebett teilt. Frau A. hat Mühe, Letzteres abzuweisen, alles andere erledigt sie vorbildlich. Die Mutter hat erwartet, dass Frau A. wie ein Soldat funktioniert, emotionale Nähe oder Gespräche zwischen der Mutter und ihr gab es wenig. Der Vater hat sie entwertet, sie für dumm erklärt. Trotz guter Noten durfte sie nicht auf das Gymnasium. Er beschwerte sich insbesondere über ihre Unfähigkeit, zu nichts auf dem Bauernhof zu gebrauchen zu sein. Er empfahl ihr, Beamtin zu werden. Etwas Besseres würde sie nicht zustande bringen. Die Schwester ist der Liebling des Vaters. Sie wird als tüchtig und intelligent eingestuft, obwohl ihre Schulnoten schlechter als die von Frau A. waren.

Mit drei bis vier Jahren hatte Frau A. eine schwere Hirnhautentzündung und lag viele Wochen auf der Intensivstation in einem Kreiskrankenhaus. Soweit sie sich erinnern kann, haben ihre Eltern sie sehr selten besucht. Sie kamen auch nicht direkt an das Bett, sondern blieben vor der Glasscheibe stehen. Ein Auge hat seine Sehkraft in der Zeit des Klinikaufenthaltes fast vollständig verloren. Danach konnte sie nicht mehr sprechen und laufen. Ihren Vater hat sie nicht wieder erkannt.

Die fehlende Anerkennung durch die Eltern, die mangelhafte emotionale Begleitung haben begünstigt, dass ihr Selbstwertgefühl sehr brüchig ist. Sie fühlt sich so wertlos, dass ihr eigentlich nichts zusteht. Dies dokumentiert sich in einem Partner, der für sie sehr wenig da ist, und im Beruf, in dem sie zwar viel macht, aber die anderen befördert werden und die interessanten Aufgaben bekommen. Sie dachte lange Zeit, wenn ein Mann sie zur Pizza einlade, sei es mehr recht als billig, dann mit ihm das Bett teilen zu müssen.

Einige der möglichen Ursachen der Adipositas lassen sich wie folgt zusammenfassen:

Essgewohnheiten

- Aus der Sicht der Ernährungswissenschaft hat Frau A. falsche Ernährungsgewohnheiten (z. B. drei Brötchen zum Frühstück), dagegen aus der Sicht der Familie von Frau A. eigentlich richtige Ernährungsgewohnheiten: „Wir können es uns leisten, übergewichtig zu sein, und die Nachbarn sollen das sehen". Frau A. ist demnach von widersprüchlichen Ernährungsgewohnheiten bestimmt. Einmal gewinnen die Ansichten ihrer Familie, ein anderes Mal die vernünftigen Ernährungsvorschriften die Oberhand.

- Es brechen Versuche zur kognitiven Steuerung des Essverhaltens dann zusammen, wenn psychosoziale Probleme aktuell im Vordergrund stehen.   **kognitive Steuerung**
- Den Eltern von Frau A. gelang es sozusagen gut, ihr Selbstvertrauen zu beschädigen und somit ihre Unselbstständigkeit zu begünstigen, da sie sich nicht traute, eigene Entscheidungen zu fällen. Somit konnte sie erst spät eine Entscheidung treffen, anders essen zu wollen als die Eltern. Für Bruch (1991) ist die Unselbstständigkeit ein gewichtiger Faktor bei allen Essstörungen. Adipöse essen das, was ihnen vorgesetzt wird. Wenn es zu viel ist, dann essen sie es trotzdem. Zahlreiche neuere Studien belegen den Zusammenhang zwischen schlechtem Selbstwertgefühl und Essstörungen, etwa in der Art, dass sich Essgestörte von einer idealen Figur eine Erhöhung ihres Selbstwertgefühls versprechen. Frau A. hat ein so geringes Selbstwertgefühl, dass sie nicht einmal hofft, ein höheres durch eine bessere Figur zu bekommen. Deshalb wird sie weder anorektisch noch bulimisch.   **Selbstwertgefühl**
- Zugleich war das Unselbstständigbleiben für Frau A. in gewisser Weise ein Gewinn: Sie musste für ihr Leben keine Verantwortung übernehmen. Wenn etwas schief ging, dann waren die Anderen schuld. Der Vater verwehrte ihr den höheren Schulabschluss. Sie übt den Beruf aus, den er für sie auserkoren hat. Sie trug die Großmutterkleidung in der Pubertät, die die Eltern für sie gekauft hatten. Aber sie hätte in der Pubertät auch aufbegehren können und das tragen können, für das sie sich entschieden hatte. Frau A. ist in gewisser Weise nicht erwachsen geworden. Sie bleibt das Kind gegenüber den Eltern und gegenüber dem Partner. Sie tut das, was von ihr erwartet wird. Sie isst das, was ihr vorgesetzt wird.   **Selbstständigkeit**
- Es könnte vermutet werden, dass Frau A. in dem Augenblick auf die orale Phase regredierte, in dem die Versuchung zur Aufnahme sexueller Beziehungen von Natur aus groß wird: in der Pubertät. Diese Versuchung war aus zwei Gründen auch gefährlich: Mit dem sexuell grenzverletzenden Vater bestand zum einen die Gefahr von Inzest. Die Regression schützt vor dem Inzest. Hätte sie zum anderen eine Beziehung zu einem jungen Mann aufgenommen, dann hätten die Eltern sie verloren. Die Eltern brauchten aber eine abhängige und immobile Tochter. Übergewicht und unattraktive Kleidung schützten sowohl vor Inzest als auch vor einer Beziehungsaufnahme mit einem Gleichaltrigen.   **Triebtheorie**

Depressionsabwehr

- Übermäßiges Essen könnte auch als Abwehr depressiver Gefühle verstanden werden. Mit dem übermäßigen Essen konnte sich Frau A. einerseits einreden, immer alles gehabt zu haben. Andererseits eignet sich Essen vorzüglich zum Überdecken negativer Gefühle. Es ist zu vermuten, dass Frau A. massiv depressiv ist, da sie nichts bekommt (keine Zuwendung von den Eltern, von dem Partner, keine Anerkennung im Beruf) und nichts verlangen oder einfordern kann: eine bessere Partnerschaft, Kinder, bessere berufliche Position.

4.3 Bulimia nervosa

Bestimmte Aspekte der Bulimia nervosa wie das Verspeisen großer Mengen an Nahrungsmitteln oder selbst herbeigeführtes Erbrechen tauchen in der Geschichte vielfach auf. In Zeiten, in denen die Bedrohung durch Hunger zu den Grundtatsachen des Lebens gehört, ist, möglichst viel zu essen, nicht pathologisch, sondern eine Überlebensstrategie. Im spätantiken Rom gab es, wie bereits erwähnt, bei der gesellschaftlichen Elite spezielle Räume zum Erbrechen (Vomitorien), um anschließend weiter essen zu können. Mit der Bulimia nervosa unserer Zeit hat dies allerdings nichts zu tun. Das Erbrechen wurde in Rom in keiner Weise verheimlicht. Es war auch nicht peinlich.

„Modeerkrankung"
Die Bulimia nervosa ist unabhängig von der Frage, wann sie zum ersten Mal historisch aufgetreten ist, eine typische Erkrankung unserer Zeit. Sie ist verbunden mit einem rigiden Schlankheitsideal, mit einer Angst vor Gewichtszunahme, mit Versuchen der Kontrolle des Essverhaltens, mit Heißhungerattacken und mit dem Versuch, die Sünden des Essens zu tilgen, um eben nicht übergewichtig und unattraktiv zu sein.

unterschiedliche Muster
Die eben aufgeführten Merkmale müssen nicht für alle Bulimikerinnen zutreffen. Die Konstellationen können unterschiedlich sein. So sind Heißhungerattacken nicht stets mit dem Versuch der Kontrolle des Essverhaltens verknüpft. Einige haben ohne Kontrollbemühungen Heißhungerattacken. Einige Bulimikerinnen erbrechen nicht primär zur Gewichtsregulation, sondern sie erleben dies zuerst als Reinigung. Festzuhalten bleibt, dass unsere Gesellschaft der Bulimia nervosa ihren Kristallisationspunkt liefert: das rigide Schlankheitsideal. Dieses ist aber nicht als Ursache, sondern als Auslöser zu begreifen.

Genauso wie bei der Adipositas gibt es nicht *die* psychische Ursache oder *die* Persönlichkeit der Bulimia nervosa, sondern vielfache Störungsmuster, die sich hinter der Bulimia nervosa gleichsam verschanzen. Unsere Kultur bietet die Bulimia nervosa quasi als Maske an, die man bzw. frau wählen kann. Diese Wahl ist keine bewusste (Habermas 1990). Wird davon ausgegangen, dass Bulimia nervosa durch psychische Faktoren oder Konstellationen mit bedingt ist, und wird wie z. B. in der Psychoanalyse angenommen, dass Symptome durch unbewusste Konflikte erzeugt werden, dann wird bei der unbewussten Wahl von Symptomen der zugrunde liegende Konflikt *auch* verhüllt. Bulimia nervosa als kulturell angebotene Maske verbirgt den Konflikt gegenüber der Umwelt wie auch gegenüber sich selbst. Wählt man eine Modeerkrankung wie die Bulimia nervosa, dann reiht man sich ein in ein Meer von Tausenden.

Bulimia nervosa als Maske

Die Bulimia nervosa ist eine Erkrankung der letzten vier Jahrzehnte, die allerdings in den letzten Jahren weniger Aufmerksamkeit gefunden hat als davor. Kristallisationspunkt ist, wie eben erwähnt, die Radikalisierung des Schlankheitsideals mit Twiggy in den 60er Jahren des letzten Jahrhunderts. Die Bulimia nervosa erscheint wie ein Kommentar zu diesem Schlankheitsideal. Sie enthält sozusagen eine Zeitdiagnose über die Radikalisierung der Selbstkontrolle und deren Scheitern, über die heutige unabdingbare Verpflichtung, zumindest nach außen hin kontrolliert zu sein und das notwendige Verlagern des Kontrollverlusts hinter die Kulissen.

Die Bulimia nervosa enthält auch eine Zeitdiagnose dahingehend, dass sie strukturiert ist über die Verheimlichung von Essattacke und z. B. selbst induziertem Erbrechen, aber auch über quasi den Zwang, es irgendwann zu offenbaren wie im Sensationsjournalismus oder in einer Talkshow. Die Bulimia nervosa oszilliert zwischen der Verheimlichung und der Offenbarung. Und beides scheint die Bulimia nervosa aufregend zu machen.

4.3.1 Definition und Diagnose

Die Internationale Klassifikation psychischer Störungen (ICD-10) der WHO definiert die Bulimia nervosa so:

„A. Häufige Episoden von Fressattacken (in einem Zeitraum von drei Monaten mindestens zweimal pro Woche), bei denen große Mengen an Nahrung in sehr kurzer Zeit konsumiert werden.
B. Andauernde Beschäftigung mit dem Essen, eine unwiderstehliche Gier oder Zwang zu essen.
C. Die Patienten versuchen der Gewichtszunahme durch die Nahrung mit einer oder mehreren der folgenden Verhaltensweisen entgegenzusteuern: 1. selbst induziertes Erbrechen, 2. Missbrauch von Abführmittel, 3. zeitweilige Hungerperioden, 4. Gebrauch von Appetitzüglern, Schilddrüsenpräparaten oder Diuretika. Wenn die Bulimie bei Diabetikern auftritt, kann es zu einer Vernachlässigung der Insulinbehandlung kommen.
D. Selbstwahrnehmung als ‚zu fett', mit einer sich aufdrängenden Furcht, zu dick zu werden (was meist zu Untergewicht führt)." (Dilling et al. 2004, 136)

Kontrollverlust

Im „Diagnostisches und Statistisches Manual Psychischer Störungen" der American Psychiatric Association, Fassung DSM-IV-TR (Textrevision) aus dem Jahre 2003 (Saß et al.), wird bei den diagnostischen Kriterien zusätzlich zu den ICD-10-Kriterien aufgeführt, dass die Fressattacken mit einem Kontrollverlust verbunden sind, also mit dem Gefühl, die Nahrungsaufnahme nicht mehr kontrollieren zu können. Die übermäßige Beschäftigung mit dem Essen wird nicht erwähnt. Eingang findet aber der übermäßige Einfluss von Figur und Körpergewicht auf das Selbstwertgefühl. Und es gibt ein Ausschlusskriterium: Die Bulimia nervosa solle nicht eine Episode im Verlauf der Anorexia nervosa sein. Im ICD-10 wird die Bulimia nervosa mit der Tendenz zum Untergewicht in Zusammenhang gebracht. Hiervon steht im DSM-IV-TR nichts.

Die DSM-Kriterien sollten nicht zur Diagnose von Essstörungen bei Kindern und jungen Jugendlichen angewandt werden. Hierfür gibt es geeignetere Diagnoseinstrumente (Nicholls et al. 2000).

Die Sicht einer Betroffenen

Zur Veranschaulichung dessen, was Bulimia nervosa ist, soll eine Betroffene hier nun zu Wort kommen:

„Ich weiß es schon morgens, lungere mich durch den Tag, überlege, wenn es schon sein muss, dass ich es nicht schaffe, gar nichts zu essen, was ich abends essen kann. Je nachdem, wann ich also nach Hause komme, beginnen meine Gedanken, Handlungen immer mehr um den Essensakt zu kreisen. Ich nehme mir eine bestimmte Menge und genau die Nahrung vor, die ich glaube vertreten zu können (ich glaube, das ist immer eine normale Portion, habe aber auch schon ein schlechtes Gewissen, Versagensgefühle). Während des Essens werde ich immer kompromissbereiter gegenüber der Menge, fühle mich zwischen ‚leck mich am Arsch' und ‚ich mach's nie wieder'. Bin ich mit der Nahrung, die ich mir (wenngleich wesentlich weniger) vorgenommen habe, fertig, ‚ist sowieso schon alles zu spät', und ich gehe zu anderen Nahrungsmitteln über. Erst süß, dann Kekse, dann süß. Währenddessen nehme ich Abführmittel. Nach der Einnahme esse ich dann häufig bis zur Grenze des körperlichen Unwohlseins. Der Leib ist so prall, dass mir Atmen und Bewegung schwer fallen und Schmerzen machen."

Zum äußeren Rahmen, der für die Durchführung eines Fressanfalles nötig ist, und zu den Gefühlen, die sie während der Fressattacke erlebt, führt sie aus:

„... nur alleine, heimlich. Muss mir vorher ausrechnen können, ob ich danach genug Zeit habe (bis zu 14 Stunden), in der ich weitestgehend alleine bin, damit niemand die Abführperiode bemerkt. Sollte so ein Anfall ohne die entsprechende Bedingung kommen, dann muss wenigstens der nächste Tag mit so vielen Aktivitäten ausgestattet sein, dass mir eine Null-Diät gelingt und ich danach endlich abführen kann. Währenddessen fühle ich nichts, was mit ‚warum' oder ‚morgen ist auch noch ein Tag' zu tun hat; wenn, dann habe ich neben anfänglichen Gewissensbissen nur noch ein Gefühl ‚so jetzt endlich nichts mehr entbehren'."

Zum Abführen der Nahrung teilt sie mit:

„Ich bete, dass alles wieder rauskommt, denn die Vorstellung, die Kalorien bleiben drin, ist einfach entsetzlich. Nehme aus Angst mitunter noch mehr Tabletten."

Die Gründe für das Abführen der Nahrung sieht sie wie folgt:

„Primär, um nicht zuzunehmen; sekundär, weil mein Bauch danach so herausgewölbt ist."

Das Abführen der aufgenommenen Nahrung erlebt sie so:

„Ich schwöre, es nicht mehr zu tun, weil es so entwürdigend und höchst schmerzhaft ist. Die Schmerzen im Leib sind manchmal so unerträglich, dass ich weine. Durch die Schmerzen kann ich nicht mehr aufrecht auf der Toilette sitzen, sondern muss auf der Brille hocken. Mir ist so furchtbar erbärmlich, ich erniedrige mich. Scham, Pein. Dann [nach dem Abführen; A. d. A.] fühle ich mich frei, erleichtert, ‚habe alles überstanden', Neubeginn des Lebens, jungfräulich, leicht, befreit, offen, glücklich."

Hernach geht sie „erschöpft, wohlig schlafen".

4.3.2 Epidemiologie

Bulimia nervosa ist eine typische Erkrankung in Industrienationen. Sie setzt Nahrungsüberfluss voraus. Neuere interkulturelle Studien stützen jedoch die Vermutung, dass auch in Nichtindustrieländern die Verbreitung der Bulimia nervosa annähernd so hoch ist wie bei uns (Hoek/v. Hoeken 2003). Wenn der Umfang an wissenschaftlicher Literatur ein Indikator für die Verbreitung der Bulimia nervosa ist, dann muss sich diese Essstörung in den letzten 40 Jahren massiv ausgebreitet haben. Davor gab es nur sehr vereinzelte wissenschaftliche Beschreibungen der Bulimia nervosa oder einer ähnlichen Symptomatik.

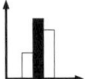

Maximal 10 % sind männlichen Geschlechts, 90 % demnach weiblichen Geschlechts. Allgemein wird davon ausgegangen: Ca. 1 bis 3 % junger Frauen (17–35) sind hiervon betroffen. In einer Überblicksstudie zur epidemiologischen Verbreitung von Essstörungen kommen Hoek und v. Hoeken (2003) zum Ergebnis, dass nur 1 % aller jungen Frauen an Bulimia nervosa leiden. In einer eigenen repräsentativen Befragung der weiblichen Population in West-Berlin wurde dagegen eine Prävalenz von 3,1 % (Jaeggi et al. 1992) ermittelt. Diese Prozentzahl ist aber eher als Spitze des Eisbergs zu begreifen, da darunter eine sehr viel größere Gruppe von Personen liegt, die starke Tendenzen zur Bulimia nervosa haben (Miotto et al. 2003).

4.3.3 Folgeerkrankungen, psychosoziale Konsequenzen und gesellschaftliche Kosten

Durch häufiges Erbrechen kann der Elektrolythaushalt beeinträchtigt werden, was auch lebensbedrohlich werden kann. Das Erbrechen beschädigt den Zahnschmelz. Bulimia nervosa soll auch für Todesfälle verantwortlich sein. Diese werden aber häufig nicht als Folge einer Bulimia nervosa registriert.

Da der Ess-Brech-Anfall von der Öffentlichkeit abgeschirmt wird, ist Alleinsein Voraussetzung für die bulimische Attacke. Gehäufte Attacken können zur sozialen Isolation führen und Partnerschaften beeinträchtigen oder verhindern.

Wie hinsichtlich der Adipositas schon ausgeführt, ist die Berechnung der Kosten von bestimmten Erkrankungen nicht einfach. Es spielen mehr Faktoren eine Rolle als die, die üblicherweise verwendet werden. So könnte eine sicherlich auch zynische Frage aufgeworfen werden, ob Bulimikerinnen nicht auch die Lebensmittelindustrie ankurbeln, da sie so viel konsumieren. Ebenso könnte wie bei der Adipositas die Frage aufgeworfen werden, ob die Frauen, die unter Bulimia nervosa leiden, auch Kosten verursachen würden, wenn sie nicht diese, sondern eine andere Erkrankung hätten. Hintergrund der letzten Frage ist die zu prüfende Annahme, ob Mädchen und junge Frauen heute ihre psychischen Probleme und ihre spezifischen sozialen Lebenslagen über den Auslöser Schlankheitsideal in der Bulimia nervosa ausdrücken und zugleich verbergen. Ohne diesen Auslöser Schlankheitsideal bedürften sie eventuell anderer Symptome.

In einer aufschlussreichen Studie von Striegel-Moore et al. (2000) konnten bestimmte Aspekte der Kosten bei der Behandlung von Essstörungen (Bulimia nervosa und Anorexia nervosa) näher beleuchtet werden. Auf der Grundlage von Krankenversicherungsdaten, die sicherlich nicht ganz repräsentativ sind für die amerikanische Bevölkerung, konnten die Autorinnen und Autoren ermitteln, dass das Verhältnis der behandelten Frauen und Männer zehn zu eins ist, die ambulante Behandlung die Norm ist und die Behandlungskosten bei Essstörungen so hoch sind wie die der Schizophrenie. Krauth et al. (2002) konnten ermitteln, dass die Bulimia nervosa jährlich in Deutschland 124 Millionen Euro an Kosten verursacht. Pro Patientin belaufen sich die Kosten auf 1.300 Euro.

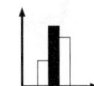

4.3.4 Ätiologie

An Bulimia nervosa leidende Frauen und Männer waren vor dieser Erkrankung übergewichtiger als die Gleichaltrigen. Die Erkrankung steht im Zusammenhang mit Diätverhalten (Saß et al. 2003). Auch Miotto et al. (2003) haben in ihrer Studie ermittelt, dass Übergewicht, wahrscheinlich vermittelt über Diätversuche, der Entwicklung von Essstörungen vorausgeht (s. a. Feiereis 1996). Schon vor der Erkrankung an Bulimia nervosa können prämorbide Persönlichkeitsmerkmale vorliegen: z. B. mangelndes Selbstwertgefühl oder Depressionen. Mit mangelndem Selbstwertgefühl ist ein vermeintliches oder drohendes Übergewicht schwer zu ertragen.

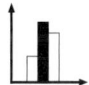

Die meisten Autorinnen und Autoren gehen davon aus, dass die Bulimia nervosa multifaktoriell bedingt ist. In letzter Zeit wird vor allem auf drei Ursachengruppen fokussiert: kulturelle Einflüsse wie Schönheitsideal, familiale Faktoren und sexueller Missbrauch. Wie bei der Adipositas auch können viele Faktoren in individuell unterschiedlichen Konstellationen zur Bulimia nervosa führen.

Genetische Faktoren: Der derzeitige Forschungsstand lässt klare Aussagen noch nicht zu, aber es ist zu vermuten, dass es genetische Einflüsse gibt (Rowe et al. 2002).

Bulik et al. (2000b) gehen aufgrund eines Überblicks über Zwillingsstudien sogar davon aus, dass bei der Entstehung der Bulimia nervosa, *global* gesehen, die genetischen Einflüsse stärker sind als die Umweltfaktoren. Bei *spezifischeren* Fragen allerdings, ob etwa übermäßiger Einfluss des Gewichts auf die Selbsteinschätzung stärker genetisch oder mehr durch die Umwelt beeinflusst wird, konnte in einer Zwillingsstudie geklärt werden, dass diesbezüglich die kollektiven und individuellen Umwelteinflüsse dominant sind (Reichborn-Kjennerud et al. 2004).

Sättigungsregulation: Die körperliche Sättigungsregulation ist für die Ernährungspsychologie zwar wichtig, insbesondere wenn es um psychophysiologische Zusammenhänge geht. In den einschlägigen Werken wird sie ausführlich vorgestellt (Logue 1995).

Schlankheitsideal: Das vorherrschende Schlankheitsideal wird als Ursache oder Auslöser angeführt. Es wird assoziiert mit Glück, Attraktivität und Erfolg. Um schlank zu sein, muss erbrochen oder anderweitig Gewicht reguliert werden. Allerdings führt es offensichtlich nicht automatisch zur Bulimia nervosa. Wäre dem so, so wären sehr viel mehr junge Frauen bulimisch. Das Schlankheitsideal muss psychisch vermittelt werden, um die Bulimia nervosa in ihrer Entstehung zu begünstigen. So gehen kognitive Ansätze davon aus, dass Bulimikerinnen „falsch" denken: Sie gründen ihr Selbstwertgefühl z. B. ausschließlich auf die körperliche Attraktivität.

Kognitionen: Irrationales Denken, das von den Kognitiven Lerntheorien hinsichtlich der Bulimia nervosa betont wird, betrifft nicht nur den Körper. Es zeigt sich auch in sehr hohen Ansprüchen sich selbst gegenüber, in der Selbstentwertung und in einem Schwarz-Weiß-Denken.

irrationales Denken

Abwehr von Gefühlen: Die bulimische Symptomatik kann auch die Funktion haben, die Aufmerksamkeit von unangenehmen Gefühlen und Gedanken abzulenken (Sprangler et al. 2001).

Lerntheorien:

- *Klassisches Konditionieren:* Bulimische Essanfälle können klassisch konditioniert sein. In bestimmten Gefühlslagen wie Einsamkeit oder beim Anblick des häuslichen Kühlschranks wird quasi automatisch angefangen, sich „voll zu stopfen".
- *Operantes Konditionieren:* Im Rahmen Operanter Lerntheorien ist einerseits die Essattacke ein positiver Verstärker, weil Essen schlechthin der positive Verstärker ist. Würde kein selbst indiziertes Erbrechen durchgeführt werden, dann würde das Vielessen mit Gewichtszunahme aversiv verstärkt werden. Denn unsere Kultur sanktioniert Übergewicht negativ. Das Erbrechen führt schließlich zum Ausbleiben dieser aversiven Verstärkung.
- *Modelllernen:* Durch Modelllernen kann die Bulimia nervosa auch erworben werden: Eine junge Frau unterhält sich mit ihrer Freundin über deren gute Figur. Die Freundin weiht sie ein, dass sie dies nur mit Erbrechen schafft. Die junge Frau will auch so eine gute Figur und beginnt mit dem Erbrechen.

Teufelskreis: Pudel und Westenhöfer (2003) gehen von einem Circulus vitiosus aus. Junge Frauen wollen die Schlankheitsnorm einhalten und reduzieren die Nahrungsaufnahme. Das gezügelte Essverhalten führt zu Durchbrüchen, also zu Essattacken. Diese wiederum verstärken die Angst vor Gewichtszunahme, die zum Versuch führt, die Nahrungsaufnahme zu kontrollieren, usw.

Persönlichkeitseigenschaften: Persönlichkeitseigenschaften werden ebenfalls diskutiert. Gezügeltes Essverhalten, das sowohl der Bulimia nervosa als auch der Anorexia nervosa zugrunde liegen

Perfektionismus

kann, wird mit verschiedenen Aspekten von Perfektionismus in Zusammenhang gebracht (McLaren et al. 2001).

Psychoanalyse: Die Psychoanalyse verfügt über unterschiedliche Erklärungsmuster bezüglich der Bulimia nervosa:

- *Fixierung:* Sie kann so wie die Adipositas als Fixierung auf die orale Phase gedeutet werden.
- *Bruch:* Bruch hat die Bulimia nervosa ähnlich interpretiert wie die Adipositas (s. Kap. 4.2.4).
- *Scham:* Habermas (1990) geht davon aus, dass sich die Bulimikerinnen einerseits wegen ihres unzureichenden Körpers, andererseits wegen ihrer gierigen Impulse schämen. Die Gewichtsregulation begreift er als eine narzisstische Kompensation der Schamgefühle. Er weist darauf hin, dass Bulimikerinnen häufig in ihren Familien zu viel Verantwortung übernehmen müssen, dass ihre eigenen Bedürfnisse zu kurz kommen und sie als Kompensation quasi mit der Nahrung verschmelzen. Das wäre dann ein Ersatz für die regressive Verschmelzung mit der Mutter in der oralen Phase.
- *Objektersatz:* Schulte und Böhme-Bloem (1991) verstehen das übermäßige Essen als Objektersatz, einerseits für die verloren gegangene Mutter, andererseits für einen potenziellen Partner. Ihr Selbstwertgefühl ist so schlecht, dass sie davon ausgehen: „Mehr als Essen steht mir nicht zu". Wenn der Essanfall auch für die Verschmelzung mit der Mutter steht, dann ist mit dem Essanfall quasi die Mutter in den Körper gelangt. Da die Bulimikerin ein höchst ambivalentes Verhältnis zur Mutter hat, sind die bösen Mutteranteile in sie eingedrungen, die dringend durch Erbrechen wieder herausgeworfen werden müssen.

Maske der Unfehlbarkeit

Systemischer Ansatz: In systemischer Sicht ist die Bulimikerin schon sehr früh in ein Spannungsverhältnis zwischen Mutter und Vater eingebunden. Sie hat z. B. dafür Sorge zu tragen, dass das Elternpaar nicht zerbricht. Ihr wird zudem die Position der Begabten und Perfekten zugewiesen. Meist ist es der Vater, der die Tochter bewundert. Dies verleiht ihr Gefühle von Größe und Macht. Allerdings wird es ihr auch dämmern, dass diese Bewunderung an Leistungen gebunden ist. Sie entwickelt das Gefühl, dass sie, wenn sie nichts bringt, verstoßen wird. Diese Gefahr ahnend entwickelt sie eine perfekte Maske der Unfehlbarkeit. Regressive Bedürfnisse wie Essen werden als Makel und Schwäche erlebt. Die offizielle und die inoffizielle Seite der jeweiligen Bulimikerin treten auseinander. Je mehr die schwache Seite unterdrückt wird, umso stärker macht sie sich im bulimischen Anfall bemerkbar (Schmidt 1989).

Sexueller Missbrauch: Sexueller Missbrauch in der Kindheit soll nach einer Schätzung für ein Viertel der Fälle der Bulimia nervosa verantwortlich sein (Thompson et al. 2001). Die genannten Autoren vermuten aber, dass nicht nur die Traumatisierung in der Kindheit, die ihrer Meinung nach sich sehr langfristig auswirkt, in bulimische Symptomatik mündet. Auch sexuelle Grenzverletzungen in der Adoleszenz führen zu einem signifikanten Anstieg z. B. von Erbrechen.

Feministische Perspektive: Von feministischer Seite wird die Bulimia nervosa ebenfalls thematisiert. Das Schlankheitsideal wird hierbei als eine Form der Unterwerfung des weiblichen Geschlechts angesehen. Die Bulimikerin ist das Opfer patriarchaler Gewalt, da sie der Schlankheitsnorm um einen hohen Preis genügen will. Es wird weiter argumentiert, dass Essstörungen aus den vielfältigen und widersprüchlichen Rollenerwartungen an das weibliche Geschlecht resultieren. Sie soll Mutter, Karrierefrau, Kameradin und attraktive Geliebte zugleich sein (Palazzoli 1989).

4.3.5 Eine Fall-Vignette zur Bulimia nervosa: Frau B.

Die 32-jährige unverheiratete und kinderlose Rechtsanwaltsgehilfin kommt zur Psychotherapie, weil sie Angst hat, sich das Leben zu nehmen, z. B. mit dem Auto gegen einen Baum zu fahren. Nach außen ist sie die lustige und perfekte Frau, die auf Partys für die gute Stimmung zuständig ist, die Umzüge ihrer Freundinnen organisiert, für alle stets ein offenes Ohr hat. Selbst nachts ist sie über Handy immer gut erreichbar. Wenn Freundinnen Sorgen haben, dann rufen sie sie auch um zwei Uhr nachts an. Von ihrer flammenden Verzweiflung weiß niemand. Sie versteht diese auch nicht. Aber sie kann so nicht mehr weiterleben. Seit ihrem 16. Lebensjahr leidet sie durchgängig an Bulimia nervosa. Dies zu berichten, ist ihr sehr peinlich. Sie befürchtet, dass der Psychotherapeut sie eklig finden könnte, wo sie doch vor ihm als attraktive Frau dastehen will. Sie kann sich kaum an die Entstehung der Bulimia nervosa erinnern. Sie hat sich so eingeschlichen. Sie konnte damit so gut ihre Essanfälle ungeschehen machen und ihr Gewicht halten. Einen schlanken Körper brauchte sie, weil Männer dicke Frauen unattraktiv finden. Das glaubt sie jedenfalls.

Anlass ihres Kommens ist zudem, dass eine Beziehung, die immerhin drei Jahre gehalten hat, in die Brüche gegangen ist. Und sie weiß nicht warum. Er ist einfach verschwunden. Sonst ist sie immer diejenige, die geht. Sie muss gehen, wenn die Beziehung enger wird. Dann muss sie unbedingt eine Affäre anfangen. Wenn sie keine Beziehung und damit auch keine Affäre hat, dann ist sie auf der Suche nach Partnern.

Frau B. stammt aus einer stark religiösen Familie aus dem Rheinland. Der Vater ist ein renommierter Rechtsanwalt. Er hatte nie die rechte Zeit für sie und ihren Bruder, der drei Jahre älter ist. Die Mutter hat den Vater nie recht ernst genommen. Er war für sie eigentlich eine Witzfigur. Wenn er nicht da war, und das war oft der Fall, kam es nicht selten vor, dass sich die Restfamilie heiter über ihren Versorger amüsierte. Die Nachwirkungen der 68er Bewegung geben der Mutter den Anstoß dafür zu meinen, sich selbst verwirklichen zu müssen. Sie lässt sich von ihrem Mann scheiden und zieht an einen anderen Ort. Frau B. ist zu diesem Zeitpunkt sechs Jahre alt. Der Bruder bleibt beim Vater, Frau B. bei der Mutter. Diese gründet ein eigenes Unternehmen. Es bleibt nicht viel Zeit für Frau B. Die Mutter ist ständig am Rande des Nervenzusammenbruchs. Und Frau B. muss sie dauerhaft betreuen. Sie tut alles dafür, dass es Mutter gut geht. Schließlich ist sie die einzige Person, die ihr in der Fremde geblieben ist. Wenn Frau B. selbst Sorgen hat, wenn sie weint, wird Mutter unwirsch und herrscht sie an, sie solle sich zusammennehmen. Es könne sich allenfalls um Lappalien handeln, die niemanden interessierten.

Die Mutter nimmt keine neuen Beziehungen zum anderen Geschlecht auf. Frau B. hat den Status eines Partnerersatzes, von dem die Mutter annimmt, dass er bei ihr bleibt. Die Mutter duldet insgeheim die sehr früh einsetzende Promiskuität der Tochter – sie beginnt mit zwölf Jahren –, weil sie einerseits weiß, dass sich die Tochter aus Loyalität zu ihr nicht fest binden wird, weil sie andererseits die Tochter als billiges Flittchen entwerten kann, die ihren strengen und hehren Moralvorstellungen nicht Genüge leistet. Die Tochter wird nie so ein wertvoller Mensch sein wie sie. Die Tochter wiederum ist promisk, um immer wieder einmal ein bisschen Anerkennung zu erfahren, um das mütterliche Benutztwerden zu wiederholen und um die strengen Moralvorstellungen der Mutter auszuhebeln, also um sich von der Mutter vorübergehend zu befreien. In der Verbotsübertretung ist sie quasi sie selbst und nicht nur Dienerin der Mutter. Von der Sexualität hat sie im Übrigen nichts. Sexuelle Lust ist nicht der Motor ihrer Sexualität.

Die Tochter erlebt die Mutter als tendenziell essgestört, was diese verheimlichen will. Die Mutter hat unkontrollierbare Essanfälle. Ob sie sich erbricht, weiß die Tochter nicht. Die Tochter weiß aber, dass die Mutter ihre Bulimia nervosa begünstigt. Sie bringt der Tochter zielgenau die Lebensmittel mit oder stellt ihr diese an das Bett, denen Frau B. am wenigsten widerstehen kann.

Aus dieser kurzen Skizze ergeben sich einige Überlegungen zu den Ursachen der Bulimia nervosa:

- Die Essanfälle treten unter bestimmten Reizkonfigurationen auf: Alleinsein, Langeweile, wenn sie sehr angespannt und geladen ist. Die Auslöser der Essanfälle lassen sich also u. a. mit dem Klassischen Konditionieren erklären.
- Auch das Erbrechen oder andere Formen, die übermäßige Nahrungsaufnahme ungeschehen zu machen, lässt sich lerntheoretisch gut erklären. Das Erbrechen ist ein Verhalten, das unsere Gesellschaft belohnt: Schlankheit wird positiv verstärkt. Und Frau B. verstärkt sich selbst, weil sie weiß, dass das so ist.
- Der von Pudel und Westenhöfer (2003) beschriebene Teufelskreis durchläuft Frau B. Sie will unbedingt schlank bleiben, versucht zu hungern, bis sie eine Essattacke hat, die sie wiederum veranlasst, erneut zu hungern.
- Frau B. denkt insofern irrational, als sie der Schlankheit zentrale Wichtigkeit zuschreibt. Wenn sie, so denkt sie, ein bestimmtes Gewicht überschreitet, ist sie in keiner Weise mehr attraktiv.
- Frau B. geht davon aus, dass sie nur als sehr attraktive Frau den Männern als begehrens- und liebenswert erscheint. Sie unterwirft sich, so wäre die feministische Argumentation, einem patriarchalen Schönheitsideal. Frau B. geht zusätzlich davon aus, dass sie alles tun muss, damit der Mann sich in einer Partnerschaft gut fühlt. Ihre eigenen Bedürfnisse stellt sie zurück.
- Der Essanfall ist Ausdruck einer mangelnden Impulskontrolle, die bei Frau B. auch in anderen Bereichen festzustellen ist.
- Die Impulskontrolle ist u. a. deshalb so schwierig, weil die Mutter an die Tochter die Erledigung der sexuellen Impulse delegiert hat, die für die Mutter selbst so schwierig sind. An Mutters statt kümmert sich die Tochter um Sexualität. Auch diese Aufgabe übernimmt sie, um die Mutter zu entlasten.
- Der Essanfall könnte die verzweifelte Suche nach emotionaler Zuwendung symbolisieren, die Frau B. weder vom Vater noch von der Mutter hinreichend erfahren hat. Frau B. verwechselt hierbei emotionale und materielle (Nahrung) Zuwendung.
- Die Bulimia nervosa und die Promiskuität sind identitätsstiftend, weil sich Frau B. so von der Mutter und insbesondere von deren Moralvorstellungen absetzt. Die Tochter schlägt der Mutter ein Schnippchen, ohne aber wirklich von ihr loszukommen. Die Tochter glaubt, dass sie sich von der Mutter gar nicht abkehren darf. Das ist sie ihr schuldig. Ohne die tiefe Verbundenheit der Tochter ist die Mutter emotional nicht lebensfähig, glaubt die Tochter.
- Der ungetrennte Zustand mit der Mutter ermöglicht Frau B., nicht darüber nachdenken zu müssen, was sie eigentlich will. Sie hat einen Beruf, der sie vollständig unterfordert. Sie braucht nicht nachzudenken,

ob sie Kinder haben will. Die bulimischen Attacken verkörpern die phasisch-vorübergehende Trennung im Ungetrenntsein. Anstatt ihren Eltern einmal die Meinung zu sagen und offen wütend auf diese zu sein – und sie ist unendlich wütend –, bekämpft sie diese aufkeimenden Gefühle mit bulimischen Essanfällen, also mit Autodestruktivität. Sie ist sich zudem nicht sicher, ob ihre Eltern ihre Wutattacken überleben würden. Dann ist es besser, die Wutattacken anders zu erledigen: sie mit Essen zu besänftigen und dann auszuspeien.
- Zu Anfang der Essattacke ist dies Vergnügen pur, die sie in der Sexualität nicht findet. Dieses Vergnügen versiegt zusehends, weil sie merkt, wie sehr sie sich selbst schädigt. Die Hoffnung auf gute emotionale Zuwendung schlägt um in das Gefühl, das Falsche einverleibt zu haben, was dann unbedingt entfernt werden muss.
- Hinsichtlich der systemischen Sicht ist zu sagen, dass Frau B. stets für die Mutter da zu sein hatte. Sie war die Mutter der Mutter. Generationsgrenzen sind deutlich verwischt. Sie fühlt sich groß, weil sie für Mutter so wichtig ist, darf aber kein Kind sein und wird nicht wie ein Kind betreut.

4.4 Anorexia nervosa

Medizingeschichte Unter Medizinhistorikern und anderen Forscherinnen und Forschern wird die Frage diskutiert, ob Anorexia nervosa eine Krankheit ist, die es schon immer bei einer sehr kleinen Gruppe von Frauen gegeben hat, oder ob der Terminus einer bestimmten Erkrankung aus unserer Zeit vorbehalten bleiben soll. Ohne Zweifel lassen sich Fälle von selbst herbeigeführter Unterernährung z. B. bereits im Mittelalter finden. In den darauf folgenden Jahrhunderten werden Frauen erwähnt, die im Rahmen eines asketisch-mystischen Lebensentwurfs gehungert haben. Magersucht wird bereits seit Jahrhunderten als Krankheit beschrieben. Habermas (1994) und Vandereycken et al. (1990) schlagen vor, Anorexia nervosa nicht auf Untergewicht durch Hungern zu reduzieren, sondern sie mit bestimmten kulturellen Faktoren wie Schlankheitsideal und Kulturtechniken wie Diäten zu verknüpfen. Nur so behält sie ihre historische Spezifität. Die unterschiedlichen psychischen Befindlichkeiten und Konflikte sind zudem verzahnt mit aktuellen kulturellen Faktoren und verlieren ohne die kulturelle Dimension ihre spezifische Bedeutung. Insofern greift eine rein medizinisch-biologische Sichtweise zu kurz.

Schönheitsideal Eine spezifische Anorexia nervosa als Krankheit historisch zu verorten ist das eine. Das andere ist die Fokussierung des Umstands, dass die Anorexia nervosa nur eine geringfügige Überspitzung des heutigen Schönheitsideals darstellt. Von wenigen Ausnahmen abgesehen, scheinen z. B. die Models auf dem Laufsteg massiv magersüchtig zu sein. Diese Entwicklung zum radikalen Schlankheitsideal begann im 20. Jahrhundert.

Brumberg (1994) beschreibt diese für die USA. In den 20er Jahren des 20. Jahrhunderts erlebten Frauen neue Freiheiten, wie z. B. das Wahlrecht. Sie studierten häufiger und waren sexuell explorativer. Der schlanke Körper symbolisierte in der Abgrenzung zum viktorianischen „Mutter"-Körper die neue sexuelle Orientierung. Er symbolisiert damit auch ein Paradox: neue Freiheiten bezüglich der Sexualität und neue Restriktionen bezüglich der Nahrungsaufnahme. Brumberg versucht, dieses Paradox mit den Überlegungen der Anthropologin Mary Douglas zu verstehen: Rasche soziale Veränderungen und der Verlust traditioneller Grenzen werden kompensiert durch verstärkte Kontrolle des Körpers. *Freiheit und Zwang*

Hierzu ein Beispiel aus der Gegenwart: In den letzten Jahren ist es Mode geworden, dass junge Frauen bauchfreie Tops tragen. Dies ließe sich als sexy etikettieren. Im Sinne dieses Paradoxes ließe sich dies auch als neue Form der Kontrolle bezeichnen. Diejenigen, die die junge Frau anschauen, können präzise einschätzen, ob auch nur ein bisschen Fett am Bauch ist. Das potenzielle Mehr an Attraktivität wird gleichsam begleitet durch ein Mehr an Kontrolle und Restriktion. Die jungen Frauen sind sozusagen gezwungen, ihr Essverhalten stark zu kontrollieren. Gerade der Bauch ist für essgestörte Frauen die Problemzone schlechthin. Und genau diese Zone muss quasi zur Schau gestellt werden.

Es könnte einem zur Erklärung dieses Paradoxes auch Freud einfallen, der davon ausgeht, dass jede Gesellschaft auf einem bestimmten Maß an Triebverzicht beruht. Ohne Triebverzicht gibt es keine Arbeit und Kultur. Wenn so die Sexualität größere Spielräume bekommt, dann muss ein anderer Trieb unterdrückt werden: der Hunger. *Triebverzicht*

Der französische Philosoph Foucault würde dieses Paradox noch anders interpretieren. Er geht davon aus, dass in der Moderne, also in den letzten zweihundert Jahren, unsere Kultur einen stark disziplinierten Körper hervorgebracht hat. Dieser wurde benötigt für die komplexen Tätigkeiten in der Industrie, in *Körperdisziplin* der Armee – und ins Heute verlängert: natürlich auch für den Straßenverkehr. Und nur der schlanke Körper steht offenbar für den disziplinierten. Attraktiv ist also der kontrollierte Körper – der Körper, der dem Nahrungsexzess abgeschworen hat.

Zurück zu Brumberg: Sie berichtet von einer Wegbereiterin der neuen Schlankheitskultur zu Beginn des letzten Jahrhunderts, von Annette Kellerman, einer bekannten Schwimmerin und Schauspielerin. Diese, die leidenschaftlich gegen das Fett kämpfte, wog bei einer Größe von 1,60 m 62 kg. Heute hätte sie mit diesem Gewicht keine Chance. Damals war sie eine Gallionsfigur, die Aussagen traf wie:

„‚Dick' ist ein kurzes und häßliches Wort. Aber ‚Stämmigkeit', ‚Molligkeit', ‚Fleischigkeit', ‚Übergewicht', und ‚Körperfülle' sind nur euphemistische Umschreibungen. Alle diese Wörter bedeuten dick und klingen mit zehn Buchstaben genauso plump, ungesund, häßlich und unbeholfen wie mit vier." (zit. n. Brumberg 1994, 214)

Twiggy in den 60er Jahren des letzten Jahrhunderts hätte ebenso verächtlich über Kellerman sprechen können. Von Kellerman zu Twiggy – das ist eine Verselbstständigung einer Norm, die Eigendynamik einer Norm, die sich sozusagen selbst immer wieder überbieten muss, bis das Schönheitsideal in die Anorexie umkippt. Daher ist Anorexia nervosa beides: eine Krankheit und ein gesellschaftliches Ideal.

4.4.1 Definition und Diagnose

Die Weltgesundheitsorganisation gibt im ICD-10 (Dilling et al. 2004) folgende Kriterien an:

„A. Gewichtsverlust oder bei Kindern fehlende Gewichtszunahme. Dies führt zu einem Körpergewicht von mindestens 15 % unter dem normalen oder dem für das Alter und die Körpergröße erwarteten Gewicht.
 B. Der Gewichtsverlust ist selbst herbeigeführt durch Vermeidung von ‚fett machenden' Speisen.
 C. Selbstwahrnehmung als ‚zu fett' verbunden mit einer sich aufdrängenden Furcht, zu dick zu werden. Die Betroffenen legen für sich selbst eine sehr niedrige Gewichtsschwelle fest.

D. Umfassende endokrine Störung der Achse Hypothalamus-Hypophyse-Gonaden; sie manifestieren sich bei Frauen als Amenorrhoe, bei Männern als Interesseverlust an Sexualität und Potenzverlust ...
E. Die Kriterien A. und B. für eine Bulimia nervosa werden nicht erfüllt." (135)

Im DSM-IV-TR (Saß et al. 2003) wird noch ein weiteres Kriterium genannt: die

„Störung in der Wahrnehmung der eigenen Figur und des Körpergewichts, übertriebener Einfluss des Körpergewichts oder der Figur auf die Selbstbewertung, oder Leugnen des Schweregrades des gegenwärtigen geringen Körpergewichts." (652)

Auffällig ist bei beiden Kriterienlisten, dass die Grenze, ab der jemand als anorektisch bezeichnet werden kann, niedrig ist. 1972 mussten noch 25 % unterschritten werden, um als anorektisch zu gelten (Franke 2003). Es muss jedoch auch festgehalten werden, dass im DSM-IV-TR die Genzlinie 15 % Untergewicht nur als grobe Orientierung genannt wird, die um eine individuelle Diagnose ergänzt werden sollte (Saß et al. 2003).

Des Weiteren wird im DSM-IV-TR unterschieden in „Restriktiver Typus" und „Binge-Eating/Purging-Typus". Bei dem ersten Typus gibt es nicht regelmäßig Essanfälle und Erbrechen, bei dem zweiten dagegen durchaus. Die Abgrenzung des zweiten Typus zur Bulimia nervosa erfolgt über das Gewicht. Bulimikerinnen halten ihr Gewicht im Normalbereich.

4.4.2 Epidemiologie

Aufgrund dieser neuen Grenzziehung (15 % unter Normalgewicht) hat sich sozusagen die Anzahl der an Anorexia nervosa Erkrankten erhöht. Ob sich die Inzidenz- und Prävalenzraten der stark Magersüchtigen in den letzten Jahrzehnten tatsächlich erhöht haben, ist umstritten. Sie ist eine Erkrankung, die vor allem in Industrieländern existiert, an der jährlich 50 bis 75 Patientinnen pro 100.000 der Risikopopulation (Frauen zwischen 15 und 25 Jahren) erkranken (Köhle et al. 2003).
Hoek und v. Hoeken (2003) geben geringere Zahlen an: nur

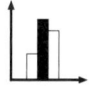

8 von 100.000 junger Frauen erkranken pro Jahr neu. 0,5 % aller Frauen erkranken in ihrem gesamten Leben an Anorexia nervosa (Saß et al. 2003). Andere Autorinnen und Autoren sprechen bezüglich der lebenslangen Prävalenz nur von 0,1 % (Köhle et al. 2003). Die Anorexia nervosa ist eine Krankheit der Industrienationen, unter der größtenteils nur Frauen leiden. Und sie findet sich häufiger in den oberen sozialen Schichten (McClelland et al. 2001).

4.4.3 Folgeerkrankungen und gesellschaftliche Kosten

Anorexia nervosa kann zu Depressionen führen und ist mit zahlreichen körperlichen Veränderungen verbunden. Bis zu 10 % aller Anorektikerinnen sterben an den Folgen. Anorexia nervosa gilt wie die Bulimia nervosa als teure Krankheit, wobei sie mehr Kosten verursacht.

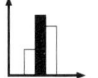

Berechnungen aus den USA ergeben, dass ein gerettetes Lebensjahr ca. 30.000 Dollar ausmacht. Sie gilt als so teuer, dass in den USA nicht mehr alle Anorektikerinnen eine ausreichend gute Behandlung bekommen (Crow/Nyman 2004).

In der Bundesrepublik Deutschland soll die Anorexia nervosa pro Jahr 195 Millionen Euro an Kosten verursachen. Pro Patientin belaufen sich die Kosten auf 5.300 Euro. Ein stationärer Aufenthalt kostet 12.800 Euro. Der Durchschnitt liegt hier bei 3.600 Euro (Krauth et al. 2002).

4.4.4 Ätiologie

Wie bei der Adipositas und der Bulimia nervosa auch gibt es nicht die anorektische Persönlichkeit.

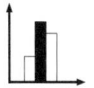

In einer Überblicksarbeit aus jüngster Zeit konnten zwar einige Persönlichkeitsmerkmale wie Perfektionismus oder die Unfähigkeit, die eigenen Gefühle wahrzunehmen, mit Anorexia nervosa in Zusammenhang gebracht werden. Es bleibt aber unklar, ob diese Merkmale die Anorexia nervosa verursachen, ob sie Konsequenz dieser Störung sind oder ob sie den Krankheitsverlauf mit beeinflussen (Wonderlich et al. 2005).

Werden Anorektikerinnen befragt, welche Ursachen sie selbst für ihre Störung verantwortlich machen, so geben sie ihre Familien an, ein gestörtes Essverhalten, erlebten Stress und Druck (Tozzi et al. 2003). Vielfältige Faktoren mit unterschiedlichen individuellen Kombinationen und Gewichtungen sind demnach auch bei dieser Störung zu berücksichtigen.

subjektive Sicht

Genetische Faktoren: Inwieweit genetische Faktoren eine Rolle bei der Entstehung und Aufrechterhaltung der Anorexia nervosa spielen, ist ungeklärt. Die Zwillingsforschung legt aber nahe, dass es genetische Einflüsse gibt (Bulik et al. 2000b).

Schlankheitsideal: Das Schlankheitsideal ist auch bei der Anorexia nervosa als Auslöser zu nennen. Wenn Bruch (1991) immer wieder betont, dass viele Anorektikerinnen sich von Grund auf ohnmächtig fühlen, da sie glauben, nur den Anforderungen anderer nachzukommen, und dies ohne Erfolg, dann trifft dies auch für das Schlankheitsideal zu. Sie wollen es erfüllen, wähnen sich aber dennoch als Scheiternde.

So nimmt es nicht wunder, dass Horesh et al. (2000) den Anorektikerinnen aufgrund einer empirischen Studie attestieren, sie hätten höhere Werte beim Ärger, der sich gegen sich selbst richtet, der aber eigentlich auf der Wut gegen Familienmitgliedern beruht. Anstatt auf die Familie wütend zu sein, deren Anforderungen sie glauben, Folge leisten zu müssen, ohne dies zu vermögen, werden sie autodestruktiv.

Lerntheorien: Anorexia nervosa lässt sich mit den Mitteln der Lerntheorien erklären.

- Sie kann *klassisch konditioniert* sein: Die Küche betreten heißt, für andere kochen und selbst nichts zu essen. Oder am Esstisch zusammen mit der Familie zu sitzen heißt, nichts zu essen.
- Diese Störung kann auch *operant konditioniert* sein: Nichts zu sich zu nehmen, wird positiv verstärkt durch den schlanken Körper. Positive Verstärkung kann auch die Aufmerksamkeit sein, die die Familie der Anorektikerin schenkt. Auf einmal fällt sie auf und alles dreht sich um sie.
- Auch *Modelllernen* kann zur Anorexia nervosa führen: Die jüngere Schwester sieht die ältere, wie sie immer dünner wird

und dem Schlankheitsideal mehr und mehr entspricht. Sie möchte auch so sein, oder sie möchte die Figur eines sehr dünnen Popstars haben.

Verselbstständigung des Diätverhaltens: Anorexia nervosa wird als ein Prozess der Verselbstständigung des Diätverhaltens begriffen, in dem sich z. B. das Sättigungsgefühl verändert oder die Portionen immer kleiner werden oder bestimmte Emotionen abgeschnitten werden.

gestörte Familie

Systemische Ansätze: Die Familien der Anorektikerinnen werden als gestört beschrieben: Nach außen wird das Bild der Harmonie aufrechterhalten, nach Innen schwelen starke Konflikte. Die Ehe der Eltern wird geprägt von gegenseitiger Enttäuschung. Die Anorektikerin wird von einem oder beiden Elternteilen zur Unterstützung aufgerufen und instrumentalisiert. Die Familie ist übermäßig stark miteinander verwoben, nach außen sind die Grenzen dicht. Das Familiensystem ist nicht flexibel, sondern rigide.

die Mutter

Palazzoli (1989) – wie Bruch eine Klassikerin unter den Autorinnen und Autoren zu Essstörungen – entwirft ein vernichtendes Bild der Mutter der Anorektikerin:

> „Sie [die Mütter, A. d. A.] provozieren die Gesellschaft niemals durch offene Akte der Rebellion oder des Widerstands, sondern spielen die Rolle der geduldig leidenden Hüterin des häuslichen Herdes. Aber ,innerlich' fügen sie sich niemals in die Rolle der guten Hausfrau, geschweige denn der verständnisvollen Liebhaberin. Statt dessen bekunden sie heimlich oder offen Abscheu vor dem Fleischlichen, dem Geschlecht, den Ausscheidungen und der körperlichen Lust. Sie fördern Ehrgeiz und Selbstbewußtsein bei den Kindern, wobei sie aber streng zwischen Söhnen und Töchtern unterscheiden. Die Jungen sind gegen die Kniffe und Forderungen der Mutter besser gewappnet ... Die Mädchen dagegen werden leichter unterworfen: Sie werden zu Musterkindern einer dominierenden, intoleranten und unaufrichtigen Frau, die sie daran hindert, auf eigenen Füßen zu stehen, und ihre emotionale Entwicklung beeinträchtigt." (S. 56)

In der Pubertät seien diese Mädchen dann völlig überfordert, weil sie sich nicht kennen und Autonomie nie erfahren haben.

gescheiterte Lösungsversuche

Franke (2003) betrachtet die Anorexia nervosa unter systemischen Gesichtspunkten. Psychische Störungen seien gescheiterte Lösungsversuche. Anstatt Konflikte anzugehen, würden diese mit Hilfe der Anorexia nervosa, die als Problem die anderen schweren Konflikte überdeckt, geleugnet. Eine weitere Fehllösung bestehe darin, die Schlankheit als Lösung aller Probleme zu betrachten. Aber da die Magersüchtige nicht wahrnehme, wie schlank sie ist, ist die Erlösung in weite Ferne gerückt.

Psychoanalyse: Psychoanalytisch lässt sich die Anorexia nervosa verstehen als Abwehr sexueller Impulse, indem sozusagen alle Impulse unterdrückt werden und die weibliche Figur eliminiert wird. Des Weiteren lässt sich psychoanalytisch behaupten, dass die Anorexia nervosa den verzweifelten Schritt der Abgrenzung von anderen darstellt, der ansonsten nicht gelingt. Aber mit der Kontrolle der Nahrungsaufnahme hat die Anorektikerin das Gefühl, über sich bestimmen zu können und autonom zu sein. Sie ist also vor allem gegenüber der Mutter unabgegrenzt. Zwar sehnt sich die Anorektikerin nach Nähe und Symbiose. Diese wird aber als so bedrohlich fantasiert (grenzverletzend, übergriffig, ausgesetzt), dass die totale Kontrolle aller Impulse stattfindet. Jede Versuchung muss abgeschnitten werden.

Abwehr und Abgrenzung

4.4.5 Fall-Vignette zur Anorexia nervosa: Frau C.

Die 24-jährige unverheiratete, kinderlose Deutsch-Italienerin ist Diplom-Mathematikerin. Sie ist außerordentlich zierlich und seit etwa zehn Jahren magersüchtig mit starkem Untergewicht, das allerdings niemals lebensbedrohlich geworden ist. Frau C. ernährt sich fast ausschließlich von Keksen und Äpfeln. Die täglichen weiten Wege, die sie zurücklegen muss, erledigt sie mit dem Fahrrad. Frau C. hat ihr Studium in einer Rekordzeit abgeschlossen. Darauf folgte ein zehnmonatiger Klinikaufenthalt, der für sie wegen zweier davor liegender Suizidversuche notwendig geworden war. Ihre Mutter hat sie einmal in der Klinik besucht. Ihr erster Kommentar ist gewesen: „Ganz schön fette Waden." Die Suizidversuche haben im Zusammenhang mit der Abgabe der Diplomarbeit gestanden. Sie berichtet von einer massiven Selbstwertproblematik („fühle mich wie Dreck", „wie ein Mensch zweiter Klasse") und erheblichen Kontaktschwierigkeiten mit den Kommilitonen und Kommilitoninnen, deren kontrollierende Blicke sie nicht erträgt – aber auch nicht die zu große Nähe mit ihnen.

Frau C. klagt überhaupt über große Einsamkeit. Sie hat noch nie sexuellen Kontakt gehabt, sie will keine den Regeln der Biologie folgende „Muttersau" sein. Sie will nichts fühlen, denn, wenn sie etwas fühlt, ist dies häufig grauenhaft schmerzvoll. In der Klinik hat sie aber zum ersten Mal eine Ahnung von einem guten Gefühl für sich bekommen. Wenn sie sich gar nicht mehr fühlt oder wenn sie entsetzlich wütend ist, dann schnippelt sie an sich herum oder drückt brennende Zigaretten auf ihren Unterarmen aus. Nach dem Klinikaufenthalt hat sie dies jedoch nicht mehr gemacht. Sie muss immer alles unter Kontrolle haben, kann es nicht ertragen, wenn andere über sie sprechen bzw. wenn sie das Gefühl hat, dass andere über sie sprechen.

Sie will jetzt Psychotherapie machen, da sie zum einen in der Klinik gute Erfahrungen hiermit gemacht hat, zum anderen hat sie die Angst, dass sie den Einstieg in das Berufsleben ohne Unterstützung durch Psychotherapie nicht schaffen könnte. Sie fürchtet sich vor dem sozialen Abstieg. Nun hat sie gerade ein Stellenangebot in einem Forschungsprojekt bekommen. Es macht ihr zu schaffen, dass sie mit einem möglichen Therapiebeginn hier den Therapeuten in der Klinik verraten könnte.

Frau C. ist in Nord-Italien geboren. Ihr Vater, ein verarmter Landadliger hat dort ein Bauernhaus. Ihre Mutter hat das Leben dort nach einiger Zeit nicht mehr ertragen und ist mit Frau C. nach Deutschland zurückgekehrt.

Frau C. ist Einzelkind eines Agrarökonomen, der einen erheblichen Putz- und Waschzwang hat (zugleich hat der Vater aggressive Durchbrüche), und einer Deutschlehrerin. Die Familienatmosphäre ist, solange sie zusammengelebt haben, sehr angespannt und konfliktreich gewesen. Die Mutter hat es noch nie ertragen, wenn Frau C. leidet. Sie wollte davon nichts wissen. Die Mutter hat nie zwischen ihr und sich unterscheiden können. Frau C. hat deshalb keine Privatsphäre gekannt. Die Mutter hatte nach der Trennung vom Vater sehr viele Freunde. Frau C. nennt sie „Stiefväter auf Zeit". Diese haben gut als Puffer funktioniert, sind aber zu kurz dagewesen. Dann ist sie wieder für ihre Mutter zuständig gewesen. Die Mutter hat in den Partnern jemanden gesucht, der sie bewundert. Wenn das wieder einmal nicht geklappt hat, ist der Partner in die Wüste geschickt worden. Die Mutter ist sehr kreativ, sie ist eine „großartige Frau".

Zu Frau C.s Anorexia nervosa lassen sich u. a. folgende Vermutungen anstellen:

- Frau C. zeigt mit ihrer Magersucht, dass sie emotional verhungert ist. Ihre Eltern waren viel zu sehr mit sich beschäftigt, als dass sie sich um sie hätten kümmern können. Nach der Trennung hat ihr Vater kaum nach ihr gefragt. Die Mutter ist und war selbst so bedürftig, dass Frau C. quasi die Mutter der Mutter sein musste. Frau C. muss ihre Mutter unentwegt bewundern, ohne selbst bewundert zu werden. Vielmehr verachtet ihre Mutter sie tendenziell. Sie ist eben nur eine langweilige Naturwissenschaftlerin – so wie der Vater.
- Frau C.s Wünsche nach Nähe, Zuneigung und Interesse in ihrer Fantasie sind so unermesslich, dass sie sich vor diesen fürchtet. Sie könnten sie verschlingen. Oder mit der Unermesslichkeit ihrer Wünsche wäre sie dem anderen hilflos ausgeliefert. Sie könnte sich nicht mehr wehren.
- Die Ablehnung und Unterwerfung körperlicher Impulse wie Hunger oder Sexualität rührt auch von der Wahrnehmung der Mutter als einem Wesen, das seinen Impulsen nach Bewundertwerden und nach körperlicher Nähe hilflos ausgesetzt war. Die Mutter konnte es nicht

ertragen, ohne Mann zu leben. Frau C. verabscheut diese Abhängigkeit und verigelt sich hinter den Mauern der Wunschlosigkeit.
- Der appellative Charakter der Anorexia nervosa („Seht her, wie krank ich bin. Ihr müsst euch um mich kümmern") scheitert an dem Desinteresse der Mutter, die zu Frau C. sagt: „Wenn es dir besser geht, kannst du mich wieder anrufen." Die Mutter hat sie nur einmal in zehn Monaten Klinikaufenthalt kurz besucht.
- Ihre Unabgegrenztheit zur Mutter, ihre Pflicht, der Mutter bedingungslos zur Verfügung zu stehen, beantwortet sie mit der Idee der Autonomie: der Kontrolle über ihren Körper, der Anorexia nervosa, da sie über keine anderen Mittel der Kontrolle verfügt.
- Frau C.s Kontrollbedürfnis könnte auch aus ihren grundlegenden Erfahrungen herrühren, keine Kontrolle über ihr Leben gehabt zu haben. Sie konnte nicht verhindern, dass sich ihre Eltern trennten. Sie konnte nicht verhindern, dass die Mutter und sie nach Deutschland zurückkehrten. Die Freunde der Mutter kamen und gingen.

4.5 „Binge-Eating"-Störung

In den letzten Jahren rückte eine Essstörung in den Vordergrund, bei der die Betroffenen zwar Essanfälle haben, aber dies nicht z. B. durch Erbrechen kompensieren. Im DSM-IV-TR (Saß et al. 2003) wird diese Störung im Anhang unter der Rubrik „Kriterienlisten und Achsen, die für die weitere Forschung vorgesehen sind" aufgeführt. Sie wird definiert über „wiederholte Episoden von ‚Fressanfällen'" (S. 861), in denen ungewöhnlich große Mengen an Lebensmitteln zu sich genommen werden, und zwar unter dem Eindruck, keine Kontrolle über die Nahrungsaufnahme zu haben. Als weiteres Diagnosekriterium müssen drei von fünf Merkmalen vorhanden sein:

1. deutlich schnelleres Essen als normal;
2. beim Essen stellt sich kein Völlegefühl ein;
3. essen, auch wenn man sich nicht hungrig fühlt;
4. „alleine essen aus Verlegenheit über die Menge, die man isst" (861);
5. aufgrund des übermäßigen Essens Ekel- und Schuldgefühle und sich deprimiert fühlen.

In der Regel wird angenommen, dass es sich bei dieser Störung überwiegend um eine Subgruppe Adipöser handelt, wobei einige auch nicht übergewichtig sind. Kennzeichnend sind starke Gewichtsschwankungen und wiederholte Diätversuche.

Klassifikation

Devlin et al. (2003) schließen sich nicht der Überzeugung an, dass es sich bei der „Binge-Eating"-Störung um einen Untertyp der Adipositas handelt. Sie diskutieren vier Modelle dieser Störung:

1. Sie sei eine eigenständige, klar abgrenzbare Störung.
2. Sie sei eine Variante der Bulimia nervosa.
3. Es handele sich um einen Untertyp der Adipositas.
4. Sie zeige ein Verhalten, das die Psychopathologie der Adipositas reflektiere.

Die Autoren kommen zu dem vorläufigen Schluss, dass die „Binge-Eating"-Störung wenig mit der Bulimia nervosa zu tun habe und diese Störung kein Untertyp der Adipositas sei. Alles weitere müsse zukünftig mehr erforscht werden.

Epidemiologie

Die Prävalenz wird auf 0,7 % bis 4 % geschätzt (Saß et al. 2003, 860). Von adipösen Kindern und Jugendlichen sollen 36,5 % Essanfälle haben (Decaluwé et al. 2002). Es handelt sich um eine bedeutsame Störung, die subjektiv viel Leid verursacht.

Psychopathologie

Faith et al. (2003), die klargestellt haben, dass Adipositas im Prinzip kein psychopathologisches Phänomen darstellt, betonen hingegen bei der „Binge-Eating"-Störung die psychopathologische Komponente. Die davon Betroffenen seien z. B. ängstlicher und depressiver als Adipöse ohne Essanfälle.

4.6 Zusammenfassung des vierten Kapitels

Zu den Essstörungen zählen Adipositas, Bulimia nervosa, Anorexia nervosa und die „Binge-Eating"-Störung. Sie haben insgesamt zugenommen. Dies hängt damit zusammen, dass unsere Gesellschaft ein gezügeltes Essverhalten erwartet. Ist dieses erfolgreich, dann sind die Menschen schlank. Sollte es nicht erfolgreich sein, dann stellt sich Unzufriedenheit mit dem eigenen Körper ein. Es wird in der Folge versucht, das Essverhalten verstärkt zu kontrollieren. Eventuell werden Diäten durchgeführt, und damit wird der Weg zu Essstörungen geebnet.

Relativ gut belegt ist, dass sich Adipositas immer weiter ausbreitet und zwar weltweit. In den Industrieländern sind eher die sozial unteren Schichten hiervon betroffen. Zunehmender Überfluss in Verbindung mit der evolutionären Programmierung, möglichst viel zu essen, sowie die Technisierung der Umwelt, die zu Bewegungsarmut führt, sind die Motoren dieser Entwicklung.

Es darf allerdings nicht übersehen werden, dass auch soziale Prozesse wie der Wechsel von Wohlbeleibtheit zur Schlankheit als Mittel der sozialen Distinktion eventuell die Zunahme der Adipositas speziell in den unteren Schichten begünstigt. Obwohl die Bevölkerungen in den westlichen Industrienationen im Durchschnitt immer stärker übergewichtig werden, sind die Adipösen gesünder als früher und leben auch länger.

Die Bulimia nervosa scheint in den letzten Jahrzehnten ebenfalls zugenommen zu haben. Sie bietet die Chance, einerseits nach außen hin als erfolgreich und kontrolliert zu erscheinen, andererseits Emotionen und Konflikte mit Hilfe von Essattacken und Erbrechen zu bewältigen.

Ob sich die Ausbreitung der Anorexia nervosa verstärkt hat, ist unklar. Sie ist eine lebensbedrohliche Erkrankung, die häufig mit familialen Konflikten im Zusammenhang steht.

Im letzten Jahrzehnt ist eine neue Essstörung definiert worden: die „Binge-Eating"-Störung. Ihre Einordnung ist derzeit noch unklar.

4.7 Fragen zum vierten Kapitel

Überprüfen Sie Ihr Wissen!

17. Wie kann Krankheit definiert werden?

18. Wie wird Übergewicht und Adipositas definiert?

19. Nennen Sie Ursachen für die Entstehung und Aufrechterhaltung der Adipositas!

20. Mit welchen Kriterien wird die Bulimia nervosa definiert?

21. Wie wird die epidemiologische Verbreitung der Bulimia nervosa eingeschätzt?

22. Nennen Sie ätiologische Faktoren, die zur Entstehung der Bulimia nervosa führen!

23. Wie wird die Anorexia nervosa definiert?

24. Welche Ursachen der Anorexia nervosa werden diskutiert?

5 Gesundheitspsychologische Modelle und Ernährungsverhalten

Die Gesundheitspsychologie ist eine relativ neue Teildisziplin der Psychologie. Schwarzer (2004) definiert die Gesundheitspsychologie so:

„Die Gesundheitspsychologie befasst sich mit dem menschlichen Erleben und Verhalten angesichts gesundheitlicher Risiken und Beeinträchtigungen sowie mit der Optimierung von Gesundheit (im Sinne von Fitness oder Wellness). Die Forschung fragt danach, wer krank wird (und warum), wer sich von einer Krankheit wieder gut erholt (und warum), und wie man Erkrankungen von vornherein verhütet." (S. 1)

Forschungsfragen

Ist die Klinische Psychologie eher auf psychische Störungen zentriert, befasst sich die Gesundheitspsychologie mit körperlichen Risiken und Störungen. Gesundheitspsychologie soll dazu beitragen, die körperliche Gesundheit zu verbessern. Sie schließt Prävention und Gesundheitsförderung mit ein und stellt die Fragen:

- Welche Personen werden aus welchen Gründen krank?
- Gibt es psychische Merkmale, die den Genesungsprozess verbessern?

Gesundheits- und Ernährungspsychologie

Bezüglich des Ernährungsverhaltens kommen aus der Gesundheitspsychologie u. a. folgende Fragen:

- Welche psychischen Merkmale beeinflussen riskantes Ernährungsverhalten?
- Welche psychischen Variablen können dazu beitragen, dass sich Menschen gesünder ernähren und damit ihre körperliche Gesundheit erhöhen?
- Welche psychischen Gründe führen dazu, dass sich bestimmte Menschen gesund ernähren, andere aber nicht?
- Was ist mit psychologischen Mitteln zu tun, damit sich Menschen gesünder ernähren und keine ernährungsabhängigen Krankheiten bekommen?

Im Folgenden werden neuere gesundheitspsychologische Modelle vorgestellt. Sie versuchen zu erklären, wie Gesundheitsverhalten entsteht, wie es positiv beeinflusst werden kann und wie Gesundheit durch eine bestimmte Haltung gegenüber der Umwelt gestärkt werden kann. Es handelt sich hierbei um

- das *Health Action Process Approach* oder *Das Sozial-kognitive Prozessmodell gesundheitlichen Handelns* nach Schwarzer. Dieses ist das im deutschsprachigen Raum für die Forschung am meisten genutzte. In diesem Modell wird nicht nur die Absichtsbildung thematisiert, sondern auch die Umsetzung von Intentionen in Verhalten;
- das *Transtheoretische Modell der Verhaltensänderung* nach Prochaska. Dieses versucht, die unterschiedlichen psychologischen Schulen in ein Modell zu integrieren. In ihm werden konkrete Interventionen formuliert, und es ist explizit auch dazu da, diejenigen zu erreichen, die gar nicht motiviert sind, sich gesundheitsgerecht zu verhalten,
- die *Salutogenese* nach Antonovsky. Dies ist ein medizinsoziologisches Modell, das aber im Rahmen der Gesundheitspsychologie breit rezipiert wird. Mit diesem Modell wird die eminent wichtige Frage gestellt, was gesund erhält.

5.1 Health Action Process Approach oder Das Sozial-kognitive Prozessmodell gesundheitlichen Handelns nach Schwarzer

Das Modell von Schwarzer baut auf anderen gesundheitspsychologischen Modellen auf und integriert zentrale Bestandteile derselben. Wie der Name schon sagt, bezieht es sich im Wesentlichen auf soziale und kognitive Prozesse. Mit diesem Modell wird der Versuch unternommen zu erklären, wie Gesundheitsverhalten entsteht. Es teilt sich auf in die intentionale und die volitionale Phase, vereinfacht ausgedrückt: die Phase der Absichtsbildung und die Phase der Umsetzung (s. Abb. 5.1).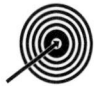

Intentionaler Prozess: Die Intentionsbildung setzt sich zusammen aus dem Ausmaß der wahrgenommenen Bedrohung und aus Ergebniserwartungen und Kompetenzerwartung.

- Die wahrgenommene *Bedrohung* resultiert aus dem Schweregrad eines Gesundheitsproblems oder einer Erkrankung (leichter grippaler Infekt, bei dem ich noch arbeiten gehen kann, oder Lungenetzündung, die mich ein oder zwei Monate außer Kraft setzt) und aus der persön-

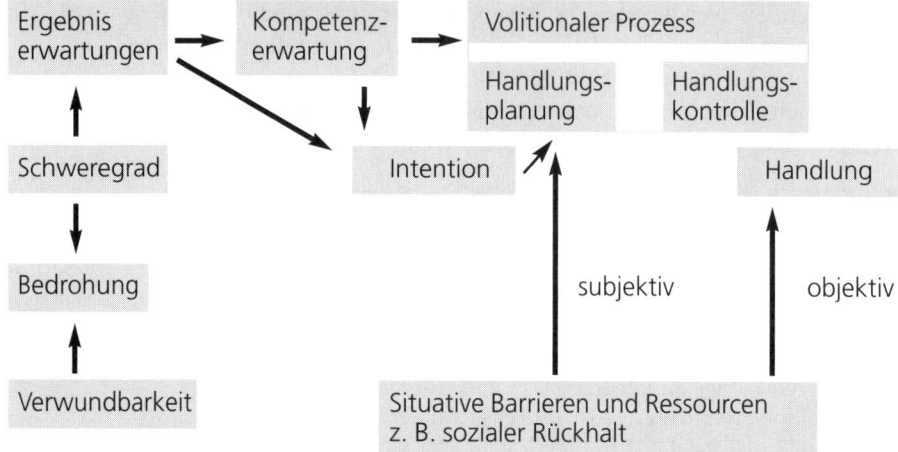

Abb. 5.1: Das Sozial-kognitive Prozessmodell gesundheitlichen Handelns nach Schwarzer

lichen Verwundbarkeit („Mein Vater und mein Großvater sind an Lungenentzündung gestorben").
- Mit *Ergebniserwartungen* ist gemeint: Gibt es überhaupt Möglichkeiten zur Behandlung einer Lungenentzündung? Sind diese erfolgreich?
- *Kompetenzerwartung* bedeutet, ob sich eine bestimmte Person zutraut, diesbezüglich etwas zu bewirken.

Hinsichtlich der *Adipositas* könnte sich folgendes Bild ergeben:

- Die wahrgenommene Bedrohung: 1. Schweregrad: Adipositas wird von den Betroffenen in der Regel nicht als schweres Gesundheitsproblem wahrgenommen. 2. Verwundbarkeit: Da es sich meist um eine chronische, über viele Jahre bestehende Erkrankung handelt, wird die subjektive Verwundbarkeit nicht als hoch eingeschätzt. Schließlich hat man sie schon lange überlebt. Die wahrgenommene Bedrohung ist also bei Adipositas ohne Folgeerkrankungen (oder ohne mit Adipositas assoziierten Störungen) vermutlich nicht allzu stark. Die Adipositas wird als lästig oder unschön wahrgenommen, aber nicht als gewichtige Gesundheitsgefährdung. Denn sie führt nicht akut zu schweren Beeinträchtigungen. Auch deshalb lassen sich viele aus Sicht der Gesundheitsexperten behandlungsbedürftige Adipöse nicht behandeln. Und selbst wenn Risikofaktoren vorliegen, ist der Schritt zu einer gesünderen Ernährung offenbar nicht einfach.
- Ergebniserwartung: Auf der einen Seite sagen die wissenschaftlichen Befunde, dass langfristige Erfolge bei der Adipositasbehandlung nicht

zu erwarten sind. Auf der anderen Seite schwanken die Betroffenen zwischen Fatalismus, weil sie schon so viel vergeblich ausprobiert haben, und zwischen neuen Hoffnungen, die gerade angepriesene Diät könne doch Wunder bewirken.
- Die Kompetenzerwartung ist damit auch schon angesprochen. Aufgrund der vielfach fehlgeschlagenen Behandlungsbemühungen trauen sich die Betroffenen es eigentlich nicht zu, Gewicht langfristig zu reduzieren. Dennoch klammern sie sich häufig an die Hoffnung: Das nächste Mal könnte es klappen.

Wie sieht es mit der wahrgenommenen Bedrohung bei den anderen Essstörungen aus?

- *Bulimia nervosa* wird meist erst nach einigen Jahren als Problem von den Betroffenen wahrgenommen. Zunächst handelt es sich um einen *Gewinn*: Es ist möglich, viel zu essen und dennoch bleibt die „schlanke Linie" erhalten.
- *Anorexia nervosa* wird von den Angehörigen, meist aber nicht von den Betroffenen als Bedrohung wahrgenommen. Deshalb suchen Anorektikerinnen meist nicht aus eigener Initiative professionelle Hilfe auf. Im Grunde ist die Anorexia nervosa für die Betroffenen wie bei der Bulimia nervosa ein Gewinn, das Dickerwerden wäre eine Katastrophe. Insofern ist bei den genannten drei Essstörungen der intentionale Prozess nicht einfach, weil eine subjektiv wahrgenommene Bedrohung durch die Essstörung lange Zeit nicht vorliegt.

Volitionaler Prozess: Die zweite Phase des Modells stellt den volitionalen Prozess dar. Er umfasst Handlungsplanung, Handlungskontrolle und Handlung. Das klingt unproblematisch, ist aber im Alltag kompliziert.

Wenn Teilnehmerinnen und Teilnehmern von Stressbewältigungsgruppen vorgeschlagen wird, täglich Entspannungsübungen zu machen, dann erschweren eine Vielzahl von situativen Barrieren die Umsetzung: Das Telefon klingelt, die Kinder stürmen in das Zimmer, der Ehemann belustigt sich über die merkwürdigen Verrenkungen, die Zeit fehlt usw.

Situative Barrieren bei der Gewichtsabnahme können sein: **situative Barrieren**

- Die Möglichkeit, schöne Spaziergänge zu machen, ist erschwert darüber, dass der nächste Wald eine Autofahrstunde entfernt liegt.
- Das Fitnesscenter ist zu teuer.
- Es ist finanziell wesentlich einfacher, sich fett und süß zu ernähren, als viel Obst und Gemüse zu essen.

soziale Unterstützung

Soziale Unterstützung kann dagegen die Gewichtsabnahme vereinfachen: Freunde oder die Familie essen, ohne zu murren, die fettreduzierte Kost mit oder akzeptieren neue gesündere Gerichte. Umgekehrt können sie die Gewichtsabnahme sabotieren: Der Ehemann bringt regelmäßig die Lieblingssüßigkeiten der Ehefrau, die abnehmen will, mit nach Hause.

Wie der Titel des Schwarzer'schen Modells bereits ausdrückt, spielen die Kognitionen eine zentrale Rolle in diesem. Die Kognitionen, die berücksichtigt werden, sind allerdings die, die sich Gesundheitsexperten wünschen. Aber vermutlich haben viele Laien andere Kognitionen und Werte als die Gesundheitsexperten. Möglicherweise interessiert sie weder eine subjektiv wahrgenommene Bedrohung noch gedenken sie in einen volitionalen Prozess einzutreten. Das betrifft vor allem die unteren sozialen Schichten (Bourdieu 1987). Würden die von Schwarzer untersuchten Kognitionen für alle Menschen gelten, dann dürfte es keine Raucher mehr geben, die in der Lungenklinik heimlich auf der Toilette rauchen.

Zudem kann gesundheitsabträgliches Verhalten als sehr attraktiv wahrgenommen werden. Primärprävention an Schulen, bei der über Nikotinabusus und Drogen informiert wird, hat häufig unerwünschte Effekte: Das Interesse an Drogen wird geweckt, eben weil sie illegal sind. Oder: Gerade weil Snowboarden sehr gefährlich ist, ist damit der besondere Kick verbunden. Viele Autofahrer wissen, dass schnelles Fahren auf winterlicher Fahrbahn das Unfallrisiko erhöht. Genau dieses Spiel mit der Gefahr bereitet einigen besonderes Vergnügen.

5.2 Das Transtheoretische Modell der Verhaltensänderung nach Prochaska

Das *Transtheoretische Modell der Verhaltensänderung* nach Prochaska, ein anderes gesundheitspsychologisches Modell, nennt sich transtheoretisch, weil es aus verschiedenen psychotherapeutischen Schulen Elemente integriert. Es ist ein Stufenmodell, das durchlaufen wird von dem Stadium der Absichtslosigkeit bis hin zum Stadium der Aufrechterhaltung eines Behandlungserfolgs. Ob diese Stufen immer so durchlaufen werden, ist in der Forschung umstritten (s. Abb. 5.2).

| Absichtlosigkeit | Absichtsbildung | Vorbereitung | Handlung | Aufrechterhaltung |

Steigern des
Problembewusstseins
Wahrnehmen förderlicher
Umweltbedingungen

                Emotionales Erleben
                Selbstneubewertung
                Neubewertung der
                persönlichen Umwelt

                              Selbstverpflichtung
                              Nutzen hilfreicher Beziehungen

                                            (Selbst-)Verstärkung
                                            Gegenkonditionierung
                                              Stimuluskontrolle

Abb. 5.2: Das Transtheoretische Modell der Verhaltensänderung nach Prochaska (nach Keller et al. 2001)

Das, was dieses Modell insbesondere auszeichnet, ist das Ansprechen der bislang nicht Motivierten. Die Unmotivierten werden üblicherweise zu einer Intervention nicht zugelassen, weil davon ausgegangen wird, dass ein Behandlungserfolg nicht zu erwarten ist. Im Transtheoretischen Modell hingegen werden Strategien genannt, um die Unmotivierten zu motivieren. Im Folgenden sollen exemplarisch Interventionen aus diesem Stufenmodell vorgestellt werden. Diese werden dann jeweils am Beispiel der Bulimia nervosa veranschaulicht. Die Interventionen werden einem Berater oder einer Beraterin in den Mund gelegt.

Unmotivierte ansprechen

Kognitiv-affektive Strategien

Steigern des Problembewusstseins: „Gezielte Rückmeldung zum Problemverhalten; Aufklärung; Konfrontation; Anbieten alternativer Interpretationen; Vermitteln von Information." (Keller et al. 2001, 106)

„Im Augenblick erleben Sie das Erbrechen als eine überwiegend gute Lösung Ihrer von Ihnen wahrgenommenen Figurprobleme. Das Problem ist nur, dass Sie das möglicherweise bald nicht mehr im Griff haben. Sie werden eventuell Essanfälle und Erbrechen schlecht steuern können."

Emotionales Erleben: „Rollenspiele; Formulieren von persönlicher Betroffenheit; Medien, die emotionale Aspekte in den Vordergrund rücken." (Keller et al. 2001, 106)

> „Sie haben so unglaublich Angst davor, an Gewicht zuzunehmen, dass das Erbrechen Ihnen als einziger Ausweg erscheint."

Neubewertung der persönlichen Umwelt: „Fördern von Empathie; Führen von Tagebüchern oder Protokollen; Fördern der Kommunikation mit Personen des unmittelbaren Umfeldes." (Keller et al. 2001, 106)

> „Sind Sie sicher, dass Ihr Freund Sie verlassen wird, wenn er erfährt, dass Sie bulimisch sind? Vielleicht befürchten Sie dies, ohne aber sicher zu wissen, ob es so sein könnte."

Selbstneubewertung: „Reflexion der persönlichen Wertvorstellungen; Orientierung an Modellpersonen; Vorstellungsübungen." (Keller et al. 2001, 106)

> „Warum meinen Sie, alles perfekt machen zu müssen, eine perfekte Figur haben zu müssen? Warum glauben Sie, dass Sie, wenn Sie mal nicht perfekt sind, sofort verstoßen werden?"

Wahrnehmen förderlicher Umweltbedingungen: „Lenken der Aufmerksamkeit auf sich ändernde günstige soziale Normen; Identifizieren von Bedingungen oder Personen, die das Zielverhalten begünstigen." (Keller et al. 2001, 106)

> „Es wäre vorstellbar, dass Ihr Freund Sie gar nicht verlässt, wenn Sie ihm von Ihrer Bulimie erzählen. Es könnte doch auch sein, dass er Ihnen helfen kann, nicht allzu oft Essattacken zu haben. Sie haben ja erzählt, dass, wenn Sie und Ihr Freund oft zusammen sind, Sie weniger essen und erbrechen."

Verhaltensorientierte Strategien:

Selbstverpflichtung: „Öffentliches Bekunden der Änderungsabsicht; Verbinden der Änderungsabsicht mit bestimmten Ankerpunkten; Aufsetzen eines Vertrages." (Keller et al. 2001, 106)

> „Was halten Sie davon, dass Sie mir jetzt erklären, ab jetzt keine Abführmittel mehr zu nehmen? Sie beschreiben ja so eindrücklich, wie stark Ihr Körper davon mitgenommen wird. Vielleicht können wir diese Erklärung schriftlich aufsetzen. Das könnte Ihnen helfen, sich verbindlich daran zu halten."

Kontrolle der Umwelt: „Analyse von auslösenden Bedingungen und Reiz-Reaktionsmustern; Aufstellen eines Planes zur aktiven Umgestaltung der persönlichen Umwelt." (Keller et al. 2001, 106)

„Wenn ich das recht überblicke, neigen Sie dann zu Essattacken, wenn Ihr Freund nicht da ist, Ihre Freundinnen keine Zeit für Sie haben und Sie sich völlig einsam und verlassen fühlen – z. B. wenn Sie von der Arbeit nach Hause kommen und niemand da ist. Was halten Sie davon, sich mit einer Freundin nach der Arbeit zu verabreden, zum Kaffeetrinken oder zum Joggen? Sie sagten auch, Sie haben Angst, Ihrem Freund auf die Nerven zu gehen, wenn Sie ihn zu oft treffen wollen. Aber vielleicht hat er ein ähnliches Bedürfnis und traut es sich nur nicht, dies Ihnen mitzuteilen."

Gegenkonditionierung: „Identifizieren problematischer Verhaltensweisen; Sensibilisierung für Versuchungssituationen; Erarbeiten von alternativen Kognitionen und Verhaltensweisen." (Keller et al. 2001, 106)

„Sie essen also den ganzen Tag über so gut wie nichts, auf dem Heimweg kurz vor Ihrer Wohnung wartet dann sozusagen die Tankstelle auf Sie. Sie haben so einen Hunger, dass Sie förmlich in die Tankstelle hineingezogen werden. Und Sie denken, jetzt kommt der schöne Teil des Tages. Vielleicht entwickelt die Tankstelle gar nicht diesen Sog, wenn Sie tagsüber regelmäßig essen – wenn Sie etwas tagsüber essen, was Ihnen besonders gut schmeckt."

Nutzen hilfreicher Beziehungen: „Exploration des sozialen Netzes; Übungen zur Förderung von Kommunikations- und sozialen Kompetenzen (Rollenspiele); Übungen zum Aufbau von Beziehungen." (Keller et al. 2001, 106)

„Sie haben einmal erzählt, dass Ihre Freundin Maria auch einmal Bulimie hatte. Mit dieser verstehen Sie sich so gut, dass im Zusammensein mit ihr Ihre Impulse, ganz viel essen zu wollen, so gut wie verschwinden. Maria versteht auch ziemlich gut, was es heißt, dem Essen nicht widerstehen zu können. Vor ihr brauchen Sie sich ja nicht zu schämen. Wenn Sie in Versuchung sind, viel zu viel zu essen, warum rufen Sie Maria dann nicht an? Können Sie nicht mit ihr ausmachen, dass Maria für Sie gut erreichbar ist?"

(Selbst-)Verstärkung: „Vermitteln des Konzeptes operanter Lernmechanismen; Identifizieren von persönlich relevanten Verstärkern; Erarbeiten eines Verstärkerplanes." (Keller et al. 2001, 106)

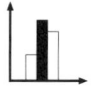

„Wenn ich das richtig überblicke, war das bisher so, dass Sie sich mit dem Essen belohnt haben. An bestimmten Tagen haben Sie sich den ganzen Tag schon auf das abendliche Essen gefreut. Vielleicht gibt es ja Dinge, auf die Sie sich ebenso freuen können. Welche sind das?"

Nach den Interventionsstrategien des Transtheoretischen Modells sollen abschließend zwei Studien dazu vorgestellt werden:

Wilson und Schlam (2004) kommen in einer Überblicksstudie zum Schluss, dass das Transtheoretische Modell bei der Behandlung von Gewichtsproblemen und Essstörungen noch nicht über die gewünschten Erfolge verfügt. Dem ist hinzuzufügen, dass sich die Forscherinnen und Forscher des Transtheoretischen Modells schwerpunktmäßig nicht mit Gewichtsproblemen und Essstörungen befasst haben.

Riebe et al. (2003) bilden demnach eher eine Ausnahme. Sie nutzten das Transtheoretische Modell als Grundlage zur Änderung des Lebensstils. Die Änderung des Lebensstils bewirkte auch als *Nebeneffekt* eine Gewichtsreduktion. Ob die Gewichtsreduktion eine nachhaltige war, können die Autoren nicht belegen, da nur ein Follow up nach sechs Monaten stattfand und keine weiteren folgten.

5.3 Salutogenese nach Antonovsky

Die Salutogenese ist zwar kein genuin gesundheitspsychologischer Ansatz. Sie wird aber im Rahmen der Gesundheitspsychologie breit rezipiert. Geprägt wurde dieser Begriff von dem Medizinsoziologen, Aaron Antonovsky (z. B. 1997). Er beabsichtigte damit, eine neue Forschungsperspektive zu begründen. Nicht die Untersuchung der Entstehung von Krankheiten (Pathogenese) sollte im Vordergrund stehen, sondern die Erforschung dessen, was Menschen gesund hält. „Salus" lässt sich übersetzen als Wohlergehen oder Gesundheit, „Genese" bedeutet: Entstehung.

Antonovsky bemängelte damit auch die Blickverengung des pathogenetischen Ansatzes. Warum, fragte er sich, wird fast ausschließlich die Entstehung von Krankheiten untersucht, und warum interessiert es fast niemanden, welche Faktoren dazu beitragen, gesund zu bleiben? Der eben verwendete Begriff „Faktor" ist allerdings im Sinne Antonovsky etwas irreführend, da er nicht traditionelle Risikofaktoren wie Nikotinabusus oder essenzielle Hypertonie untersuchte; denn auch das so genannte Risikofaktorenmodell bleibt immer noch dem pathogenetischen Ansatz verhaftet: Wer nicht raucht, bleibt mit einer gewissen gruppenstatistischen Wahrscheinlichkeit von bestimmten Krankheiten verschont. Damit ist aber nicht angegeben, welche positiven Wirkfaktoren zur Gesundheit führen oder diese aufrechterhalten.

Wie ist Antonovsky auf die salutogenetische Fragestellung gestoßen? Bei einer Untersuchung über die Spätfolgen des Holocaust für Überlebende der Konzentrationslager erstaunte ihn, dass fast 30 % der Überlebenden bei guter körperlicher und seelischer Gesundheit waren – ein Ergebnis, das überraschend ist, da man eigentlich nicht davon ausgehen kann, dass derartige Traumatisierungen wie das Eingesperrtsein in einem KZ folgenlos bleiben können.

Der Holocaust mag als extreme Traumatisierung zu verstehen sein, aber Antonovsky ging nicht davon aus, dass das Leben derjenigen, die derartige Traumatisierungen nicht erleben müssen, im Prinzip „stress"frei bleiben könnte. Jede oder jeder ist in ihrem oder seinem Leben Belastungen ausgesetzt – unausweichlich. Nach Antonovsky geht es nicht darum, möglichst stressfrei zu leben, sondern die Anforderungen und Belastungen des täglichen Lebens meistern zu können. Gesundheit ist demnach kein Synonym für das lebenslängliche Sanatorium, sondern vielmehr geht er von folgender Lebensanschauung aus:

lebenslange Stressoren

„Um in der Metapher zu bleiben: Meine fundamentale philosophische Annahme ist, dass der Fluss der Strom des Lebens ist. Niemand geht sicher am Ufer entlang. Darüber hinaus ist für mich klar, dass ein Großteil des Flusses sowohl im wörtlichen als auch übertragenen Sinne verschmutzt ist. Es gibt Gabelungen im Fluss, die zu leichten Strömungen oder in gefährliche Stromschnellen und Strudel führen. Meine Arbeit ist der Auseinandersetzung mit folgender Frage gewidmet: ‚Wie wird man, wo immer man sich im Fluss befindet, dessen Natur von historischen, soziokulturellen und physikalischen Umweltbedingungen bestimmt wird, ein guter Schwimmer?'" (Antonovsky 1997, 92)

Kann mit Prävention und Gesundheitsförderung eine Illusion verbunden sein, nämlich dass mit dem Einstellen des Rauchens und mit regelmäßigem eifrigen Joggen ein gesundes und gleichsam ewiges Leben zu erreichen ist, so saß Antonovsky dieser Illusion nicht auf. Für ihn besteht Gesundheit aus der Möglichkeit, das *begrenzte* menschliche Leben einigermaßen gut zu gestalten. Als Medizinsoziologe suchte Antonovsky nicht nach genetischen Faktoren. Vielmehr wandte er sich der Frage zu: Welche Haltung, welche Einstellung zum Leben begünstigt die Gesundheit? Und welche wechselseitige Beziehung zwischen Kultur und Individuum fördert die Gesundheit?

SOC/Kohärenzgefühl

Nach zahlreichen Untersuchungen und theoretischen Vorentwürfen gelangte Antonovsky zu dem Konzept des „Sense of Coherence" (SOC) – auf deutsch als Kohärenzgefühl übersetzbar. Die unterschiedlichen individuellen Ausprägungen des SOC sollen ausschlaggebend dafür sein, mit welcher Gesundheit und wie lange jemand den Widrigkeiten des Lebens standhält. Das Kohärenzgefühl besteht aus drei Komponenten: *Verstehbarkeit*, *Handhabbarkeit* und *Bedeutsamkeit*.

- *Verstehbarkeit* meint, dass die Welt für den Menschen kognitiv gut zu strukturieren ist.

Hierzu ein Beispiel aus dem Alltag: Der an Kopfschmerz Leidende weiß, wann und unter welchen Umständen der Kopfschmerz kommt. Der Kopfschmerz wird dann nicht als ein böser Dämon erlebt, der wahllos und unerklärbar vom Körper Besitz ergreift, sondern der Kopfschmerz ist intelligibel. Das vermag den Kopfschmerz nicht unbedingt zu lindern, aber er ängstigt und verwirrt nicht zusätzlich.

- Die zweite Komponente des SOC, die Handhabbarkeit, meint die Kompetenz, „dass man geeignete Ressourcen zur Verfügung hat, um den Anforderungen zu begegnen, die von den Stimuli, mit denen man konfrontiert wird, ausgehen." (Antonovsky 1997, 35)

Um am Beispiel des Kopfschmerzes zu bleiben: Der Kopfschmerz kommt zwar, aber die betreffende Person weiß damit umzugehen. So werden etwa sehr früh die Anzeichen für eine Migräne wahrgenommen und entsprechende Gegenmaßnahmen eingeleitet.

- Die dritte Komponente, die *Bedeutsamkeit*, ist in gewisser Weise die wichtigste. Sie verleiht dem Verstehen von Welt und der Handhabbarkeit von Welt den motivationalen Sinnhorizont – das wäre so übersetzbar: Das Leben, das ich lebe, ist für mich hoch interessant und sinnvoll.

Um auf das Beispiel Kopfschmerz zurückzukommen: Jemand mit einer hohen Ausprägung des SOC würde auch den Kopfschmerz als sinnvoll erleben. Der Kopfschmerz macht die betreffende Person darauf aufmerksam, Leistungsgrenzen überschritten zu haben, sich sehr geärgert zu haben oder gestern beim Geburtstag zu viel Alkohol getrunken zu haben und all dieses zukünftig sein zu lassen oder zu verändern. Auch in dieser Hinsicht wäre der Kopfschmerz kein bösartiger Schicksalsschlag ferner Mächte, sondern ein individuell sinnvolles Geschehen.

In der Sicht von Antonovsky ist also Gesundheit nicht mehr nur abhängig vom gesundheitsgerechten Verhalten. Nicht diejenige Person bleibt relativ gesund, die nicht raucht, normalgewichtig ist und sich viel bewegt, sondern das Individuum, das mit einer bestimmten Haltung der Welt begegnet: mit dem Kohärenzgefühl.

5.4 Zusammenfassung des fünften Kapitels

Drei zentrale gesundheitspsychologische Modelle wurden vorgestellt. Das im deutschsprachigen Raum wichtigste Modell *Das Sozial-kognitive Prozessmodell gesundheitlichen Handelns* nach Schwarzer geht von zwei Phasen aus: der Absichtsbildung und der Phase der Umsetzung. Gerade letztere wurde in früheren Modellen häufig vernachlässigt.

Im *Transtheoretischen Modell der Verhaltensänderung* nach Prochaska werden Stufen der Verhaltensänderung unterteilt. Sie reichen von der Absichtsbildung bis zur Aufrechterhaltung. Zu den einzelnen Stufen werden Interventionsstrategien zur Verfügung gestellt.

Mit der Salutogenese entwickelt Antonovsky eine neue Fragestellung. Ihn interessiert weniger: Was macht krank? Vielmehr will er erforschen: Was erhält gesund? Das Kohärenzgefühl, bestehend aus Verstehbarkeit, Handhabbarkeit und Bedeutsamkeit, soll nach Antonovsky gesund erhalten.

5.5 Fragen zum fünften Kapitel

Überprüfen Sie Ihr Wissen!

25. Begründen Sie, welche Komponente des Kohärenzgefühls die wichtigste ist!

26. Was sind situative Barrieren für Schwarzer?

27. Warum nennt sich das transtheoretische Modell so?

28. Aus welchen Elementen besteht der intentionale Prozess nach Schwarzer?

29. Welche Interventionen sind in der Stufe der Absichtsbildung nach Prochaska einzusetzen?

6 Interventionen

In medizinischen Standardwerken zur Inneren Medizin, die im 19. oder zu Beginn des 20. Jahrhunderts erschienen sind, gab es zwar meistens auch ein Kapitel zur Fettleibigkeit, aber ebenso eines zur Unterernährung. Heute gibt es in vergleichbaren Werken in der Regel kein Kapitel mehr zur Unterernährung. Dieses existiert als gesellschaftliches Problem nicht mehr. Seit etwa hundert Jahren können sich, abgesehen von den Kriegszeiten, fast alle Menschen in Westeuropa so ernähren, dass sie nicht mehr hungern müssen. Die Industrialisierung der Landwirtschaft, neue Konservierungstechniken, neue und schnellere Formen des Transports haben bei uns dazu geführt, dass Hunger kein aktuelles Thema mehr ist. Sorge bereitet nun hingegen der Überfluss, aus dem das Massenphänomen Übergewicht entstanden ist.

Hunger und Überfluss

Dieses veranschaulicht u. a., dass die evolutionäre Programmierung des Menschen ihn dazu veranlasst, möglichst viel, vor allem möglichst viel Zucker und Fett zu sich zu nehmen, um zu überleben. Es gibt ohne Zweifel auch physiologische Regulierungen der Sättigung, die den Menschen dazu veranlassen, eine Mahlzeit zu beenden. Dennoch scheint die genannte evolutionäre Programmierung eine Gegensteuerung darzustellen. Hätten Menschen vor 100.000 Jahren mit einer gerade möglichen Nahrungsaufnahme nur ihren aktuellen Hunger gesättigt, so hätten sie vermutlich nicht überlebt. Sie mussten so viel wie möglich zu sich nehmen, da sie nicht wussten, ob sie in den nächsten Tagen überhaupt etwas zu essen bekamen.

evolutionäre Programmierung

Unsere Kultur hat verschiedene Strategien entwickelt, um die aus dem Überfluss sich entwickelnde Übergewichtszunahme zu reduzieren. Der im 20. Jahrhundert stetig fallenden Schlankheitsnorm fiel u. a. die Funktion zu, der drohenden Übergewichtslawine Einhalt zu bieten.

In diesem Kapitel werden nun keine gesellschaftlichen Strategien, sondern Interventionen von Gesundheitsexperten vorgestellt, die helfen sollen, erstens das Problem Übergewicht und

Adipositas zu bewältigen, zweitens andere Essstörungen zu verhindern oder erfolgreich zu behandeln. Im Folgenden werden zunächst Gesundheitsaufklärung und -erziehung skizziert und deren Effekte beleuchtet. Anschließend wird umrissen, was Prävention ist. Hinsichtlich der Prävention werden die Begriffe Verhaltens- vs. Verhältnisprävention diskutiert. In diesem Zusammenhang wird auch der Begriff der Gesundheit erläutert. Was Gesundheitsförderung ist, wird anschließend vorgestellt. Darauf folgend wird auf den Begriff Beratung eingegangen und dieser mit einem Beispiel veranschaulicht.

Unter der Überschrift Psychotherapie werden zunächst die Konsequenzen für Diagnostik und Psychotherapie der in Kapitel 3 vorgestellten psychologischen Schulen dargestellt. Anschließend werden störungsspezifische Konzepte zur Behandlung von Essstörungen skizziert und darauf folgend die Erfolge von Interventionen aller Art bezüglich Essstörungen dargestellt. Dieses Kapitel wird abgeschlossen mit einem Blick auf Public Health. Public-Health-Interventionen zielen weniger auf das Individuum, sondern auf die gesamte Bevölkerung. Erst in den letzten Jahren hat sich eine Disziplin entwickelt, die sich Public Health Nutrition nennt und Public Health und Oecotrophologie besser zu verknüpfen versucht.

6.1 Gesundheitsaufklärung und -erziehung

Gesundheitsaufklärung und -erziehung wird von den unterschiedlichsten Professionen aus unterschiedlichen Perspektiven betrieben. Dies mag erklären, warum allgemein akzeptierte Definitionen weder zur Gesundheitsaufklärung noch zur Gesundheitserziehung vorliegen.

Selbstverantwortlichkeit

Die historischen Quellen von Gesundheitsaufklärung und -erziehung lassen sich jedoch relativ gut ermitteln. Gesundheitsaufklärung und -erziehung basieren zum einen auf der philosophischen Aufklärung. Nach dem deutschen Philosophen Kant soll jeder Bürger einen Ausgang aus seiner selbst verschuldeten Unmündigkeit finden. Damit meinte er, dass man sich nicht vorschreiben lassen soll, was man zu denken hat. Unmündigkeit besteht für Kant darin, sich blind in Traditionen hineinzustellen, ohne zu einem eigenständigen Urteil zu gelangen. Nun war Kant kein Gesundheitsexperte. Dennoch lässt sich sein Ansatz auf gesundheitliche Belange übertragen. Der Bürger soll Verantwortung für seine Gesundheit übernehmen und sich diesbezüglich hinreichend bilden. Gesundheitsaufklärung – und -erziehung der Gesundheitsexperten sollen dazu dienen, selbstverantwortliches Gesundheitsverhalten zu unterstützen.

Die Bürgerinnen und Bürger können erst dann erhöhte Cholesterinwerte verhindern, wenn sie wissen, wie durch eine angemessene Ernährung gesunde Blutfettwerte entwickelt werden können.

B

Dieses Beispiel veranschaulicht, dass Gesundheit nicht nur Schicksal und genetische Programmierung ist, sondern zu einem guten Anteil in den eigenen Händen liegt. Jeder und jede kann Einfluss auf die eigene Gesundheit nehmen. Bezüglich der Ernährung wird davon ausgegangen, dass sie hilft, sich nicht nur gesund zu erhalten, sondern sich auch wohler zu fühlen. Gesunde Ernährung wäre so nicht Verzicht und Leiden, sondern ein Mittel, sich besser zu fühlen. Gesundheitsaufklärung und -erziehung unterstützen diesen Prozess zu psychischem, körperlichem und natürlich auch sozialem Wohlbefinden.

Zum anderen resultieren die derzeit dominierenden Konzepte von Gesundheitsaufklärung und -erziehung aus einer politischen Notwendigkeit, nämlich der Aufgabe moderner Nationalstaaten, über eine durchschnittlich hinreichend gesunde Bevölkerung zu verfügen. Der vormoderne Staat hatte keine Veranlassung, sich intensiv um den Gesundheitszustand seiner Bevölkerung zu kümmern, da seine Stärke nicht zentral hiervon abhing. Ein Ludwig XIV. hat sich um die Bevölkerung keine Sorgen gemacht. Er brauchte sie sehr viel weniger als moderne Nationalstaaten. Die industrielle Produktion und das Massenheer im modernen Staat sind jedoch auf eine hinreichend gesunde Bevölkerung angewiesen. Gesundheitsaufklärung und -erziehung dienen dementsprechend dazu, den Gesundheitszustand und damit die Arbeitsfähigkeit der Bevölkerung zu verbessern.

gesellschaftliche Erfordernisse

Im modernen Nationalstaat wird zwar im Sinne Kants an den verantwortungsbewussten individuellen Umgang mit der eigenen Gesundheit appelliert, dennoch wird davon ausgegangen, dass es dem einzelnen Bürger nicht gelingt, vollkommen selbstständig dieses Ziel des verantwortungsbewussten Umgangs mit

Unterstützung durch den Staat

dem eigenen Körper zu erreichen. Dementsprechend bedarf jeder Einzelne der Unterstützung durch die Gesellschaft, um sich gesundheitsgerecht zu verhalten. Gesundheitsaufklärung und -erziehung sind Elemente dieser Unterstützung. Die hierzu initiierten Programme vermitteln auf den unterschiedlichsten Ebenen Informationen zu Gesundheit und Krankheit im öffentlichen Raum (Gesundheitsaufklärung) oder im Bildungssektor (Gesundheitserziehung). Die Interventionsebenen reichen von Werbeaktionen (Plakate gegen das Rauchen), Informationsbroschüren, Gesundheitserziehung im Kindergarten oder Schule bis zum individuellen Gespräch. Werden Broschüren verteilt, um zu informieren, wie man sich gegen eine HIV-Infektion schützen kann, dann kann durchaus daraus auch ein persönliches Beratungsgespräch entstehen.

Wissen – Handeln?

Beide Strategien (Gesundheitsaufklärung und -erziehung) implizieren die Idee einer lernfähigen Bürgerin bzw. eines lernfähigen Bürgers, der die auf kognitiver, affektiver und motivationaler Ebene angebotenen Informationen in eigenes Gesundheitsverhalten umsetzen kann. Genau diese Umsetzung bildet das Problem, da Gesundheitsverhalten durch viele Faktoren bestimmt ist und Verhaltensänderungen nicht allein durch die Vermittlung von Gesundheitsinformationen erzielt werden können. Obwohl dies bekannt und empirisch gut belegbar ist, hat sich die Idee dennoch aufrechterhalten, dass man nur genügend finanzielle Mittel bräuchte, um z. B. eine Nicht-Raucher-Aufklärungskampagne zu initiieren, in deren Folge dann der Nikotinabusus deutlich sinken würde.

Die im letzten Kapitel vorgestellten gesundheitspsychologischen Modelle von Schwarzer und Prochaska resultieren u. a. aus dieser Erkenntnis, dass reines Wissen nicht ausreicht, um sich gesundheitsgerecht zu verhalten. Deshalb betont Schwarzer z. B. die Ebene der Handlung. Prochaska macht darauf aufmerksam, dass Emotionen mit angesprochen werden müssen, damit Menschen ihr Gesundheitsverhalten ändern können. Dass Gesundheitsaufklärung sehr viel weniger erfolgversprechend ist, als angenommen, ist mittlerweile Gemeingut geworden (Badura/Ritter 1997).

soziale Netzwerke

Allerdings trifft das dann nicht zu, wenn Gesundheitsaufklärung von einem sozialen Netz wie bei der HIV-Prävention betrieben wird, das aus Personen der entsprechenden Risikogruppen besteht, die in diese Risikogruppen hineingehen und vor Ort arbeiten. Gesundheitsaufklärung muss also, wenn sie erfolgreich sein will, mit anderen Interventionsformen verknüpft werden. Gesundheitsaufklärung muss darüber hinaus in der Darstellung von Information die jeweilige Zielgruppe berücksichtigen (Kolip/Hurrelmann 1996).

Es gibt viele Faktoren, die die Umsetzung von Gesundheitswissen in Gesundheitsverhalten erschweren. Nach Schwarzer (2004) muss z. B. eine Person, die ihr Gesundheitsverhalten ändern will, sich zutrauen, dieses zu ändern (s. Kap. 5). Schwarzer beschreibt auch die alltagsnahen Hindernisse, wie etwa die Nichtverfügbarkeit von wintergerechten Joggingschuhen, die sich einer Änderung des Gesundheitsverhaltens in den Weg stellen können. Zudem kann man keineswegs davon ausgehen, dass diejenigen, die sich gesundheitsabträglich verhalten, grundsätzlich auch die Absicht haben, ihr Gesundheitsverhalten zu ändern. Soziale Faktoren wie Schichtzugehörigkeit oder kulturelle Determinanten haben erheblichen Einfluss darauf, ob jemand sich gesund verhält oder sein Gesundheitsverhalten ändert. So wurde weiter oben ersichtlich, dass die unteren Schichten über Ernährung anders denken als die mittleren und die oberen. In den unteren Schichten ist es wichtig, richtig satt zu werden und den Tag zu genießen. Die mittleren und oberen Schichten denken mehr an die Zukunft, nehmen potenzielle Gesundheitsbeeinträchtigungen vorweg und wissen, dass sie dünn und dynamisch aussehen müssen, um auf dem Markt zu bestehen.

erschwerende Faktoren

Die genannten Faktoren veranschaulichen, wie weit der Weg von Gesundheitsaufklärung und -erziehung zur Änderung des Verhaltens sein kann. Aufgrund des Umstands, dass Gesundheitsaufklärung und -erziehung nicht in dem erwarteten Ausmaß dazu beigetragen haben, den durchschnittlichen Gesundheitszustand der Bevölkerung zu erhöhen, gelten sie beide entweder als überholt oder als ergänzungsbedürftig. Mittlerweile werden sie als Elemente der umfassenderen Gesundheitsförderung begriffen, die unter Zuhilfenahme psychosozialer Interventionen bessere Erfolge zu erzielen verspricht. Vor allem die reine Gesundheitsaufklärung ist in die Kritik geraten. An der Gesundheitserziehung wird Kritik geübt, weil sie im Wesentlichen am individuellen Verhalten ansetzt und übersieht, wie sehr das individuelle Gesundheitsverhalten von Umweltvariablen beeinflusst wird. Eine weitere Kritik an der Gesundheitserziehung besteht ähnlich wie an der Gesundheitsaufklärung darin, dass trotz des Ansetzens am individuellen Verhalten Gesundheitserziehung zu global und unspezifisch vorgeht. Die unterschiedlichen Zielgruppen oder die Besonderheiten der zu erziehenden Individuen werden nur unzureichend berücksichtigt.

Selbstentfaltung

Gesundheitserziehung wird allerdings nicht nur als Vermittlung von Gesundheitsinformationen begriffen: In der Tradition des Bildungsbegriffs Humboldts oder Schleiermachers gilt diese als nicht an den Utilitarismus bzw. an reines Nützlichkeitsdenken gebundener Bildungsprozess, der auf die Selbstentfaltung und Erhöhung der Selbstverantwortlichkeit des Menschen zielt. Dieser Begriff von Gesundheitserziehung hat wiederum eine Nähe zu dem der aktuellen Gesundheitsförderung. Diese wird weiter unten beschrieben. In dieser Perspektive ließe sich die Gesundheitserziehung nicht unter die Gesundheitsförderung subsumieren. Vielmehr ließen sie sich als verwandte Konzepte verstehen.

Im Folgenden sollen einige neuere Ansätze in der Gesundheits- und Ernährungserziehung vorgestellt werden. Die weiter unten skizzierten präventiven Strategien sind teilweise in den Ansätzen enthalten. Gesundheits- und Ernährungserziehung, Prävention und Gesundheitsförderung lassen sich programmatisch differenzieren, aber realiter häufig nicht trennscharf voneinander abgrenzen.

zielgruppenbezogen

Partizipation: In der Gesundheitserziehung, aber auch speziell in der Ernährungserziehung, sind in den letzten 20 Jahren neue, erfolgversprechendere Modelle entwickelt worden, die sich aber keineswegs überall durchgesetzt haben. In Deutschland ist davon z. B. noch wenig zu spüren. Die traditionelle Ernährungserziehung schreibt autoritär vor, wie sich die Bevölkerung zu ernähren hat, sie richtet sich an das Individuum, ohne dessen Rahmenbedingungen zu berücksichtigen. Das ist dann besonders heikel, wenn Menschen über geringe finanzielle Mittel verfügen. Die tendenzielle Unmöglichkeit, diese Ernährungsempfehlungen umzusetzen – fünfmal Gemüse und Obst bei einem Sozialhilfesatz – führt dann eher zu einer Diskriminierung dieser Bevölkerungsgruppen. Die traditionelle Ernährungserziehung hat geringe Effekte und ändert, wenn überhaupt, nur das Ernährungswissen, nicht aber das Essverhalten. Die neuen Modelle sind partizipatorisch angelegt, d. h. die Zielgruppe wird in Entscheidungsprozesse mit einbezogen. Sie kann selbst mit gestalten, und ihre Rahmenbedingungen werden nicht vernachlässigt. Diese Form der Ernährungserziehung erzielt bessere Effekte, auch auf der Verhaltensebene (Calderon 2001).

Anderson et al. (1998) haben sich mit der Frage auseinander gesetzt, warum Ernährungserziehung nicht immer die gewünschten Erfolge zeitigt. Sie wählten die Kampagne „Take Five", die auch in Deutschland gestartet worden ist: „fünfmal am Tag Obst und Gemüse essen!" aus, um zu ermitteln, wo die Schwierigkeiten bei der Umsetzung liegen. Die Stichprobe, die sie untersuchten, bestand aus gut informierten und motivierten Probandinnen und Probanden. Mangelndes Wissen und fehlende Motivation konnten also nicht die Gründe darstellen, die dazu führen, dass eine Person zu wenig Obst und Gemüse ist. Sie ermittelten hingegen, dass ihre Probanden finanzielle Grenzen, Zeitknappheit und mangelnde Einkaufsmöglichkeiten als Barrieren benannten. Des Weiteren wurden Schwierigkeiten bei der Versorgung mit Nahrung auf der Arbeit wahrgenommen. Insgesamt wurde der Außer-Haus-Verzehr als problematisch erlebt, was die hinreichende Versorgung mit Obst und Gemüse betraf. Mit ihrer Studie machen Anderson und Mitarbeiter klar, dass das hinreichende Wissen oder der gute Wille nicht ausreichen, um sich gesund zu ernähren. Es müssen auch die entsprechenden Rahmenbedingungen vorhanden sein.

Genau an diesem Punkt – der Änderung der Rahmenbedingungen – setzen auch Lassen et al. (2003) an. Sie gehen ebenfalls davon aus, dass reine Wissensvermittlung nicht ausreicht, um Gesundheitsverhalten zu ändern. Vielmehr müssen strukturelle Umfeldbedingungen mit einbezogen werden. Sie intervenierten in fünf Werkskantinen, änderten deren Lebensmittelangebot und konnten erreichen, dass nachhaltig der Konsum von Früchten und Gemüse anstieg. Beresford et al. (2001) intervenierten auf ähnliche Weise am Arbeitsplatz und konnten in einem Follow up nach zwei Jahren feststellen, dass in der Interventionsgruppe immer noch mehr Obst und Gemüse gegessen wurde als in der Kontrollgruppe.

Interventionen in Schulen: Gesundheits- und Ernährungserziehung findet seinen bevorzugten Ort nach wie vor in der Schule. Angesichts der zunehmenden Verbreitung von problematischem und gestörtem Essverhalten unter Jugendlichen, vor allem unter

Mädchen, wird anders als etwa vor 20 Jahren in der schulischen Gesundheitserziehung nicht nur darüber informiert, was eine gesunde Ernährung ausmacht. Vielmehr wird versucht, Programme zu entwickeln und umzusetzen, die verhindern sollen, dass junge Mädchen Essstörungen entwickeln. Diese Programme zielen z. B. auf eine erhöhte Zufriedenheit mit dem eigenen Körper und ein besseres Selbstwertgefühl ab. Sie bewirken zuweilen aber genau das Gegenteil. Sie begünstigen gestörtes Essverhalten oder haben langfristig keine Erfolge.

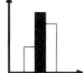

In einer Studie von McVey et al. (2004) konnten mit einigen Unterrichtsstunden nur kurzfristig die Zufriedenheit mit dem Körper und das globale Selbstwertgefühl erhöht werden. Es gab zumindest langfristig keine negativen Effekte.

Wagner et al. (2005) entwickelten ein Ernährungserziehungsprogramm nicht nur für die Grundschule, sondern auch für den Kindergarten. Mit Hilfe einer quasi-experimentellen Studie kamen sie zum Schluss, dass sich über alle untersuchten Altersstufen hinweg das Wissen über gesunde Ernährung signifikant erhöht hat. Veränderungen in der Einstellung zur Ernährung und im Essverhalten waren schwieriger zu ermitteln. Auch bei dieser Studie deutet sich die Kluft zwischen Ernährungswissen und Ernährungsverhalten ab. Wissen führt nicht automatisch zu einem entsprechenden Verhalten.

Computergestützte Interventionen: In der Gesundheits- und Ernährungserziehung ist noch ein weiterer neuer Trend in den letzten Jahren festzustellen: die Nutzung computergestützter Interventionen. Diese sind nicht nur kostengünstiger als Face-to-face-Interaktionen, sie können Essgestörte auch früher erreichen. Viele Essgestörte schämen sich wegen ihrer Essprobleme und meiden deshalb den Kontakt zu professionellen Helfern.

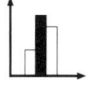

Zabinski et al. (2001) implementierten ein derartiges Programm und konnten feststellen, dass sich in der Interventionsgruppe die Unzufriedenheit mit dem eigenen Körper verringert hatte.

6.2 Prävention

Prävention bedeutet übersetzt: zuvorkommen. Sie besteht aus Interventionen, die greifen sollen, bevor jemand ernsthaft erkrankt ist, oder aus Maßnahmen, die verhindern sollen, dass bestehendes Leiden sich verschlimmert. Sie wird häufig begriffen als das Gegenteil von Heilung bzw. Kuration. Prävention ist eine Teildisziplin der Medizin, die überall seit Jahrtausenden dort greift, wo Menschen zusammen leben. Sie dokumentiert sich z. B. in Hygienevorschriften, Gesetzen zur Sauberkeit der Straßen oder des Wassers. Auch Lebensmittelgesetzgebung ist hier zu nennen.

Im Zentrum der Prävention stehen seit ca. 50 Jahren individuelle Risikofaktoren oder auch menschliches Risikoverhalten. So wird ermittelt, welche Risikofaktoren das Schlaganfallrisiko erhöhen. Die Bevölkerung wird dementsprechend ermahnt, den Bluthochdruck als Risikofaktor ernst zu nehmen. Mit Risikoverhalten ist auch gemeint, ob und wie sich jemand vor ansteckenden Erkrankungen oder ob und wie sich jemand vor Sonnenbrand schützt. Prävention wird *traditionell* unterschieden in

Risikofaktoren

- primäre Prävention: Krankheitsverhütung
- sekundäre Prävention: Krankheitsfrüherkennung
- tertiäre Prävention: Verhütung der Verschlimmerung bestehenden Leidens

Primäre Prävention: Primäre Prävention könnte bei Adipositas bedeuten, dass Schwangere geschult werden, wie sie sich selbst und später das Kind so ernähren sollen, damit sie keine Adipositas bekommen. Primäre Prävention kann aber auch darin bestehen, in einer Kindertagesstätte oder Schule die Gemeinschaftsverpflegung der Schülerinnen und Schüler anders zu gestalten: z. B. ein größeres Angebot an Obst und Gemüse.

Pigeot et al. (2004) stellen bezüglich der Primärprävention in der BRD fest, dass es sehr wenige wissenschaftlich fundierte und evaluierte Primärpräventionsprogramme von Übergewicht und Adipositas gibt. Zwar werde allenthalben die zunehmende Verbreitung der Adipositas im Kindes- und Jugendalter beklagt, nur werde erstaunlicherweise wenig dagegen getan.

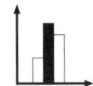

Missverhältnis Prävention – Kuration

Müller (2005b) sieht ein grundlegendes Missverhältnis zwischen Prävention und Kuration. Obwohl klar bewiesen sei, dass verbesserte Umweltbedingungen die zentrale Wirkgröße bei der gesundheitlichen Lage der Bevölkerung sei, werde hierin sehr wenig finanziell investiert. Müllers Plädoyer lautet daher, Prävention und Gesundheitsförderung auszubauen.

Wechsel des Krankheitspanoramas

Auch die WHO hat die randständige Position der Prävention, das nicht nur Deutschland betrifft, erkannt und „Die globale Strategie... zur Förderung gesunder Ernährung und körperlicher Aktivität" ins Leben gerufen (Keller/Schiebel 2005). Ausgangspunkt der WHO ist die Wandlung des Krankheitspanoramas. Dominierten früher übertragbare Krankheiten, so stehen heute, außer in Afrika, nicht übertragbare Erkrankungen wie Diabetes mellitus, Adipositas oder Krebs im Vordergrund. Diese sind für fast 50 % aller Erkrankungen weltweit verantwortlich. Im Jahr 2020 sollen sie für 60 % aller Erkrankungen und 73 % aller Todesfälle verantwortlich sein. Die Strategien der WHO zielen zuerst auf die Ebene der Politik. Rahmenbedingungen sollen verändert werden.

Ebene der Politik

Die Ratschläge der WHO schließen Maßnahmen, die auf Veränderung des Individuums zielen, nicht aus. Mit der Ebene der Politik ist z. B. gemeint, dass bei Kampagnen wie „fünfmal am Tag Obst und Gemüse" geprüft wird, ob überhaupt genug an Obst und Gemüse produziert wird, um die Umsetzung der Kampagne zu gewährleisten. Derzeit wird offenbar noch nicht genug Obst und Gemüse produziert (WHO 2003).

Wertevermittlung

Primäre Prävention bei Anorexia nervosa oder Bulimia nervosa wird in geringem Maß als gesundheitspolitische Aufgabe begriffen. Möglicherweise liegt dies an der relativ geringen Verbreitung dieser Essstörungen. Primäre Prävention bei Bulima nervosa und Anorexia nervosa wird dementsprechend in Deutschland wenig umgesetzt. Primäre Prävention könnte bedeuten, das Schlankheitsideal unserer Kultur zu verändern. Schließlich bildet die Unzufriedenheit mit dem eigenen Körper und mit dem eigenen Gewicht einen zentralen Auslöser bei der Herausbildung dieser Störungen. Es wäre zu vermuten, dass mit einem liberaleren Schlankheitsideal dieser Auslöser geringer werden würde. Aber offenbar ist unsere Gesellschaft nicht bereit, das vorherrschende Schlankheitsideal zu verändern. Möglicherweise liegt dies daran, dass dieses Ideal zentrale Werte unserer Gesellschaft repräsentiert: Selbstkontrolle und Disziplin. Unsere Gesellschaft ist vermutlich bereit, einen Preis für die Propagierung von Selbstkontrolle und Disziplin mit Hilfe des Schlankheitsideals zu zahlen. Der Preis besteht in der Existenz von Bulimia nervosa und Anorexia nervosa. In dieser Abwägung zwischen Wertevermittlung und Begünstigung von Krankheiten siegt in diesem Fall die Wertevermittlung.

Jenseits dieser Möglichkeit, auf der gesellschaftlichen Ebene zu intervenieren, können auch individuumsbezogene Präventionsprogramme durchgeführt werden. Baranowski und Hetherington (2001) haben dies getan. Sie entwickelten ein Essstörungspräventionsprogramm und setzten dies bei Mädchen ein, die noch nicht in der Pubertät waren. Die Kontroll-Intervention bestand aus einem Programm, das über Obst und Gemüse informierte. Zwar konnte in beiden Gruppen das Selbstwertgefühl erhöht werden, aber nur in einem sehr geringen Maße. Mangelndes Selbstwertgefühl wird häufig als Ursache von Essstörungen angesehen. Diejenigen, die über ein geringes Selbstwertgefühl verfügen, könnten auf den Gedanken kommen, über einen perfekten Körper das Selbstwertgefühl zu erhöhen. Die Autorinnen vermuten, der geringe Behandlungserfolg könnte damit zusammenhängen, dass die behandelten Mädchen noch nicht in der Pubertät waren, also noch nicht zur Hochrisikogruppe gehörten. Es wäre aber auch denkbar, dass die Intervention einfach zu kurz war. Sie dauerte nur fünf Wochen.

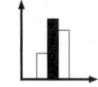

Favaro et al. (2005) kommen bei ihren Untersuchungen zu etwas anderen Schlüssen. Wollen Baranowski und Hetherington Hochrisikogruppen ansprechen, und versprechen sich diese davon höhere Erfolge, so sind Favaro und Mitarbeiter mit ihren Studien zu dem Schluss gekommen, dass Prävention bei Hochrisikogruppen wenig erwirkt. Dementsprechend fokussieren sie z. B. alle Mädchen einer bestimmten Altersgruppe.

Eine ganz andere Präventionsstrategie haben McVey et al. (2005a) gewählt. Sie haben in einer bestimmten Region zahlreiche Gesundheitsexperten, so genannte Multiplikatoren, bezüglich der Problematik von Essstörungen weitergebildet – in der Hoffnung, dass Essstörungen besser verhindert und besser behandelt werden können. Es bleibt abzuwarten, ob diese Präventionsstrategie den gewünschten Erfolg erbringen wird.

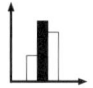

Sekundäre Prävention: Sekundäre Prävention bedeutet Krankheitsfrüherkennung. Sie könnte bei Adipositas noch am ehesten gelingen, weil diese sichtbar ist. Die meisten Gesundheitsexperten und -expertinnen verfolgen derzeit folgende Strategie: Sekundäre Prävention sollte bei der Adipositas so früh wie möglich greifen, sprich: im Kindes- und Jugendalter, weil bei den Erwachsenen die Behandlungserfolge gering sind. Aber auch bei Kindern und Jugendlichen ist sekundäre Prävention schwierig. Durch einen Kinderarzt ist die Diagnose Übergewicht bei Kindern und Jugendlichen zwar relativ einfach zu stellen. Aber es kommen nicht alle Kinder und Jugendliche zum Kinderarzt. Gerade die Kinder und Jugendlichen aus den so genannten unteren Schichten, die besonders häufig adipös werden, haben ein geringeres Inanspruchnahmeverhalten professioneller Hilfe. Aber selbst, wenn sie kommen würden, reicht ein Satz der behandelnden Ärztin: „Sie sollten abnehmen" nicht aus, damit es zur Gewichtsabnahme kommt. Und sollten die Kinder und Jugendlichen zur Gewichtsabnahme bereit sein, dann heißt das nicht automatisch, dass ihre Eltern sie hierin unterstützen.

Status Arzt – Klient

Je weiter die zu behandelnde Klientel hinsichtlich des sozioökonomischen Status – und dies betrifft Kinder, Jugendliche und Erwachsene gleichermaßen – von den Gesundheitsexperten entfernt ist, desto schwieriger wird sekundäre Prävention. Wenn Ärztin und Klient aus unterschiedlichen Schichten, Ethnien oder Kulturen stammen, werden Prävention und alle anderen Formen der Intervention problematisch. Die Vorschläge unterbreitende Ärztin wird dann möglicherweise unter der gleichen Kategorie rubriziert wie der Polizist, der gestern einen Strafzettel unter den Scheibenwischer geklemmt hat. Experten und Betroffene können demnach sehr uneinig darüber sein, ob und wann eine Behandlung einsetzen soll.

Uneinsichtigkeit

Sekundäre Prävention bei Anorexia nervosa und Bulimia nervosa ist noch schwieriger. Bei der Anorexia nervosa sind die Grenzen zwischen Realisieren des Schlankheitsideals und Krankheit fließend. Die von Anorexia nervosa Betroffenen können sich über das vorherrschende Schlankheitsideal legitimieren. Sie können sich auf die Models auf dem Laufsteg berufen, die nicht anders aussehen als sie selbst. Anorektikerinnen auf eine mögliche Essstörung anzusprechen ist meist nicht einfach, weil sie die Ansicht ihrer Eltern, Lehrerinnen und Ärzten nicht teilen, essgestört zu sein. Aus der Sicht der Expertinnen und Experten sind Anorektikerinnen nicht krankheitseinsichtig. Somit erreicht sekundäre Prävention die Anorektikerinnen nicht.

Vergleichbar schwierig ist sekundäre Prävention auch bei der Bulimia nervosa. Bulimikerinnen ist es nicht anzusehen, dass sie ein Essproblem haben. Sie sehen eventuell blass aus, haben Augenringe, haben Probleme mit ihren Zähnen. Aber diese Merkmale haben diverse Ursachen. Auch eine Ärztin oder ein Arzt wird ohne Mitteilung der Patientin eine entstehende Bulimia nervosa nicht einfach diagnostizieren können. Die Betroffenen wiederum schämen sich wegen ihres Essproblems und verheimlichen dies in aller Regel. Meist sind sie sich über eine lange Zeitstrecke nicht im Klaren, dass sie ein Essproblem haben. Die Essbrechanfälle können als vorübergehende kurze Episode verharmlost werden, sie können als nicht existent verleugnet werden. Oft dauert es Jahre von Beginn der bulimischen Symptomatik bis zu dem subjektiven Eingeständnis, ein massives Essproblem zu haben.

Bezüglich der primären und sekundären Prävention darf nicht unerwähnt bleiben, dass deren Logik „Je früher eingreifen, umso besser" empirisch nicht durchgängig gestützt werden kann: Bislang konnte also nicht ein vermeintlich plausibler Zusammenhang zwischen möglichst frühzeitiger Intervention und damit verbundener verkürzter Krankheitsdauer empirisch gestützt werden. Das möglichst frühzeitige Eingreifen erstickt die Krankheit sozusagen nicht im Keim (Reas et al. 2001).

Was die primäre und sekundäre Prävention bei Adipositas, Anorexia nervosa und Bulimia nervosa betrifft, da eröffnet sich ein prinzipielles Dilemma. Präventionsprogramme gegen Adipositas können potenziell die Entstehung von Anorexia nervosa und Bulimia nervosa begünstigen. Sie können die Angst, adipös zu sein oder zu werden, schüren und so in Bemühungen, das eigene Essverhalten zu zügeln, münden. Präventionsprogramme gegen Adipositas können so ungewollt die Schlankheitshysterie unserer Gesellschaft mit unterstützen.

Präventionsdilemma

Tertiäre Prävention: Tertiäre Prävention greift bei Leiden, die bereits bestehen und als solche von den Betroffenen in der Regel auch anerkannt werden. Es können dann Beratung, Trainings oder Psychotherapie angeboten werden, um eine Verschlimme-

Krankheitseinsicht

rung des Leidens zu verhindern. Tertiäre Prävention setzt die so genannte Krankheitseinsicht voraus. Die Betroffenen haben den sicheren Eindruck, etwas tun zu müssen. Sie nähert sich dem an, was üblicherweise als Gegensatz der Prävention begriffen wird: der Kuration, also der Heilung bestehenden Leidens.

feste Gewohnheiten Primäre, sekundäre und tertiäre Prävention sind prinzipiell und insbesondere bezüglich Essstörungen keine leichten Aufgaben. Hierbei gilt es sich von der Illusion zu verabschieden, dass die Menschen nur darauf warten, die richtigen Tipps von den Gesundheitsexpertinnen und -experten zu erhalten, um sie hernach sofort umzusetzen. Tatsächlich gibt niemand gerne lieb gewordene Gewohnheiten auf. Fernsehen, ohne Pralinen zu essen, erscheint nicht mehr so schön zu sein. Im Winter, anstatt im Warmen zu sitzen, seine Joggingrunden im Park zu drehen, wird zumindest zunächst als unangenehm erlebt. Statt nach der anstrengenden Arbeit nach Hause zu gehen, sich in das Fitnessstudio zu begeben erweckt in der Regel keine spontanen Jubelschreie.

Wenn übermäßiges Essen bei der Adipositas und bei der Bulimia nervosa genutzt wird, um soziale und psychische Konflikte zu bewältigen, dann erscheint es den Betroffenen zunächst als unmöglich, darauf zu verzichten. Appelle wie „Essen Sie nicht so viel" werden dann als fruchtlos wahrgenommen und verschlimmern potenziell nur die Situation. Präventive Strategien deprimieren oder verärgern die Betroffenen eher, als dass sie hilfreich wären. Die von den Präventionsexperten wahrgenommene Missachtung ihrer Arbeit durch die Betroffenen wäre so nicht als desinteressiert oder als *bösartig* einzustufen. Vielmehr resultiert das Desinteresse aus der Hilflosigkeit, keine besseren Bewältigungsmuster zur Verfügung zu haben als übermäßiges Essen oder massive Esskontrolle bei der Anorexia nervosa. Diese Problemlage betrifft nicht nur die Prävention, sondern alle anderen Interventionen ebenso.

bewährte Präventionsprogramme Trotz der genannten Schwierigkeiten haben sich in der BRD einige Präventionsprogramme etabliert und gut bewährt. Zu ihnen gehört

- Freiburg Intervention Trial for Obese Children (FITOC),
- Obeldicks,
- Kiel Obesity Prevention Study (KOPS),
- Powerkids und
- Moby Dick.

Diese Programme orientieren sich an den Richtlinien der Arbeitsgemeinschaft Adipositas im Kindes- und Jugendalter. Sie sind interdisziplinär ausgelegt, beziehen die Eltern mit ein und legen Wert auf Evaluation. Diese Programme unterscheiden sich inhaltlich nicht gravierend. Sie basieren auf den drei Säulen der Behandlung von Adipositas: Ernährungsumstellung, Verhaltens- und Bewegungstherapie.

Bevölkerungsstrategie vs. Risikogruppenstrategie: Prävention wird, wie schon erwähnt, seit Jahrtausenden durchgeführt. Für die letzten Jahre lassen sich neuere Tendenzen festhalten. Zu diesen gehört z. B. Folgendes: Im Rahmen von Prävention wird prinzipiell unterschieden in Bevölkerungsstrategie und Risikogruppenstrategie. Mit Bevölkerungsstrategie ist gemeint, dass sich eine Intervention auf die gesamte Bevölkerung bezieht.

Die Fluorbeigabe in Trinkwasser stellt eine derartige Strategie dar. Bevölkerungsbezogene Strategie impliziert hier auch, dass sich niemand entziehen kann. Jedes Wasser, das aus dem Hahn fließt, ist mit Fluor versehen. Oder allen Menschen ist es verboten, in S- und U-Bahnen zu rauchen.

Die HIV-Präventionsstrategien fokussierten in der BRD z. B. lange Zeit vornehmlich auf männliche Homosexuelle und auf bestimmte Drogenkonsumenten. Hintergrund war hierfür, dass in diesen beiden Gruppen die HIV-Infektion besonders stark verbreitet war.

Risikogruppenstrategien zielen, wie der Name schon sagt, nur auf bestimmte Gruppen.

Sie müssen sich damit befassen, wie sie die Risikogruppen definieren. Hinsichtlich der Bluthochdruckproblematik stellt sich dann die Frage, ob Interventionen bei der relativ kleinen Gruppe mit sehr hohem Blutdruck ansetzen sollen oder ob die viel größere Gruppe mit milder Hypertonie erreicht werden soll. Diese Frage hat auch eine ökonomische Dimension: Lohnt es sich eher, auf die kleine Gruppe mit sehr hohem Blutdruck zu zielen? Oder ist es erfolgreicher, die milde Hypertonie zu fokussieren? Erfolgreich ist hier so zu übersetzen, dass die finanziellen Aufwendungen in Beziehung gesetzt werden mit z. B. der Senkung der Herzinfarktrate.

Präventionskonzept der WHO: Die WHO (2000) hat den Präventionsgedanken neu formuliert. Sie hat sich von der Aufteilung in primäre, sekundäre und tertiäre Prävention verabschiedet. Als zu verwirrend und zu wenig praxisrelevant wird diese Aufteilung beurteilt. Die Unterscheidung zwischen Prävention und Kuration ist auch nicht mehr relevant. Die WHO verbindet in ihrem neuen Präventionsansatz Prävention mit Kuration. In die neue Einteilung werden zudem auch Elemente von Gesundheitsförderung einbezogen, die weiter unten noch ausführlicher vorgestellt wird. Die WHO hat bei ihren Präventionsbemühungen die Adipositas in den Vordergrund gestellt, da sich diese nicht nur in den Industrieländern, sondern auch in den sich entwickelnden Ländern ausbreitet. Am Beispiel der Adipositas wird nun das neue Präventionskonzept der WHO vorgestellt. Sie unterscheidet in:

- „Universal/public health prevention" (WHO 2000, 160): Allgemeine, auf die gesamte Bevölkerung bezogene, Gesundheitsförderung ist damit gemeint – oder auf eine bestimmte Gemeinde oder Region. Sie zielt auf die Stabilisierung des Ausmaßes an Adipositas, versucht, die Inzidenzrate an Adipositas zu verringern und eventuell auch die Prävalenzrate. Allgemeine, auf die gesamte Bevölkerung bezogene, Gesundheitsförderung könnte etwa bedeuten, neue Lebensmittelgesetze zu verordnen. Es könnte bedeuten, dass die Lebensmittelindustrie angesichts der Adipositasepidemie ihre Produktpalette modifiziert.
- „Selective prevention" (WHO 2000, 161): Von selektiver Prävention ist nicht mehr die gesamte Bevölkerung betroffen. Sie richtet sich an Hochrisikogruppen, die besonders gefährdet sind, eine Adipositas zu entwickeln. Wenn bekannt ist, dass bestimmte ethnische Gruppen ein sehr viel größeres Risiko besitzen, Adipositas und Diabetes Typ 2 zu bekommen, dann werden diese im Rahmen der selektiven Prävention besonders angesprochen. Der von der Gesundheitsförderung übernommene Setting-Gedanke (s. u.) soll nun hier Anwendung finden. Das bedeutet, dass nicht flächendeckend gearbeitet wird, sondern in bestimmten Bereichen. Selektive Prävention soll initiiert werden in Schulen, am Arbeitsplatz, in der Kommune, in Supermärkten etc.
- „Targeted prevention" (WHO 2000, 162): Gezielte Prävention findet nicht mehr wie die selektive Prävention in bestimmten Settings statt. Sie richtet sich direkt an Menschen mit Adipositas oder an Menschen, die gefährdet sind, Adipositas zu entwickeln, oder an Menschen, die bereits Folgeerkrankungen von Adipositas haben.

Kriterien für Prävention

Da die Prävention von Adipositas, aber auch von vielen anderen Gesundheitsproblemen, schwierig ist, mehren sich die Bemühungen, Prävention systematisch zu verbessern. So haben Nation et al. (2003) Prinzipien identifiziert, die erfolgreiche Prävention ermöglichen. Zu diesen Prinzipien gehören z. B.

- umfangreiche Programme, die verschiedene Interventionsmethoden beinhalten,
- Programme, die ihre Inhalte angemessen dosieren,
- Programme, die theoriegeleitet sind,
- Programme, die gute menschliche Beziehungen fördern,
- Programme, die den soziokulturellen Rahmen berücksichtigen,
- Programme, die Evaluation mit einschließen,
- Programme, deren Trainerinnen und Trainer gut ausgebildet sind.

6.3 Verhaltens- oder Verhältnisprävention

Der Grundgedanke der Prävention lautet: Jedes Individuum hat die Möglichkeit, im Rahmen der jeweiligen Rahmenbedingungen Einfluss auf seine Gesundheit zu nehmen. Dies ist kein neuer Gedanke. 1526 schrieb Paracelsus ein Buch *liber de vita longa* und nannte mehrere Gründe, die es den Menschen ermöglichen sollten, das eigene Leben zu verlängern:

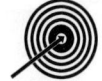

„die eine, do ist kein terminus mortis gesezt, auf welchem Tag wir sterben sollen, sonder wir haben das in unserm gewalt. die andern ursachen ist, das wir die arznei geschaffen haben von dem, der uns beschaffen, zu enthalten den Leib in sein gesamtheit oder zu vertreiben ihm seine krankheiten." (zit. n. Labisch 1992, 46)

Paracelsus betont hier die Möglichkeit des Menschen, Einfluss auf seine eigene Gesundheit und – modern ausgedrückt – auf die eigene Lebenserwartung zu nehmen. Der Todestag ist nicht von vornherein festgesetzt. Kein Schicksal und kein Gott setzen die Zäsur.

Paracelsus war weitsichtig genug zu erkennen, dass die Gesundheit der Menschen nicht nur Sache des einzelnen Menschen ist. Sie hängt nicht nur von seiner gesundheitsgerechten Lebensweise ab, auch nicht nur von der ärztlichen Kunst, die dem Einzelnen zuteil wird, sondern von den öffentlichen Verhältnissen (s. Labisch 1992).

Verhältnisse

Diese Erkenntnis des Paracelsus hat ohne Zweifel auch heute noch Gültigkeit. Die gesündeste individuelle Lebensweise hilft nicht weiter, wenn z. B. Radioaktivität in großem Umfang freigesetzt wird (Tschernobyl).

Bereits mit Paracelsus sind also die Koordinaten der neuzeitlichen Präventionspolitik gesetzt: Verhaltens- und Verhältnisprävention. Verhaltensprävention setzt am Individuum an, Verhältnisprävention an den Rahmenbedingungen.

unauffällige Verhältnisprävention

Wird auf die letzten Jahrhunderte zurückgesehen, dann wird offensichtlich, dass die Verhältnisprävention mit der Etablierung und Entwicklung der modernen Staaten einen starken Aufschwung genommen hat.

Davon künden u. a. zahlreiche – in der Regel wirksame – Gesetze zur Luft-, Wasser-, Nahrungsmittelhygiene oder zu Arbeitsschutzbestimmungen etc.

Doch Verhältnisprävention bleibt häufig unsichtbar. Die Bevölkerung setzt deren Existenz und Wirken als selbstverständlich voraus. Erst potenzielle Lücken in der Verhältnisprävention, die z. B. bei der Diskussion der Grenzwerte des Ozongehalts beim Sommersmog offenkundig werden können, lassen Maßnahmen der Verhältnisprävention in das Blickfeld geraten – aber auch dann nicht unter dem abstrakten Terminus „Verhältnisprävention".

sichtbare Verhaltensprävention

Verhaltensprävention hingegen muss entsprechend ihrer Aufgabe aufmerksamkeitsheischend sein:

Die Bevölkerung wird angehalten und dazu aufgerufen, sich impfen zu lassen, vorsichtig Ski zu fahren, im Sommer Eier nur durchgebraten zu essen, sich beim sexuellen Kontakt zu schützen, rückengerecht zu heben etc.

Angesichts der unterschiedlichen Sichtbarkeit von Verhältnis- und Verhaltensprävention ist leicht der falsche Schluss zu ziehen, Verhaltensprävention stehe prinzipiell im Vordergrund. Aus der Sicht des Gesetzgebers spielt aber Verhaltensprävention so gut wie keine Rolle. Aus der Sicht des Unternehmens traditionell genauso wenig. Auch ökonomisch stehen die gesamtgesellschaftlichen Kosten für Verhältnisprävention in keiner Relation zur Verhaltensprävention.

Verhältnis- vor Verhaltensprävention

Das Beispiel Tschernobyl macht auch schlaglichtartig deutlich, dass nur unter der Voraussetzung einer hinreichend guten Verhältnisprävention Verhaltensprävention überhaupt ihren Zweck erfüllt. In der Sachlogik bleibt also Verhaltensprävention der Verhältnisprävention stets nachgeordnet. Da aber naturgemäß Verhaltensprävention auf den einzelnen Menschen abzielt, wird sie auch von ihm stärker wahrgenommen.

Obwohl unzweifelhaft klar ist, dass Verhältnis- und Verhaltensprävention eigentlich gegeneinander nicht ausgespielt werden können, sind in den letzten Jahren Verhältnis- und Verhaltensprävention zu latenten politischen Kampfbegriffen geronnen, weil mit ihnen mehr oder weniger indirekt Politik betrieben wird: Ist es das Individuum, das sich nicht rückenschonend verhält, oder ist es der Arbeitsplatz, der rückenschädigend wirkt? Ist demnach das Individuum aufgerufen, etwas zu verändern oder der Betrieb? Führt die Schadstoffkonzentration in der Luft zu einem verstärkten Auftreten von Atemwegserkrankungen oder ist es der Nikotinabusus? Muss der Staat demnach eingreifen oder muss sich der Einzelne das Rauchen abgewöhnen? **Kontroverse**

Diejenigen, die auf Verhaltensprävention setzen, wollen die Individuen mobilisieren, sich gesundheitsgerechter zu verhalten. So könnten sowohl die Kosten im Gesundheitswesen gedämpft als auch die der Unternehmen (Lohnnebenkosten z. B.) reduziert werden. Hinter dieser Mobilisierungskampagne steht teilweise die konservative kulturkritische Idee, die Deutschen seien zu einem Volk von krankmachenden, faulen, wohlstandsverwöhnten Menschen geworden, die mit dieser Mentalität ihre Zukunft aufs Spiel setzten. Diejenigen, die sich verstärkt für die Verhältnisprävention engagieren, gehen hingegen davon aus, dass die Veränderung der Rahmenbedingungen sehr viel effizienter die Gesundheit aller fördern kann.

Trotzdem hat sich in vielen Settings die Verhaltensprävention durchgesetzt. Die damit einhergehende Individualisierung des Gesundheitsproblems hat auch ökonomische (vor allem betriebswirtschaftliche) Gründe. **Ökonomie**

Bei der Betrieblichen Gesundheitsförderung ist es z. B. für das Unternehmen wesentlich kostengünstiger, Nichtraucherkurse anzubieten, als die Bedingungen zu schaffen, unter denen die Belegschaft nicht durchgehend im Ölnebel arbeiten muss. Ein Ernährungskurs ist auch ökonomisch einfacher zu realisieren als ein Umbau der Kantine.

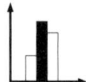 In jüngster Zeit mehren sich aber die Stimmen, die sagen, dass individuumsbezogene Prävention nicht ausreicht. Auch das Essverhalten kann beispielsweise erfolgreich durch die Umgestaltung der Umwelt verändert werden (Lytle/Fulkerson 2002).

- So wird diskutiert, wie das Einkaufsverhalten durch Änderung der Rahmenbedingungen günstig beeinflusst werden kann (Seymour et al. 2004a, b).
- Glanz und Hoelscher (2004) machen Vorschläge, wie Restaurants gestaltet werden können, damit die Gäste dort mehr Früchte und Gemüse konsumieren.
- Glanz und Yaroch (2004) identifizieren Strategien, mit denen in Lebensmittelgeschäften mehr Früchte und mehr Gemüse verkauft werden kann.
- Wie stark Umweltvariablen greifen, zeigt eine Studie von Laraia et al. (2004). Die Autorinnen ermitteln, dass diejenigen Schwangeren, die nahe an einem Supermarkt wohnen, sich besser ernähren als diejenigen, die weiter entfernt von einem Supermarkt leben.
- Nielsen et al. (2002) stellen Befunde vor, wonach Jugendliche und junge Erwachsene ihre Energieaufnahme stärker durch Außer-Haus-Verpflegung gewährleisten als durch die Nahrungsaufnahme zu Hause. Die Außer-Haus-Verpflegung ist allerdings geprägt von Snacks und Fast Food – also nicht besonders gesundheitsförderlich. Könnten in diesem Fall die Rahmenbedingungen geändert werden, also das Angebot in der Außer-Haus-Verpflegung, dann könnte dies einen günstigen Einfluss auf die Gesundheit dieser Altersgruppen nehmen.

6.4 Gesundheitsförderung

psychosozial

Auch wenn Prävention und Gesundheitsförderung häufig in einem Atemzug genannt werden, so unterscheiden sich diese Disziplinen in einigen Punkten:

- Ist Prävention ein Teilgebiet der Medizin, so versteht sich Gesundheitsförderung als psychosozialer Ansatz.
- Gibt es Prävention seit Jahrtausenden, so ist die Gesundheitsförderung eine Disziplin des letzten Jahrhunderts – wobei nicht unerwähnt bleiben darf, dass vieles, was Gesundheitsförderung ausmacht, aus der antiken hippokratischen Lehre stammt.
- Bei Gesundheitsförderung geht es nicht nur wie bei der Prävention um die Vermeidung spezieller körperlicher Erkrankungen oder Risiken, sondern um die Erhaltung von Wohlbefinden und Gesundheit des ganzen Individuums.

- Gesundheitsförderung zielt weniger auf bestimmte gesundheitsabträgliche Verhaltensweisen wie Rauchen oder übermäßiges Essen.
- Sie versucht, das gesamte Gefüge eines Menschen zu begreifen.

Im Rahmen von Verhaltensprävention wird festgestellt, dass bei einem Koch die Cholesterinwerte ein wenig zu hoch sind. Im Rahmen von Gesundheitsförderung wird demselben Koch attestiert, dass er mit seinem Beruf sehr zufrieden ist, dass er große Gestaltungsspielräume in seinem Beruf hat und im Prinzip große Kompetenzen, seine Gesundheit zu bewahren, etc.

Das Beispiel veranschaulicht, dass Prävention und Gesundheitsförderung nicht gegeneinander auszuspielen sind, sondern beide auf unterschiedliche Weise wichtig sind. Für den Koch kann es wichtig sein zu erfahren, dass seine Cholesterinwerte erhöht sind. Da er sich im Sinne der Gesundheitsförderung gut um seine Gesundheit kümmern kann, wird er mehr aufpassen, welche Fette er in welchem Umfang zu sich nimmt.

Gesundheitsförderung versteht sich als Umsetzung der WHO-Definition von Gesundheit. Sie möchte einen Prozess in Gang bringen, der es dem Menschen ermöglicht, sein körperliches, seelisches und soziales Wohlbefinden zu erhöhen. Gesundheitsförderung zielt nicht nur auf das Individuum ab, sondern ebenso auf die Umwelt und die Mensch-Umwelt-Interaktion. Individuelle Gesundheit wird so als etwas begriffen, das stets in einem bestimmten gesellschaftlichen Kontext steht. An diesem Punkt berühren sich Gesundheitsförderung und Verhältnisprävention. Dementsprechend wird Gesundheit nicht nur der Verantwortung des Individuums anheimgestellt, sondern auch der Öffentlichkeit, der Gesellschaft. **Mensch-Umwelt-Interaktion**

In der Perspektive von Verhaltensprävention wird einer adipösen Person attestiert, *schlechte* Gene zu haben und sich zu wenig zu bewegen. Im gesundheitsförderlichen Ansatz wird geschaut, in welcher Umwelt diese Person lebt. Der Bewegungsmangel hat dann auch damit zu tun, dass das Wohnviertel dieser Person zu wenig Grünanlagen hat. Die Möglichkeiten, Spaziergänge zu machen oder zu joggen, sind erschwert.

Gesundheitsförderung ist zudem auch Hilfe zur Selbsthilfe, also keine Intervention analog zur Medikamentengabe. **Hilfe zur Selbsthilfe**

Ein höheres Maß an Autonomie, aber auch an Selbstverantwortung strebt Gesundheitsförderung an. Jeder Mensch soll in der Lage sein, sich um seine Gesundheit kümmern zu lernen. Diese Idee ist nicht nur humanistisch, sie verfolgt auch ökonomische Gründe. Wenn sich, wie bereits erwähnt, das Krankheitspanorama in den letzten hundert Jahren verändert hat – von den Infektionserkrankungen zu den chronisch-degenerativen Erkrankungen, auch „Non communicable diseases" (NCDs) genannt, die erheblich über den Lebensstil beeinflussbar sind –, dann strebt Gesundheitsförderung an, dass sich die Menschen um einen gesunden *Lebensstil* bemühen. Würden die Menschen einen gesunden Lebensstil entwickeln, dann gäbe es weniger chronisch-degenerative Erkrankungen und somit würden die Kosten im Gesundheitswesen gesenkt werden können. Änderung des Lebensstils ist mehr als nur die Vermeidung bestimmter Risiken. Wer nicht raucht und mäßig isst, kann trotzdem so depressiv sein, dass dies körperlich gesundheitsbeeinträchtigend sein kann. Der Lebensstilansatz hingegen strebt erstens Wohlbefinden und zweitens Risikovermeidung an.

Setting

Mit Gesundheitsförderung wird der Setting-Ansatz verbunden. Setting meint, spezielle Gesundheitsförderungsinterventionen für spezielle Felder zu entwickeln und wegzukommen von unspezifischen Interventionen etwa für die gesamte Bevölkerung. Ein Setting kann sein ein Krankenhaus, ein Kindergarten, eine Schule, ein Stadtteil, eine Stadt, ein Betrieb. Mit dem Setting-Ansatz wird davon ausgegangen, dass Gesundheitsförderungsinterventionen nur wirksam werden, wenn sie die konkreten Rahmenbedingungen mit berücksichtigen und einbeziehen. Selbst im spezifischen Setting *Betrieb* werden von Unternehmen zu Unternehmen die Interventionen unterschiedlich sein müssen – eben angepasst an das konkrete Feld.

6.5 Beratung

6.5.1 Grundlagen der Beratung

Es gibt viele Definitionen von Beratung, eine davon ist: „Individuen helfen, Hindernisse ihres persönlichen Wachstums zu überwinden, und zu einer optimalen Entwicklung persönlicher Ressourcen zu verhelfen." (Counseling Psychology, Sektion der APA, zit. n. Sickendiek et al. 1999, 16)

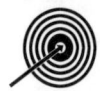

Bereits über diese Definition wird ersichtlich, dass Beratung sehr stark mit den humanistischen Ansätzen verbunden ist (s. Kap. 3). Eine Akzentverschiebung erfährt die Beratung gegenüber der Gesundheitserziehung und -aufklärung sowie gegenüber Prävention und Gesundheitsförderung darüber, dass in ihr der interaktive Prozess zwischen beratender und beratener Person betont wird.

Interaktion

In der Gesundheitserziehung können z. B. Kinder in einer Schulklasse Fragen stellen, aber das jeweilige Kind steht mit seinen individuellen Spezifitäten nicht im Vordergrund.

Auch im Rahmen von Prävention und Gesundheitsförderung entstehen interaktive Prozesse, wenn sich Prävention und Gesundheitsförderung nicht im Erstellen von Broschüren erschöpfen. Beratung unterscheidet sich in der Regel davon mit der Betonung der Beziehung zwischen Berater und beratener Person und mit der Hervorhebung des Dialogischen. Die Beraterin hört zuerst zu, erkundet die individuelle Lebenswelt der Person, die sie beraten will. Beratung setzt den Akzent nicht auf Belehrung, sondern auf einen gemeinsamen Lernprozess zwischen zwei Personen, die beide potenziell etwas Neues lernen.

Die Disziplinen, in denen Beratung angewandt wird, sind naturgemäß vielfältig: z. B. Oecotrophologie, Theologie, Medizin, Pharmazie, Psychologie, Pädagogik, Sozialarbeit und Sozialpädagogik, etc. Die Liste der Disziplinen, in denen nicht beraten wird, ist kürzer als diejenige, im Rahmen derer beraten wird.

Disziplinen

Ernährungsberatung wird betrieben von Oecotrophologinnen und Oecotrophologen. Diese findet z. B. statt

Ernährungsberatung

- im Krankenhaus: Menschen mit unterschiedlichen Krankheitsbildern bedürfen oft einer bestimmten Kostform

- in einer privaten Praxis
- in freiberuflicher Tätigkeit in z. B. Volkshochschulen
- in Kooperation mit einem niedergelassenen Arzt
- bei einer Krankenversicherung
- in Zusammenarbeit mit einem Fitnesscenter
- in Hochleistungssportzentren
- in Zusammenarbeit mit der Pharma-Industrie (Abstimmung von medikamentöser Behandlung und der Ernährung)

Wünschenswert wäre, dass Ernährungserziehung und -beratung verstärkt in Kindergärten, Schulen und Hochschulen und im Bereich der Betreuung älterer Menschen zum Einsatz kommen würde. Die Zunahme der Adipositas ist ein Hinweis darauf, dass in Kindergärten und Schulen zu wenig Ernährungsberatung stattfindet. Das betrifft vor allem eine kontinuierliche und damit nachhaltige Betreuung. Ältere Menschen sind vielfach mangelernährt oder nehmen zu wenig Flüssigkeit zu sich. Deshalb wäre Ernährungsberatung vonnöten. Die oecotrophologische Ernährungsberatung findet ihren Platz im Spannungsverhältnis zu den Tätigkeiten

- der Diätassistentinnen, die auf dem Feld der Klinischen Ernährung arbeiten,
- der Psychologinnen und Psychologen, die Prävention von Essstörungen und Psychotherapie bei Essstörungen betreiben und
- der Ernährungsmedizinerinnen und -medizinern, die im Krankenhaus oder niedergelassen ernährungsmedizinisch Prävention betreiben oder Krankheiten behandeln.

Beratungsgesellschaft

Es wäre nicht falsch zu sagen, dass wir heute in einer Beratungsgesellschaft leben. Jeder Lebensbereich ist mit Beratung verbunden: Eheberatung, Erziehungsberatung, Schuldnerberatung, Ernährungsberatung, Berufsberatung usw. Wie ist es zu dieser Situation gekommen?

ratlose Berater

Ein Spielfilm beschreibt den Beruf eines „Date-Doktors" (Will Smith), eines Beraters, der das richtige Verhalten bei Verabredungen mit rat- und hilflosen Klienten einstudiert. Der Date-Doktor selbst war aber völlig überfordert, als er sich in eine Frau verliebte. Selbst also Paarungsverhalten scheint heute ohne Beratung nicht mehr zu klappen.

Offenbar ist unser Leben so komplex und tendenziell überfordernd geworden, dass Beratungsangebote überall zu finden sind.

Es wäre vorstellbar – und dies ist in diesem Buch bereits angeklungen –, dass die Zeit, in der wir leben, die auch Moderne genannt wird, strukturell überfordernd ist. Die Moderne ist gekennzeichnet durch die Freisetzung von traditionellen Bindungen und Werten. Es gibt nicht mehr die eine quasi verbindliche Art zu denken, zu glauben und zu leben. Vielmehr setzt sich jeder eigene Ziele, die er auch umsetzen will. Jeder hat ein individuelles Wertesystem. Dies nennt sich auch der Individualisierungsschub in der Moderne. Individualisierung bedeutet sehr viel mehr Freiheit für jeden Einzelnen. Individualisierung ist ein unabschließbarer lebenslänglicher Prozess. Genau dies kann überfordern und desorientieren. Dementsprechend bedarf der individualisierte Mensch der Beratung auf allen Ebenen.

So unterschiedlich heute die Anlässe zur Beratung sind, so unterschiedlich sind die hierbei eingesetzten Elemente. Schließlich sollen sie dem Anlass der Beratung gerecht werden. **Anlass und Elemente**

- In der Schuldnerberatung geht es etwa um *Wissensvermittlung*, wie der Schuldenberg abgebaut werden kann.
- In der Ernährungsberatung muss vielleicht erst die *Motivation* der zu Beratenden gesteigert werden, damit sie überhaupt eine Ernährungsumstellung beginnen wollen.
- Die Eheberatung erfordert vielleicht am stärksten eine *emotionale Begleitung* im Sinne Rogers.
- In der Erziehungsberatung werden eventuell *Problemlösungsstrategien* erarbeitet, wie die Eltern mit den Drogen konsumierenden Kindern umgehen sollen.

Unterschiedlich sind auch die Formen der Beratung. Sie reichen von Einzelberatung bis zur Unternehmensberatung. Bei der Ernährungsberatung gibt es sowohl Einzel- als auch Gruppenberatung. Auch in diesem Bereich ist Internetberatung auf dem Vormarsch. **Beratungsformen**

Die Beratungsbeziehung wird weltweit in fast allen Beratungskonzepten mit dem Ansatz von Rogers konzipiert. Rogers geht davon aus, dass die drei Basisvariablen, nämlich unbedingte Wertschätzung, Empathie und Echtheit beim Berater hinreichend vorhanden sein müssen, damit Beratung wirksam ist (s. u.). **Beratungsbeziehung**

Ebenso wie die Anlässe und Elemente der Beratung unterscheiden sich auch die Beratungsmethoden. Sie hängen nicht nur von der jeweiligen Fragestellung ab, sondern auch von den Präferenzen des Beraters oder der Beraterin. Der eine Berater braucht ein vorab festgelegtes Konzept, ein anderer Berater geht offen in **Methoden und Gefahren** eine Beratung hinein. Die Gefahren von Beratung lassen sich, wie folgt, umreißen:

- Durch ständiges Beratensein auf den unterschiedlichen Ebenen kann Unselbstständigkeit gefördert werden. Die beratene Person verlernt, eigene Entscheidungen zu treffen. Sie traut sich eigene Entscheidungen nicht mehr zu. Vor dem inflationären und unkritischen Gebrauch von Beratung ist also zu warnen.
- Mit der allseitigen Beratung einher geht die Stärkung der Macht der Expertinnen und Expertinnen („Wir sagen Ihnen, wo es lang geht", „Wir wissen, wie das Leben zu meistern ist"). Die Berater schreiben so etwa vor, wie sich die Bevölkerung nach bestimmten Prinzipien ernähren soll, ohne zu fragen, ob sich die Bevölkerung so ernähren will, und ohne zu fragen, ob die Prinzipien im Alltag umzusetzen sind.
- Durch Beratung als gesellschaftliche Größe kann eine Wahrnehmung begünstigt werden, dass Probleme und Leiden ausschließlich oder überwiegend vom Individuum verschuldet sind. Aus dem Blick gerät die Gesellschaft oder die Umwelt.

Beratungsgespräch Es wurde gerade darauf hingewiesen, dass Anlässe, Elemente und Methoden von Beratung gänzlich unterschiedlich sind. Um trotz dieser Unterschiedlichkeit ein Bild von Beratung zu bekommen, soll nun ein Beispiel zur Ernährungsberatung vorgestellt werden. Dies wird etwas ausführlicher geraten, da viele Studierende z. B. der Oecotrophologie große Schwierigkeiten haben, sich vorzustellen, wie Berufspraxis aussieht. Beratung ist ein abstrakter Begriff. Wie aber sieht Beratung konkret aus? Die ausführliche Darstellung eines Beratungsgesprächs dient auch dazu, bestimmte Aspekte von Beratung zu klären:

- Definition der Beratungssituation.
- Ermittlung des individuellen und spezifischen Leidens des Klienten.
- Wie fühlt sich der Klient verstanden?
- Warum ist eine Motivationsanalyse wichtig?
- Warum muss die Behandlungserwartung geklärt werden?
- Warum muss der Berater sein Behandlungsangebot klar definieren?
- Welchen Einfluss hat die Berater-Klient-Beziehung auf die Beratung?
- Warum sollte der Berater die subjektive Störungstheorie des Klienten in Erfahrung bringen?
- Wie werden Problemlösungen entwickelt?

6.5.2 Ein Beispiel für ein Beratungsgespräch

Der Rahmen, in dem dieses Beratungsgespräch stattfinden könnte, kann so aussehen: Der Beratungsraum ist ruhig und abgeschirmt. Niemand kann ungebeten hereinkommen und das Gespräch stören. Das Telefon ist leise gestellt. Zwei bequeme Stühle oder Sessel stehen im 90-Grad-Winkel zueinander. Dazwischen befindet sich ein kleiner Tisch. Die Einrichtung sollte nicht zu viel über die Beraterin oder den Berater verraten, sie sollte aber auch nicht unpersönlich sein. Die Beraterin oder der Berater sollte sich wohl fühlen in dem Raum. Die Kleidung der Beraterin oder des Beraters sollte zur Berufsrolle passen. **Rahmen**

1. Gespräch

Es klingelt, der Berater geht zur Tür, gibt dem Klienten die Hand, sagt seinen Namen. Der Klient tut dies auch. Der Berater registriert seinen ersten Eindruck vom Klienten.

Zu Beginn des Gesprächs sollte zunächst die Situation definiert werden: Der Berater stellt sich nochmals kurz vor („Mein Name ist XYZ, ich arbeite für die Krankenversicherung ABC im Bereich der Ernährungsberatung und Gesundheitsförderung"). Er umreißt den zeitlichen Rahmen: „Wir haben nun 50 Minuten Zeit, um zu klären, weswegen Sie hierher gekommen sind, und um zu klären, was ich für Sie tun kann." **Definition der Situation**

Dann fragt der Berater: „Was ist der Anlass Ihres Kommens?"
Der Klient berichtet: „Ich komme wegen meines Übergewichts, das mich eigentlich nicht stört, aber mit den Knien wird's langsam schwierig, die ständigen Schmerzen, und dann, wenn ich Treppen laufen muss, im zweiten Stock fange ich an zu japsen."

Wenn jemand wegen Übergewichts zur Beratung kommt, dann ist die subjektive Leidenslage völlig unterschiedlich: Einige haben Angst vor den Blicken des anderen, die anderen haben körperliche Beschwerden, wieder andere würden so gerne wieder in die alte Kleidung hineinpassen usw. Diese unterschiedlichen Leidenslagen müssen vom Berater eruiert werden. **unterschiedliches Leiden**

Der Berater fasst empathisch zusammen: „Das Gewicht macht sich leider langsam bemerkbar, und das auf eine unangenehme Weise."
Der Klient: „Und die Hosen passen einfach nicht mehr."

Der Berater hört in dieser Aussage eine gewisse Ungeduld des Klienten. Er möchte jetzt sein Übergewicht angehen.
Der Berater: „So langsam wird es Zeit, etwas zu unternehmen."
Der Klient: „Ich habe es schon so oft versucht..."

Den nicht zu Ende gesprochenen Satz versteht der Berater so, dass der Klient etwas emotional Unangenehmes nicht aussprechen will. Zu sehr leidet er im Moment. So spricht der Berater den Satz zu Ende, weil ihm diese Aussage wichtig erscheint.

Der Berater: „Dass Sie gar nicht mehr glauben, dass Sie das schaffen."
Der Klient: „Genau!"

Der Klient fühlt sich vom Berater verstanden, fühlt sich in diesem Zimmer nun aufgehoben, erlebt, dass er auch unangenehme Dinge ansprechen kann und der Berater dies erträgt. Der Klient weiß nun, dass er nicht den braven und erfolgreichen Klienten spielen muss, der alle Anweisungen des Beraters gut umsetzen muss. Er weiß nun, dass es den Berater nicht kränkt, wenn die Klienten nicht den gewünschten Erfolg haben.

Misserfolgs-geschichte

Der Berater lässt sich kurz die Geschichte der Misserfolge erläutern und versucht zu klären, warum die Misserfolge zustande gekommen sind und was anders zu machen gewesen wäre. Er versteht die Misserfolge, erläutert aber auch, dass diese in Zukunft nicht automatisch erfolgen müssen, sondern dass sie vermutlich auf die Faktoren x, y und z zurückzuführen sind, die vermeidbar sind.

Motivationsanalyse

Der Berater macht anschließend eine Motivationsanalyse. Er möchte wissen: Was spricht für die Gewichtsabnahme, was spricht dagegen? Ist der Klient von seiner Frau oder vom Hausarzt geschickt worden? Wäre dies der Fall, dann müsste der Berater erst einmal mit dem Klienten eine eigene Motivation entwickeln. Prochaska hat hierfür ein Konzept entwickelt (s. Kap. 5.2). Ohne hinreichende Motivation ist Gewichtsabnahme unmöglich.

Die Aufgabe des Beraters ist es auch, die Gründe zu erarbeiten, die gegen eine Gewichtsabnahme sprechen. Diese sind in der Regel weniger bewusst als die Argumente, die für die Gewichtsabnahme sprechen. Aber sie sind fast immer vorhanden:

- So ist Essen einfach eine vergnügliche Angelegenheit.
- Es beruhigt quasi die Nerven.
- Unangenehme Emotionen können damit übertüncht werden.
- Essen ist mit vielen sozialen Ereignissen verbunden: Sonntagnachmittag bei der Großmutter Kuchen essen, Freitagabend der Stammtisch mit den Kumpels, der Frühstücksbrunch mit Freunden usw.

In all diesen Situationen ist es nicht einfach, sich auf einmal anders zu verhalten, z. B. am Sonntagnachmittag auf den Kuchen zu verzichten.

Oma wird verärgert schauen, hat sie doch extra einen Kuchen gebacken. Sie wird vermuten, dass der Kuchen nicht schön genug aussieht, dass letzten Sonntag der Kuchen nicht geschmeckt hat, dass sie zu alt ist, um noch guten Kuchen zu backen. Um all diese Zweifel aus dem Weg zu räumen, muss der Gast quasi den Kuchen essen und am besten nach einem zweiten Stück verlangen. Ist der Gast besonnen, dann isst er ein Stückchen, lehnt das zweite Stückchen ab und wird am Abend weniger essen.

Oder: Am Stammtisch wird er mit dieser Strategie mehr Schwierigkeiten haben. Die Kumpels, aber auch der Wirt werden es tendenziell nicht dulden, dass jemand anstelle eines Bieres Mineralwasser oder den ganzen Abend nur ein kleines Glas Bier trinkt.

Kurzum: Die gesamten Gewohnheiten sprechen in der Regel gegen die Gewichtsabnahme.

Aber auch die Person, die übergewichtig ist, hat sich daran gewöhnt, ein „Dicker" zu sein und so auch wahrgenommen zu werden. Auch wenn einige Übergewichtige angeblich nichts sehnlicher wollen als abzunehmen, so fällt es ihnen zuweilen schwer sich vorzustellen, was es heißt 15 kg weniger zu wiegen. Sie sind dann in gewisser Weise ein anderer Mensch mit einer anderen körperlichen Präsenz. Sie sind gleichsam geschrumpft oder quasi verschwunden.

Identität als „Dicker"

Bei der Motivationsanalyse sollten also die Pros und Contras sorgfältig gesammelt werden. Sie schützt vor unliebsamen Überraschungen, dass im Verlauf der Behandlung der Klient zwar unentwegt die Absicht bekundet, nun abnehmen zu wollen, aber genau dieses nicht geschieht. Mit dem Wissen um die Contras lässt sich besser verstehen, warum die Gewichtsabnahme nicht hinreichend gelingt.

Pro und Contra

Nach der Motivationsanalyse klärt der Berater die Interventionserwartung: Wie viel Gewicht will der Klient in welcher Zeit reduzieren? Was verspricht sich der Klient von dieser Reduktion? Die Interventionserwartung sollte nicht zu hoch sein, weil bei Nichterreichen des Ziels die Enttäuschung in die „Jetzt ist alles egal, jetzt kann ich essen, was ich will"-Haltung umschlagen

Erwartungen

kann. Die Erwartung sollte also realistisch sein. Und sie sollte flexibel im Interventionsprozess veränderbar sein. Es muss zudem geklärt werden, ob die Erwartungen, die mit der Gewichtsabnahme verbunden sind, angemessen sind. Vermutlich ist es unangemessen zu erwarten, dass man als schlankerer Mensch glücklicher ist. Vermutlich werden auch die Kniebeschwerden nicht ganz verschwinden.

„die Zeit danach" Zu Beginn der Intervention muss auch geklärt werden, dass nicht der Interventionszeitraum, sondern die Zeit danach die eigentlich schwierige Zeit ist. Die Aufrechterhaltung des möglichen Behandlungserfolgs nach dem Ende der Behandlung ist das Problem. Dem Klienten ist zu vermitteln, dass Adipositasbehandlung einen lebenslänglichen Prozess darstellt.

Beratungsangebot Nach der Eruierung der Interventionserwartung vermittelt der Berater, was er anbieten kann: z. B. 20 Stunden insgesamt, aber das würde nicht ausreichen zur langfristigen Aufrechterhaltung eines möglichen Behandlungserfolgs. Der Klient könne anschließend in einen Sportverein oder in eine Selbsthilfegruppe. Der Berater sei aber telefonisch erreichbar – z. B. in Krisensituationen. Der Berater kann aber auch Folgendes anbieten: Er würde den Klienten nach den 20 Stunden in den nächsten Jahren einmal jährlich anrufen, um zu erfahren, wie es ihm gehe.

Der Berater: „Nun haben wir Wichtiges geklärt, aber bevor Sie sich entschließen, hierher zu kommen, müssen Sie sich und ich mir gründlich überlegen, ob wir glauben, dass wir zusammen arbeiten können. Das ist die Voraussetzung für den möglichen Erfolg. Wir können ja nun einen neuen Termin für nächste Woche ausmachen, und nach diesem Termin können wir uns beide die Frage der Zusammenarbeit beantworten."

Diese Frage zur Zusammenarbeit entfällt tendenziell, wenn keine Alternative vorhanden ist. In ländlichen Regionen ist es häufig schwierig, eine Alternative zu finden.

Der Klient: „Einverstanden."
Der Berater: „Jetzt habe ich ganz vergessen, Sie danach zu fragen, wie groß Sie sind und wie viel Sie wiegen?"

Der Klient hat einen BMI von 29. Sie verabschieden sich.

2. Gespräch – eine Woche später

Der Berater: „Ist Ihnen zum Gespräch von letzter Woche noch etwas eingefallen?"
Der Klient: „Mir ist noch eingefallen, dass ich als 20-Jähriger doch einmal ziemlich lange nach einer Diät mein Gewicht halten konnte."

Der Klient erinnert sich also daran, dass nicht alle Diätversuche vergeblich waren.

Der Berater: „Das ist ja schön, was hat denn diese Diät von den anderen unterschieden?"
Der Berater möchte nun wissen, was der Schlüssel zu diesem Erfolg war. Er hofft, diesen Schlüssel auch für das Heute nutzen zu können.
Der Klient: „Ich lernte damals meine zukünftige Frau kennen."
Der Berater: „Da haben Sie vor lauter Verliebtsein das Essen vergessen."
Der Klient: „Ja, genau, so muss es gewesen sein."

Dem Berater ist nun klar, dass aus dieser einmaligen Diät nicht direkt etwas für das Heute gewonnen werden kann. Er kann den Klienten ja nicht auffordern, sich wieder zu verlieben. Aber der Berater behält im Hinterkopf, dass möglicherweise die Ehe des Klienten in den Routinen des Alltags das Besondere verloren hat, dass der Klient und seine Frau sich möglicherweise zu wenig Zeit für sich nehmen und zu wenig Schönes gemeinsam erleben.

Der Berater knüpft nun an diesen einmaligen Diäterfolg an **Gewichtsverlauf** und möchte in Erfahrung bringen, wie der Gewichtsverlauf beim Klienten gewesen ist. War er schon immer übergewichtig? Oder welche Lebensereignisse haben dazu beigetragen, dass der Klient übergewichtig geworden ist. Diese Informationen können dazu dienen herauszufinden, welche Lebensbedingungen eine Gewichtszunahme bzw. -abnahme begünstigen.

Der Berater: „Können Sie mir sagen, wie Ihre Gewichtskurve verlaufen ist?"
Der Klient: „Was meinen Sie?"
Der Berater: „Na ja, waren Sie als Kind schon übergewichtig?"
Der Klient: „Ach so, nee, als Kind war ich ganz dünn, das fing mit der Ausbildung an, 16, 17, auf einmal der Bauch."
Der Berater: „Wissen Sie noch, wie groß Sie damals waren und wie viel Sie wogen, bevor Sie zunahmen?"
Der Klient: „Schätze mal 1,70 und 55 kg, so mit 16 Jahren. Aber so genau weiß ich das auch nicht mehr."
Der Berater: „Und dann?"
Der Klient: „Mit 17, so glatte 10 kg mehr, so um den Dreh herum."

Der Berater: „Das ging ganz schön schnell."
Der Klient: „Konnte wegen einer Knieverletzung nicht mehr im Verein Fußball spielen. Kreuzbandriss, was nicht besser wurde."
Der Berater: „Sonst nichts Besonderes?"
Der Klient: „Na ja, die Kumpels, Sie wissen schon, Bierchen trinken, war schon mal eines zu viel." (lacht)
Der Berater: „So um die Häuser ziehen."
Der Klient: „Genau, war halt so."
Der Berater: „Man ist nur einmal jung."
Der Klient: „Eben."

unbedingte Wertschätzung

Der Berater gibt dem Klienten zu verstehen, dass er nachvollziehen kann, dass man in der Jugend auch einmal über die Stränge schlägt und dass das nicht immer gesundheitsbewusst sein muss. Der Berater verurteilt den Klienten nicht moralisch, was in der Beratung stets kontraproduktiv ist.

Vielleicht solidarisiert sich der Berater in dieser Sequenz aber auch zu stark mit dem Klienten. Er begibt sich eventuell zu sehr in die Rolle eines möglichen Kumpels, mit dem man Bier trinken gehen kann. Vielleicht begibt sich der Berater ein wenig zu stark in die Rolle eines potenziellen Kumpels, um der möglichen Wut zu entgehen, die der Klient dem Berater gegenüber hegt. Die Wut könnte daher rühren, dass der Klient denkt, der Berater ist eine Art von Gesundheitspolizist, der sein Verhalten und seine Persönlichkeit verurteilt. Wut kann auch entstehen, da der Klient davon ausgeht, dass der Berater ihm etwas wegnehmen will: die Lust am Essen. Und damit liegt der Klient ja auch nicht ganz falsch. Diese Wut sollte sich artikulieren können. Bei einem Kumpel ist dies schwieriger.

Der Berater: „Wie ging es dann weiter?"

subjektive Krankheitstheorie

Der Klient erzählt den Gewichtsverlauf ziemlich genau. Der Berater vermutet, dass das Übergewicht des Klienten auch etwas mit seiner beruflichen Situation zu tun hat, aber er teilt dies nicht mit, sondern will zuerst wissen, wie sich der Klient sein Übergewicht erklärt. Er will die subjektive Krankheitstheorie des Klienten erfahren, bevor er den Klienten mit Expertenwissen konfrontiert.

Der Berater: „Na ja, können Sie mir sagen, was Sie glauben, warum sie mehr Gewicht haben, als Sie es sich wünschen?"
Der Klient: „Na ja, ich acht' so nicht darauf, bin im Außendienst, renne zur Imbissbude, esse im Auto auf der Autobahn, habe kaum Zeit zum Einkaufen, geschweige denn Essenmachen."
Der Berater: „Und die Bierchen?"

Auch hier thematisiert der Berater eher beiläufig, inwieweit Alkoholkonsum eine Ursache des Übergewichts sein könnte. Der Berater vermeidet auch hier die Position eines gesundheitsbezogenen Inquisitors.

Der Klient: „Nee, die gibt es nicht mehr, wenn ich nach Hause komme, falle ich glatt ins Bett, meine Frau beschwert sich schon, dass ich entweder weg bin oder schlafe."

Der Klient gibt hier einen möglichen Hinweis, warum er adipös ist. Die Freuden des Ehelebens scheinen nicht sehr ausgeprägt zu sein. Die Freude am Essen hingegen schon. Aber der Berater möchte das potenziell heiße Eisen des Ehelebens jetzt nicht anpacken. Er greift auf die Arbeitsbedingungen zurück.

Der Berater: „Ihre Arbeitsbedingungen scheinen eine gesunde Ernährung gar nicht zuzulassen, aber vielleicht gibt es doch Möglichkeiten. Können Sie mir sagen, was Sie gestern gegessen haben?"

Der Berater spielt nicht den Lehrer, der nun den armen Schüler darauf aufmerksam macht, dass auch ungünstige Arbeitsbedingungen keine Ausrede für ungünstiges Ernährungsverhalten sein können. Vielmehr gibt er zum einen zu verstehen, dass es unter bestimmten Arbeitsbedingungen wirklich nicht einfach ist, sich gesundheitsgerecht zu verhalten. Zum anderen verleiht er der Hoffnung Ausdruck, dass möglicherweise dennoch der Klient etwas verändern kann.

Der Klient: „Das kann ich Ihnen genau sagen: Morgens im Hotel zwei Brötchen mit Marmelade, und klar, Kaffee mit Sahne, mittags hinter Bielefeld an der Tankstelle eine Currywurst und abends im Hotel in einem Vorort von Stuttgart ein Wiener Schnitzel mit Pommes – ähh – und einen Salat, einen kleinen."
Der Berater: „Klingt jetzt in den Ohren eines Oecotrophologen nicht berauschend."
Der Klient: „Eines was?"
Der Berater: „Eines Oecotrophologen, das ist ein schwieriges Wort, eines Ernährungswissenschaftlers."
Der Klient: „Ach so. Das weiß ich ja, dass das nicht berauschend klingt, meine Frau sagt dies auch immer, aber was kann ich tun?"

Der Klient ärgert sich offenbar darüber, dass der Berater seine Ernährungsweise als nicht gut einstuft. Er fühlt sich wie von seiner Frau belehrt, obwohl er selbst weiß, dass sein Ernährungsverhalten nicht optimal ist. Der Klient hat gerade seine Frau vor

Augen, die gemächlich in der Frühlingssonne in zehn Minuten von Zuhause zu ihrem Büro schlendert, während er im Stau auf der Autobahn steht. Der Klient geht davon aus, dass auch der Berater den ganzen Tag nur in seinem Büro herumhängt. Die Gefahr, die in diesem Augenblick des Gesprächs besteht, ist die, dass der Klient sich verschließt und nicht mehr zuhört, weil er verletzt ist. Er hat die neunmalklugen Belehrungen von Menschen, die sein Arbeitsleben weder genauer kennen noch daran teilhaben, satt. Der Klient spricht seinen Unmut nicht direkt aus, aber er deutet ihn über die Erwähnung seiner Frau an. Der Klient ärgert sich auch, dass er nicht wusste, was ein Oecotrophologe ist. Er fühlt sich verunsichert und eventuell unterlegen. Der Berater spürt den Unmut und greift ihn auf.

Der Berater: „Sicherlich ist es wirklich schwierig, im Außendienst dann noch an die richtigen Lebensmittel heranzukommen."
Der Klient: „Fahren Sie mal im Jahr an die 100.000 Kilometer!"
Der Berater: „Ist schon klar."

Problemlösungen

Dann spielt der Berater vorsichtig einige Möglichkeiten durch, wie der Klient sein Ernährungsverhalten während der Arbeitszeit ein bisschen ändern könnte. Viele lehnt der Klient ab, einige findet er brauchbar. Dieses Trial-and-Error-Verfahren kann sich auch über mehrere Stunden ziehen. Entscheidend ist, dass der Berater keine Vorschriften *herunterbetet*, in der Art: Zum Frühstück sollten Sie einen Apfel essen, ein Glas Saft ist auch in Ordnung. Diese Vorschriften kennt der Klient. Er will nicht belehrt werden, sondern er will gemeinsam mit dem Berater passende Lösungen für seinen Alltag finden. Und Äpfel schmecken ihm am Morgen einfach nicht. Und der Saft ist nichts für seinen Magen.

Der Berater: „Na ja, Sie können ja schauen, was für Sie umsetzbar ist oder nicht." (Stunde nähert sich dem Ende:) „Ach ja, haben Sie sich überlegt, ob Sie hier arbeiten wollen, ich kann es mir gut vorstellen, mit Ihnen zu arbeiten."
Der Klient: „Ich kann es mir auch gut vorstellen, würde gerne die 20 Stunden in Anspruch nehmen."
Der Berater: „Passt Ihnen der Termin donnerstags 17.30?"
Der Klient: „Am Donnerstag muss ich nie auf die Piste, passt sehr gut."

fester Termin

Es ist wichtig, einen festen Termin in der Woche zu finden. Das schafft eine klare Orientierung: „Am Donnerstagnachmittag gehe ich zur Beratung."

Der Berater: „Dann muss ich Ihnen noch einige Dinge zu den Stunden hier sagen: Ihre Kasse übernimmt x % von der Behandlung, aber y % kommen auf Sie zu."
Der Klient unterbricht: „Das weiß ich, das hat mir Ihre Kollegin bereits am Telefon gesagt."
Der Berater: „In Ordnung, Sie müssen mindestens 24 Stunden vor der Stunde absagen, wenn Sie mal nicht können. Wenn Sie über Nacht Fieber bekommen, ist das was anderes."
Der Klient: „Alles klar, bis nächste Woche."

Dieses Beratungsgespräch hat seinen Interventionsstil nicht einer bestimmten psychotherapeutischen Richtung entnommen. Vielmehr beinhaltet es Techniken der unterschiedlichen Schulen, die im Folgenden etwas ausführlicher vorgestellt werden.

6.6 Psychotherapie

Beratung und Psychotherapie unterscheiden sich nicht prinzipiell bezüglich der Interventionsform. Nur ist der Ansatz von Rogers in der Beratung dominanter als in der Psychotherapie. Üblicherweise hat Psychotherapie eine längere Dauer. Ein Unterschied besteht auch darin, dass der Berater ebenso vor Ort beraten kann. Er kann z. B. eine Familie besuchen oder er arbeitet in der Gemeinde. Die Psychotherapeutin arbeitet dagegen fast ausschließlich entweder in einer Einrichtung (wie Erziehungsberatungsstelle), die vom Klienten aufzusuchen ist, in einer privaten Praxis oder in der Klinik.

In Kapitel 3 wurden einige psychologische Schulen vorgestellt. Aus dreien von diesen – den Lerntheorien, der Psychoanalyse und den humanistischen Ansätzen – sollen nun im Folgenden deren diagnostische und psychotherapeutische Konsequenzen gezogen werden. Wozu Psychotherapie dienen soll, ist dem Anschein nach offenkundig. Sie soll nämlich den Klienten helfen. Aber dieses Helfen wird von den psychotherapeutischen Schulen unterschiedlich definiert. Im Rahmen der Verhaltenstherapie soll Verhalten, das unerwünscht ist, verlernt werden. Die Psychoanalyse strebt an, dass der Klient arbeits- und liebesfähig wird. Der humanistische Ansatz nach Rogers sieht es als Heilung an, dass die Klientin alle Erfahrungen integrieren und wachsen kann.

Helfen

Diagnostik

Die Diagnostik ist für die Verhaltenstherapie und die Psychoanalyse etwas, das der Psychotherapie vorausgeht. Mit ihrer Hilfe soll geklärt werden, welches Problem bzw. welches Leiden vorliegt und wie es am besten zu behandeln ist. Viele humanistische Ansätze haben Diagnostik abgelehnt. Es sei mit der Macht des Experten verknüpft, die sich über den Klienten erhebt, und schließe eine partnerschaftliche Therapeut-Klient-Beziehung aus. Zudem sei jeder Mensch einmalig und könne nicht diagnostisch rubriziert werden.

6.6.1 Verhaltenstherapie

systematische Desensibilisierung

Verhaltenstherapie besteht überwiegend aus Techniken, die mit dem Anspruch verbunden sind, aus den Lerntheorien abgeleitet zu sein. Früher waren die zentralen Techniken das Klassische und das Operante Konditionieren. Zu den traditionellen Techniken zählt auch die Systematische Desensibilisierung nach Wolpe, die vor allem für die Behandlung von Ängsten entwickelt wurde. Sie gliedert sich in drei Elemente: Aufstellen einer individuellen Hierarchie Angst auslösender Situationen, Einüben von Verfahren, die die Angst reduzieren, z. B. Muskelentspannungsverfahren, stufenweise Annäherung an die Angst auslösenden Situationen. Es gibt heute eine Vielzahl an therapeutischen Techniken, häufig bezieht Verhaltenstherapie in der klinischen Praxis Elemente anderer psychotherapeutischer Schulen mit ein.

Rogers

Früher gab es auch keine Theorie der Therapeut-Klient-Beziehung. In der frühen Verhaltenstherapie fragte niemand, wie bedeutsam die Beziehung für den Erfolg der Behandlung ist. Heute orientiert sich die Verhaltenstherapie bezüglich der Therapeut-Klient-Beziehung tendenziell an den humanistischen Ansätzen wie dem von Rogers.

Verhaltenstherapeutische Diagnostik

Verhaltensanalyse

Bevor Psychotherapie durchgeführt wird, findet im Rahmen der Verhaltenstherapie Diagnostik statt. Die bekannteste ist die *Verhaltensanalyse*. Mit ihr wird angenommen, dass Verhalten durch die vorausgehenden und nachfolgenden Stimuli gesteuert wird. Die Verhaltensanalyse integriert also die Modelle von Pawlow und von Skinner, untersucht die Reize, die dem Verhalten vorausgehen und analysiert die Verstärkung von Verhalten.

Die *Funktionale Analyse* hat die Verhaltensanalyse um die Variable Organismus erweitert. Basis der Funktionalen Analyse ist folgendes Modell: S-O-R-K-C (Stimulus, Organismus, Reaktion, Kontingenz, „Consequences"). Kontingenz bedeutet: Auf welche Weise folgen die Konsequenzen der Reaktion?

Funktionale Analyse

Eine etwas differenziertere Diagnostik stellt die *Problemanalyse* dar. Sie soll im Folgenden zunächst skizziert und dann mit einem Beispiel veranschaulicht werden. Das Beispiel bezieht sich ausnahmsweise nicht auf Essprobleme, um hervorzuheben, dass die Problemanalyse und die Verhaltenstherapie insgesamt auch andere Anwendungsfelder finden als Essstörungen. Schulte (1998) definiert die Problemanalyse so:

Problemanalyse

„Dieser Prozess der Analyse der Schwierigkeiten des Patienten und der Definition der vom Therapeuten zu lösenden Probleme wird als Problemanalyse bezeichnet. Er umfasst zwei Teilprozesse:
1. Problemstrukturieren zur Formulierung und Beschreibung der verschiedenen, von ihm zu lösenden Teilprobleme durch Angabe des jeweiligen Ist- und Sollzustandes und
2. Bedingungsanalyse zur Identifizierung der Ursachen oder Bedingungen des gegenwärtigen, unerwünschten Istzustandes bzw. der für die Zielerreichung erforderlichen Bedingungen." (83)

Eine Frau kommt zur Verhaltenstherapeutin mit der Klage: „Mein Mann und ich streiten uns nur noch." Die Verhaltenstherapeutin geht a priori davon aus, dass dieses „streiten uns nur noch" ein subjektiver Eindruck ist, dass es aber ganz spezifische und abgrenzbare Situationen sind, die mit dem Streiten verbunden sind. Die Problemstrukturierung ergibt: Der Streit entzündet sich vornehmlich an zwei Teilproblemen: 1. der Erziehung der Kinder und 2. dem gemeinsamen Fernsehen.

1. Streitpunkt: Erziehung der Kinder

Dem Mann ist es in den Augen der Klientin gleichgültig, wenn die beiden Kinder keine Hausaufgaben machen, wenn sie spät abends nach Hause kommen, wenn sie offensichtlich Drogen konsumieren. Er erlaubt ihnen alles. Das ist der Istzustand. Der

Sollzustand sollte sein: Mann soll Frau nicht alleine lassen mit Erziehungsauftrag und aktiv eingreifen bei Kindern.

2. Streitpunkt: das gemeinsame Fernsehen

Zunächst schauen sie gemeinsam die „Tagesschau" an. Dann übernimmt der Mann die Fernbedienung und schaltet durch die Programme und bleibt fast regelmäßig beim Sport hängen. Wenn sie die Fernbedienung einfordert und wenn sie Spielfilme anschauen will, dann beginnt der Mann, über die dummen Filme zu lästern und über das Publikum, das sich so etwas anschaut. Oder er beginnt, im selben Raum zu telefonieren oder er verlässt den Raum.

Deshalb überlässt sie meist ihm die Fernbedienung, wird aber innerlich sehr wütend. Ab einem bestimmten Punkt platzt ihr der Kragen. Sie macht spöttische Bemerkungen über Männer als ballspielende Neandertaler. Er wird dann richtig wütend und sie brüllen sich gegenseitig an. Der Mann schläft anschließend im Gästezimmer. Wenn es gut geht, ist er am nächsten Abend wieder zugänglicher. Deshalb hat sie sich mittlerweile daran gewöhnt, nichts zu sagen, wenn er Sport anschaut. Sie könnte zwar platzen vor Wut, sagt aber nichts. Sie bügelt dann, arbeitet in der Küche, rennt rein und raus, was den Mann dazu veranlasst zu sagen: „Bist du aber wieder unruhig. Bleib doch mal sitzen. Ist ja ganz ungemütlich".

Verhaltensebenen Bevor dieses Beispiel einer Problemanalyse lerntheoretisch eingeordnet wird, muss noch eine Differenzierung getroffen werden, was Verhalten ist. In der verhaltenstherapeutischen Diagnostik und in der Verhaltenstherapie wird unterschieden zwischen verschiedenen Verhaltensebenen:

- Körper,
- Denken,
- Emotionen,
- Handlung.

Verhalten ist also heute nicht mehr identisch mit Handlung. Auch der Körper verhält sich. So ändern sich physiologische Parameter. Denken und Emotionen werden heutzutage in der Verhaltenstherapie ebenfalls als Verhalten begriffen. Mit diesem Rüstzeug lassen sich nun einige Elemente des eben erwähnten Beispiels zur verhaltenstherapeutischen Problemanalyse lerntheoretisch beschreiben:

– **Klassisches Konditionieren:** Die Frau wird innerlich bereits nervös, wenn sie gemeinsam vor dem Fernseher sitzen. Wenn er die Fernbedienung in die Hand nimmt, spürt sie, wie ihr Puls sich erhöht. Sie bekommt schwitzige Hände und denkt: „Mit diesem Idioten mach' ich das nicht mehr lange mit." Sie steht auf, holt das Bügelbrett, beginnt zu bügeln oder rennt in die Küche.

– **Operantes Konditionieren:** Wenn sie das Bügelbrett holt, wenn sie in die Küche rennt, dann beruhigt sie das. Beruhigend, also eine positive Verstärkung, ist das motorische Abführen von Spannung. Beruhigend ist auch das Ausbleiben einer aversiven Verstärkung, wenn sie mit dem Mann vor dem Fernseher sitzen bliebe und er über die dummen Spielfilme und deren dumme Konsumentinnen lästern würde. Ein weiteres Ausbleiben einer aversiven Verstärkung besteht darin, dass sie sich nicht richtig streiten und er dann nicht im Gästezimmer schläft.
  Positive Verstärkung: Sie freut sich, dass sie mit dem Rein- und Rausrennen ihren Mann ärgern kann. Wenn dieser sich dann beschwert, dass sie so unruhig ist, dann meint sie zu ihm, er solle doch selbst bügeln. Irgendeiner müsse hier doch bügeln. Er könne dies gerne tun. Daraufhin schweigt der Mann, weil er nicht gerne bügelt. Und sie bügelt beschwingt weiter.
  Aversive Verstärkung: Wenn sie die Fernbedienung in der Hand hält, beginnt der Mann mit Sticheleien. Da sie seine Sticheleien auch als berechtigt ansieht (die dummen Soaps), ist dies für sie aversiv: Sie fühlt sich dumm.

Verhaltenstherapeutische Interventionen

Zunächst soll das Klassische und Operante Konditionieren am Beispiel der Adipositas kurz umrissen werden.
  Mit Pawlow lautet ein Vorschlag, Reize zu entkoppeln. Das bedeutet, dass die Nahrungsaufnahme mit keinen anderen Reizen verknüpft wird. Es wird nicht ferngesehen und dabei gegessen, es wird keine Zeitung gelesen. Am besten ist es, zu Hause immer nur an einem ganz bestimmten Tisch zu essen, damit keine anderen Tische einen quasi dazu auffordern zu essen. Damit sollen automatische Kopplungen wie Fernsehen und Chipsessen oder Kino und Popcorn vermieden werden. **Reizentkopplung**
  Im Sinne Pawlows kann auch eine Reizkontrolle durchgeführt werden. Das bedeutet, dass in der Wohnung keine großen Vorräte **Reizkontrolle**

von Schokolade sein müssen. Es sollte auch ohne Hunger und mit Einkaufszettel eingekauft werden, damit nicht die Dinge gekauft werden, die einen besonders verführen.

positive Verstärker Im Sinne Skinners sollte man sich nicht mit Essen positiv verstärken. Es sollten andere Verstärker gefunden werden wie ein Spaziergang im schönen Herbstwald. Die Umwelt könnte die Gewichtsabnahme positiv verstärken, z. B. durch anerkennende Reaktionen. Man kann sich auch selbst belohnen, wenn man Gewicht hält oder abnimmt, z. B. mit einem Wochenende an der Ostsee.

Selbstverstärkung Wird von Selbstverstärkung gesprochen, sind die Auswirkungen der kognitiven Wende bei den Lerntheorien bereits zu spüren. Selbstverstärkung bedeutet, dass zwischen Verhalten und Reaktion Kognitionen stehen, z. B. Urlaub planen.

Ausbleiben aversiver Verstärkung Etwas strenger im Sinne Skinners könnte auch mit dem Ausbleiben aversiver Verstärkung gearbeitet werden. Gewichtsabnahme könnte implizieren, dass die adipöse Person weniger Spott und hämische Bemerkungen erfährt.

Status quo Mittlerweile wird von Verhaltenstherapeutinnen und Verhaltenstherapeuten nicht mehr darüber diskutiert, ob Grundlage der Verhaltenstherapie Pawlow oder Skinner sein soll. Vielmehr sind sich die meisten Verhaltenstherapeuten einig, dass sowohl Pawlow als auch Skinner unverzichtbar sind. Zusätzlich wird auch wie in der Diagnostik der Organismus nicht außer Acht gelassen, z. B. physiologische Variablen, aber auch Denkprozesse. Wird Denken einbezogen, dann wird klar, dass von einem ursprünglichen Postulat der Lerntheorien abgerückt wurde: nur von außen beobachtbares Verhalten zu berücksichtigen. Moderne Verhaltenstherapie unterscheidet so unterschiedliche Determinanten menschlichen Verhaltens:

- Alpha-Variablen wie externe situative Bedingungen, aber auch das beobachtbare Verhalten, wenn es andere Variablen beeinflusst.
- Beta-Variablen: gedankliche Prozesse, die Auslöser, Merkmale und Konsequenzen von Verhalten sein können.
- Gamma-Variablen: 1. überdauernde biologische und physiologische Gegebenheiten des Menschen wie Alter oder Geschlecht, 2. aktuelle körperliche Variablen, wie z. B. Unterzuckerung (Reinecker 2000).

Die Variablen der genannten Dimensionen stehen in einem permanenten dynamischen Prozess. Sie beeinflussen sich untereinander.

Wenn eine übergewichtige Person ein Restaurant betritt (situative Bedingung), und es riecht wunderbar nach Essen (situative Bedingung), dann spürt sie, dass sie richtig hungrig ist (aktuelle körperliche Variable). Sie rechnet nach, dass sie zum letzten Mal vor fünf Stunden etwas gegessen hat (Denken). Sie setzt sich an einen Tisch (beobachtbares Verhalten), was ihr Hungergefühl deutlich verstärkt. Das Gleiche gilt für die Karte, die ihr der Kellner überreicht. Am liebsten würde sie ein Wiener Schnitzel bestellen, aber sie weiß (Denken), dass sie genetisch zur Adipositas veranlagt ist (überdauernde körperliche Gegebenheit). Beim Blick zu den anderen Tischen nimmt sie neugierig-skeptische Blicke wahr (subjektive Wahrnehmung situativer Bedingungen). Sie vermutet, dass die anderen sie als gefräßige, undisziplinierte Person verurteilen (Denken). Es schnürt ihr den Magen zu (aktuelle körperliche Variable), was sie dazu veranlasst, nur einen Salat des Hauses zu bestellen.

Weitere Neuerungen im Rahmen der Verhaltenstherapie nach Pawlow und Skinner ist die Einbeziehung der Lerntheorie des Lernens am Modell von Bandura. Bandura hat in vielen Experimenten untersucht, dass Menschen nicht nur nach Lerngesetzen von Pawlow und Skinner etwas lernen. Vielmehr lernen sie auch durch das Beobachten und Nachahmen anderer Menschen.

Modelllernen

Wenn in einer Gruppenbehandlung eine bulimische Klientin erzählt, wie sie es geschafft hat, diese Woche „ganz normal" zu essen, dann können z. B. die anderen deren Bewältigungsstrategien übernehmen.

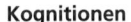

Es ist schon angeklungen, dass aktuelle Verhaltenstherapie das Denken mit einbezieht. Dementsprechend gibt es auch etliche Ansätze zur Kognitiven Verhaltenstherapie.

Kognitionen

So kann *falsches* Denken („Ich darf nie Kuchen essen") umstrukturiert werden: „Wenn ich ab und zu Kuchen esse, dann ist das kein Problem". Es ist auch möglich, sich selbst in bestimmten Situationen zu instruieren. Bei Flugangst kann man sozusagen mit sich reden: „Ich fliege mit einer Fluggesellschaft, bei der noch nie ein Flugzeug abgestürzt ist."

6.6.2 Psychoanalyse

Lerntheorien untersuchen Reiz-Reaktions-Konsequenz-Konstellationen. Die Psychoanalyse versucht, das konflikthafte Seelenleben zu erkunden. Die Psychoanalyse sucht das Verborgene, die Lerntheorien das Sichtbare.

Psychoanalytische Diagnostik

Anamnese Die Psychoanalyse benutzt diverse diagnostische Verfahren. Das wichtigste ist die *Anamnese*. Diese hat folgenden Aufbau, dessen einzelne Elemente nachfolgend erläutert werden sollen:

- Erster Eindruck
- Aktuelles Leiden (Symptomatik)
- Auslöser der Symptomatik
- Aktuelle Lebenssituation
- Biografie
- Psychodynamik
- Diagnose
- Indikation

erster Eindruck Im Schreiben der Anamnese wird der erste Eindruck festgehalten, da er Aufschlüsse über Übertragung und Gegenübertragung (s. S. 206) zulässt. Wird Übertragung und Gegenübertragung nicht bewusst gemacht, so kann sich das negativ auf den Behandlungsverlauf auswirken.

Zu einer schlanken 25-jährigen Ernährungsberaterin kommt eine ca. 50-jährige stark adipöse Frau. Diese findet es im Grunde unerträglich, von einer jungen Frau, die offenkundig keine Ess- und Figurprobleme hat, Ratschläge zu ihrem Gewichtsproblem zu bekommen. Die 50-jährige Frau wird denken: „Die hat doch keine Ahnung." Da es aber in unserer Gesellschaft nicht üblich ist, derartiges offen zu sagen, wird die Klientin die Ernährungsberaterin eventuell wie ihre Tochter behandeln: die Ernährungsberaterin loben, dass sie alles so prima macht, ihr Blumen mitbringen etc.

Falls die Ernährungsberaterin nicht mitbekommt, dass sich hinter der Freundlichkeit Feindseligkeit verbirgt, wird diese Beratung potenziell scheitern oder keine Effekte erzielen.

Deshalb ist es wichtig, gleich den ersten Eindruck, in dem sich sofort eine Beziehung konstellieren kann, zu reflektieren. Der erste

Eindruck könnte aus folgenden Elementen bestehen. Es ist zu registrieren,

- wie die Stimme des Klienten am Telefon erlebt worden ist;
- warum der Anamnestikerin ein Schauer über den Rücken gelaufen ist, als der Klient am Ende des Telefongesprächs ihr „einen wunderschönen Tag" gewünscht hat;
- warum der Klient eine halbe Stunde zu früh da war, mitten während eines Gesprächs klingelte und beleidigt schien, als er noch warten musste;
- welchen Eindruck das körperliche Erscheinungsbild des Klienten machte;
- warum die Anamnestikerin mitten im Gespräch massive aggressive Impulse verspürte;
- warum sich die Pulsrate bei der Anamnestikerin zu einem bestimmten Gesprächszeitpunkt erhöhte;
- warum die Anamnestikerin große Mühe hatte, dem Klienten zu erklären, dass nun die Stunde vorbei sei.

Das Berichten und Notieren des aktuellen Leidens sollte sich nicht darin erschöpfen, eine Diagnose wiederzugeben. Adipositas als Begriff reicht nicht aus. Jede und jeder leidet anders unter Adipositas. Dieses Leiden sollte möglichst in Zitatform Eingang in die Anamnese finden.

aktuelles Leiden

Es ist, wie bereits erwähnt, von großer klinischer Relevanz, wann eine Symptomatik auftritt. Eine Anorexia nervosa, die mit 14 Jahren auftritt, lässt z. B. folgende Vermutungen zu: dass diese Essstörung im Zusammenhang mit der Zügelung auch anderer Impulse wie die der Sexualität steht oder dass die Ablösung von den Eltern genau in der Phase, in der Ablösung stattfinden sollte, nicht stattfindet.

Auslöser der Symptomatik

Die aktuelle Lebenssituation ist als resultativer Ausdruck der bisherigen Lebensgeschichte zu verstehen. Eine Tochter, die von den Eltern überwiegend als ihre Betreuerin genutzt worden ist, ist zum einen mehr als glücklich, keinen Partner zu haben, den sie dann in ihrer Fantasie ebenfalls betreuen müsste. Zum anderen ist sie deshalb sehr verzweifelt. Da aber die Zufriedenheit, niemanden betreuen zu müssen, überwiegt, lebt sie alleine.

Lebenssituation

Die aktuelle Lebenssituation kann auch Auskunft darüber geben, welche Möglichkeiten jemandem zur Verfügung stehen: ob z. B. jemand trotz schweren Leidens bestimmten Interessen nachgeht. Darüber hinaus kann die aktuelle Lebenssituation Eingang in die Behandlungsplanung finden. Bei der Behandlung der Adipositas ist es etwa zentral zu wissen, ob der Klient bei der Gewichtsabnahme von der Ehefrau unterstützt wird oder ob sie ihn lieber so haben will, wie er ist.

Biografie Bezüglich der Biografie sind zwei Stränge zentral: die schulisch-berufliche und die psychosexuelle Entwicklung. Wenn jemand in seinen bisherigen 25 Lebensjahren nichts anderes getan hat, als eine erfolgreiche akademische Karriere zu verfolgen, dann sind möglicherweise deutliche Entwicklungsdefizite in anderen Bereichen zu registrieren. Wenn eine Person noch nie eine Partnerschaft gehabt hat, dann stellt sich die Frage, wie sich dies auf die Therapeut-Klient-Beziehung auswirken kann.

Psychodynamik Psychodynamik bedeutet die Verknüpfung von Symptomatik mit den Auslösern der Symptomatik, mit der aktuellen Lebenssituation und mit der Biografie. Eine bulimische Symptomatik kann dann gedeutet werden als der Wunsch, versorgt zu werden, was die Eltern nur unzureichend getan haben. Die Bulimikerin musste eher für die Eltern da sein. Die Wünsche nach Versorgtwerden sind zugleich so bedrohlich – da die potenziell versorgende Person von der Bulimikerin als übermächtig und demütigend fantasiert wird –, dass die Selbstversorgung mit Essen anstelle eines Partners präferiert wird. Deshalb lebt die Bulimikerin alleine. Dies ist natürlich auch vorteilhaft, um die Attacken verbergen zu können. Die bulimische Symptomatik war ein wenig schon da, als sie noch zu Hause lebte. Sie ist aber erst massiver geworden, als die Bulimikerin ihr Studium aufgenommen hatte. Die Verschlimmerung ihrer Symptomatik muss nicht unbedingt als etwas Negatives begriffen werden. Es ist die bestmögliche Lösung für den Augenblick, und die Bulimikerin experimentiert mit dem Versorgtwerden auf eine kreative Weise. Anstatt zu hoffen, dass sie von den Eltern doch noch etwas bekommen könnte, beginnt sie, sich selbst zu versorgen.

Diagnose Die Diagnose ist eine Diagnose für den Augenblick. Nach den üblichen zwei Erstgesprächen muss für die Beantragung von Psychotherapie bei einer Krankenversicherung über ein datengeschütztes Gutachterverfahren eine Diagnose gestellt werden. Dabei kann sich eine Diagnose im Verlauf einer Psychotherapie erheblich verändern.

Indikation Die Diagnose dient auch dazu, eine Indikation zu stellen. Indikation meint, welche Behandlungsform ist für den jeweiligen Klienten die vermutlich angemessene.

Einer Person, die in zwei Monaten ein Geschäftsmeeting in Asien haben wird und unter starker Flugangst leidet, wird die Empfehlung gegeben werden, ein verhaltenstherapeutisches Training gegen Flugangst zu belegen. Dies ist in zwei Monaten leistbar. Diese Person kann nach dem Meeting zu dem Psychotherapeuten zurückkehren und ihm den Eindruck mitteilen, dass die Flugangst möglicherweise nicht das einzige Problem in seinem Leben darstellt. Diese Person teilt ebenfalls mit, dass sie mehr über sich erfahren will. In diesem Falle könnte sich die Indikation ändern. Zur Wahl stehen dann eher Gesprächspsychotherapie oder Psychoanalyse.

Resümee: Prinzipiell geht es bei der Anamnese darum, aktuelles Leiden vor dem Hintergrund der Lebensgeschichte verstehbar zu machen. Das Leiden soll biografisch einen Sinn erzeugen. In der Anamnese wird nicht ignoriert, dass Adipositas z. B. eine bedeutsame genetische Komponente haben kann. Die genetische Komponente kommt aber erst zum Tragen, wenn etwa biografische Umbrüche stattfinden wie der Tod des Vaters. Oder es ist aufschlussreich, dass die Symptomatik der Bulimia nervosa häufig in der Phase der Ablösung vom Elternhaus entsteht. Die Anamnestikerin versucht zu verstehen, warum die bulimische Symptomatik bei der Aufnahme einer Partnerschaft deutlich in den Hintergrund tritt. Sicherlich gibt es dafür allgemeine Erklärungen. Aber die Anamnestikerin geht davon aus, dass jede Bulimikerin eine andere Lebensgeschichte hat, also jede Bulimikerin anders ist. Sie ist einzigartig. Die Anamnese trägt dieser Einzigartigkeit Rechnung. (Um keine Missverständnisse zu erzeugen: Auch die verhaltenstherapeutische Diagnostik geht von der Einzigartigkeit individueller Lerngeschichten aus.)

Psychoanalyse als Psychotherapie

Für Freud bestand die therapeutische Arbeit im Wesentlichen im Bewusstmachen des Unbewussten. Hierzu ein Beispiel, was es heißen kann, Unbewusstes bewusst zu machen.

Eine Klientin kommt in Psychotherapie, weil sie in ihrem Studium massive Schwierigkeiten in einer bestimmten wichtigen Lehrveranstaltung hat. Sie ist dort so nervös, dass sie den Stoff nicht mitbekommt. Wenn sie etwas sagen will, dann schnürt es ihr die Kehle zu, und sie gibt den Versuch auf, etwas zu sagen. In wenigen Stunden, in relativ kurzer Zeit also, wird klar, dass sie in die Dozentin verliebt ist, aber es als unannehmbar findet, sich in eine Dozentin zu verlieben. Die unbewussten Impulse sind bewusst geworden, und die Klientin kann in der Lehrveranstaltung wieder gut arbeiten.

Deutung

Freud ging davon aus, dass der Psychoanalytiker die unbewussten Motive zur Sprache bringen muss. Dies nannte er eine Deutung. Diese könnte bezüglich der Studentin so aussehen: „Könnte es sein, dass Sie für die Dozentin mehr empfinden, als Ihnen lieb ist?"

Containing

Heutzutage ist die therapeutische Technik der Deutung ergänzt worden um einen Aspekt der Therapeut-Klient-Beziehung, nämlich um das so genannte Containing: Der Psychoanalytiker hält und birgt den Klienten. Ist Deutung eine eher rationale Intervention, so ist das Containing eine emotionale Qualität. Der Klient kann emotional nachreifen, indem er erfährt, dass jemand für ihn da ist, ihn hält und aushält.

Wenn jemand in seinem Leben erfahren hat, dass Nähe und Sympathie eine Gefahr darstellt, dann kann diese Person in der Psychoanalyse durch das Containing erfahren, dass es nicht immer gefährlich sein muss, Nähe zu erfahren und Sympathie zu bekommen. Diese Person kann so emotional nachreifen.

Übertragung

Zur Psychoanalyse als Psychotherapie gehört unabdingbar die Berücksichtigung von Übertragung und Gegenübertragung. Übertragung bedeutet, dass die Klientin unbewusste Bilder und Erfahrungen auf die Psychoanalytikerin überträgt.

Eine Patientin kommt zu einer Therapiesitzung viel zu spät. Ein Bus ist ausgefallen. Die Patientin erwartet wie selbstverständlich, dass die Psychoanalytikerin deshalb sehr verärgert ist. Sie erwartet, dass die Psychoanalytikerin ihr Vorwürfe macht, an ihrer Motivation zweifelt und ihr droht, sie hinauszuwerfen. Die Patientin überträgt Erfahrungen, die sie früher gemacht hat, auf die Psychoanalytikerin. Obwohl die Psychoanalytikerin, dann gar nicht ärgerlich ist, als die Patientin eintrifft, nimmt die Patientin das nicht wahr. Die Übertragung siegt über die Realität.

Eine andere Klientin geht selbstverständlich davon aus, dass ihre Psychoanalytikerin streng und unnahbar ist. Irgendwann nach vielen Stunden wird klar, dass die Klientin so ihre Mutter erlebt hat und dass die Psychoanalytikerin gar nicht streng ist.

Mit der Übertragung kommen zentrale emotionale Erfahrungen in das Blickfeld. Sie stören nicht den therapeutischen Prozess, sondern sind diesem nützlich, wenn der Psychoanalytikerin klar ist, dass es sich um eine Übertragung handelt. Im vermeintlichen Erleben der strengen Psychoanalytikerin aktualisiert sich eine Erfahrung mit der Mutter. Ein Gefühl wird greifbar und bearbeitbar.

Übertragung ist kein Privileg der Psychoanalyse. Sie kommt im Alltag überall vor. Nur im Rahmen von Psychotherapie kann mit ihr systematisch gearbeitet werden. Bei einer ersten Begegnung mit einem fremden Menschen gebrauchen wir unausweichlich die Übertragung. Wir geben dem Fremden das Antlitz des Vertrauten: „Der neue Kollege ist wie dein Schwager". **Übertragung im Alltag**

Gegenübertragung bedeutet, wie die Psychoanalytikerin auf die Übertragung reagiert. Ärgert sich die Psychoanalytikerin aus dem letzten Beispiel über die Übertragung, weil sie sich selbst als so emotional warm einstuft? Wird sie wegen des Ärgers auf einmal kalt und unnahbar? Entspricht sie dann der Übertragung der Klientin? **Gegenübertragung**

Nichts ist von der Psychoanalyse bekannter als die Couch. Der Klient oder die Klientin haben auf der Couch zu liegen, der Psychoanalytiker hat seinen Sessel hinter dem Kopf des Klienten. Häufig wird dies mit Auslieferung assoziiert oder als Ausdruck einer asymmetrischen Beziehung verstanden. Für Klienten kann es aber bedeuten, sich ganz auf sich konzentrieren zu können, entspannt seinen eigenen Gedanken und Regungen nachgehen zu können und in diesem Zustand Zugang zu seinem Unbewussten zu bekommen. Heute ist das Liegen in der Psychoanalyse eine Möglichkeit, aber kein Muss und häufig kontraindiziert. Das ist gegeben, wenn es weniger darum geht, Zugang zu seinem Unbewussten zu bekommen, wenn vielmehr aktuelle Lebensprobleme anstehen, die jetzt bewältigt werden müssen. **Couch**

Die Psychoanalyse abschließend, soll nun das Beispiel, das dazu dienen sollte, verhaltenstherapeutisches Vorgehen darzustellen, psychoanalytisch gedeutet werden. Zur Erinnerung soll das Beispiel nochmals knapp referiert werden:

Zunächst schaut das Paar gemeinsam die „Tagesschau" an. Dann übernimmt der Mann die Fernbedienung und schaltet durch die Programme und bleibt fast regelmäßig beim Sport hängen. Wenn sie die Fernbedienung einfordert und wenn sie Spielfilme anschauen will, dann beginnt der Mann, über die dummen Filme zu lästern und über das Publikum, das sich so etwas anschaut.

Aus der Vielzahl psychoanalytischer Deutungsmuster sollen nun einige exemplarisch herausgegriffen werden:

- Zunächst würde der permanente Machtkampf zwischen der Frau und dem Mann auffallen. Sie kämpfen darum, wer sich durchsetzt. Auch das Fernsehen ist hiervon nicht verschont.
- Ein triebtheoretisch orientierter Psychoanalytiker würde bei beiden von einer Fixierung auf die anale Phase sprechen. In der analen Phase geht es um das Neinsagen und um die Selbstbehauptung. Das Paar hat diese Phase sozusagen noch nicht überwunden. Der Triebtheoretiker könnte hinzufügen: Vielleicht hat das Paar irgendwann die anale Phase überwunden, aber die phallisch-genitale Phase löste zu viele Ängste aus. Deshalb kehrten sie zur analen Phase zurück.
- Einige Psychoanalytiker haben sich vertieft mit dem Narzissmus befasst, vereinfachend ausgedrückt, mit der Selbstliebe. Diesen Psychoanalytikern könnte auffallen, dass sich das Paar dauernd gegenseitig entwertet, als ob sie darauf angewiesen wären, den anderen zu entwerten, um selbst besser dazustehen. Bei beiden könnte das Selbstwertgefühl beschädigt sein.
- Andere Psychoanalytiker würden die Angst vor Nähe herausstellen. Der Kampf des Paares dient dann dazu, Nähe zu vermeiden. Die allzu große Nähe könnte fragile Ich-Grenzen bedrohen.

6.6.3 Die Gesprächspsychotherapie nach Rogers

Die Gesprächspsychotherapie nach Rogers bildet die zentrale Grundlage der Beratung. Sie ist aber auch eine eigenständige Psychotherapieform. Rogers hat, wie schon erwähnt, Diagnostik abgelehnt. Er meinte, dies könne die Empathie beeinträchtigen. Die heutigen Vertreter und Vertreterinnen der Gesprächspsychotherapie haben diese Position von Rogers teilweise nicht mehr inne.

Basisvariable Die Gesprächspsychotherapie sieht in der Haltung des Psychotherapeuten die zentrale Wirkkraft von Psychotherapie. Ist die Gesprächspsychotherapeutin gegenüber dem Klienten unbedingt wertschätzend, empathisch und echt, dann wird der Klient genesen. Unbedingte Wertschätzung, Empathie und Echtheit (Kongruenz) bilden die drei Wirkfaktoren der Gesprächspsychotherapie. Warum ist das im Sinne Rogers so?

Bedingte Wertschätzung erfährt etwa ein Kind, wenn es nur dann geschätzt wird, wenn es gute Noten nach Hause bringt. Das Kind wird sich nur wertvoll fühlen wegen bestimmter Leistungen, aber nicht wegen sich als Person. Folglich wird es sich auch als Person als wertlos betrachten. Die unbedingte Wertschätzung, die die erwachsene Person in der Gesprächspsychotherapie erfahren kann, korrigiert diese Erfahrung. Indem die Psychotherapeutin sie unbedingt wertschätzt, lernt sie, sich selbst zu schätzen und zu mögen. **Wertschätzung**

Empathie oder Einfühlungsvermögen von seiten der Psychotherapeutin kann einen Prozess in Gang setzen, in dem der Klient versucht, sich besser zu verstehen. Er wird auch diese Aspekte von sich verstehen und integrieren, die ihm unangenehm sind, die er an sich gar nicht sehen will. Ein Mensch, der davon überzeugt war, ein aggressionsfreier und friedliebender Mensch zu sein, bekommt auf einmal mit, dass dieses Bild nicht stimmt. **Empathie**

Die Echtheit der Gesprächspsychotherapeutin hat zum einen orientierenden Charakter. Der Klient bekommt mit, was er bei anderen bewirkt. Zum anderen sieht der Klient, dass Echtheit und Offenheit keine Schwäche ist, sondern das Leben reichhaltiger und leichter macht. **Echtheit**

Für Rogers scheint in seinem *Spätwerk* die *Kongruenz* bzw. *Echtheit* die bedeutsamste Variable gewesen zu sein. Bei der Erläuterung der Variablen setzt er sie an die erste Stelle. Kongruenz bedeutet für den Therapeuten: „Hier bin ich, so wie ich bin." (1985, 21) Und dies teilt er dem Klienten mit. Der Therapeut fordert den Klienten dazu auf, das Gleiche zu tun.

Die bedingungslose Wertschätzung ist für Rogers die zweite wichtige Variable. Er begreift sie als eine positive akzeptierende Einstellung dem Klienten gegenüber. „Es setzt die Bereitschaft des Therapeuten voraus, dem Klienten zu gestatten, sich ganz dem Gefühl zu überlassen, das ihn im Augenblick erfüllt – Verwirrung, Wut, Zorn, Mut, Liebe oder Stolz." (1985, 21)

Einfühlendes Verständnis begreift Rogers einerseits als genaues Spüren dessen, was der Klient erfährt. Andererseits soll der Therapeut mehr spüren, als der Klient bewusst spürt. An diesem Punkt ist Rogers von Freud nicht mehr weit entfernt.

Wie eine Gesprächspsychotherapie verlaufen kann, soll folgendes Beispiel von Rogers veranschaulichen:

„Sie berichtet weiter über die Dinge, die die Kinder tun und die sie ärgern, und meint, es sei ‚ganz schön schwer für sie'. Dann fragt sie: ‚Soll ich einfach alles laufen lassen?' Ich erwiderte: ‚Was könnte passieren, wenn Sie das täten?' Sie sagte: ‚Na ja, heute morgen war er angezogen, aber meistens kommt er samstags im Bademantel zum Frühstück. Dann geht er wieder nach oben, sucht sich was zum Lesen und legt sich wieder ins Bett. Und dann holt er alle Decken und Laken von den Betten und zerrt sie herum und wirft sie auf einen Haufen. Ich laufe dann hinter ihm her und sage, er solle sich anziehen und Ordnung machen.' Ich sage: ‚Offenbar befriedigt ihn Ihre Reaktion in dieser Situation.'
Sie fragte: ‚Nun, was würden Sie tun? Ich mag es nicht, wenn den ganzen Vormittag über in allen Ecken Unordnung herrscht.' Ich fragte, ob er nur in seinem Zimmer spiele. Sie sagte: ‚Nein, im ganzen oberen Stock.' Ich sagte: ‚Was könnten Sie in einer solchen Situation tun?' Sie erwiderte: ‚Nun, ich könnte ihn einfach tun lassen, was er will, und nichts sagen. Soll er doch das ganze Haus auf den Kopf stellen.' Aus ihrer Stimme geht hervor, dass ihr diese Lösung absolut nicht gefallen würde. Ich antwortete: ‚Aber einverstanden wären Sie damit eigentlich nicht.' Sie meinte, es würde ihr nicht sonderlich gefallen. ‚Er ist für solche Sachen längst viel zu groß. Er ist einfach zu alt, für vieles von dem, was er macht.' Ich sagte: ‚Nun ja, manchmal handeln die Menschen offenbar nicht ihrem Alter entsprechend.' Sie erwiderte: ‚Ja, ich glaube, das stimmt.'
Sie schwieg und ich frage: ‚Wie empfindet er Ihrer Meinung nach solche Situationen, in denen er Dinge tut, die Sie nicht mögen? . . .' Sie wirkte einen Augenblick lang sehr nachdenklich und sagte dann: ‚Ich weiß nicht ganz, wie ich es sagen soll . . . mir fällt nicht das richtige Wort ein. Aber ich glaube, er fühlt sich irgendwie überlegen.'" (Rogers 2004, 194)

Die psychotherapeutischen Vorgehensweisen, die in diesem Beispiel angewandt worden sind, lassen sich so beschreiben:

- Die Frage: „Was könnte passieren, wenn Sie das täten?" eröffnet neue Denk-, Erfahrungs- und Handlungsräume. Die Klientin erforscht neue Möglichkeiten.
- Die Aussage: „Offenbar befriedigt ihn Ihre Reaktion in dieser Situation" stellt eigentlich ein Einfühlen in den Sohn dar. Der Psychotherapeut versucht der Klientin zu erklären, was der Sohn erlebt, damit sie beginnt, ihn zu verstehen. Das Verhalten des Sohnes ist dann nicht mehr so rätselhaft. Der Sohn ist dann nicht mehr nur einfach chaotisch.
- „Ich fragte, ob er nur in seinem Zimmer spiele." Diese Frage könnte eine Verhaltenstherapeutin oder ein Psychoanalytiker genauso stellen. Es ist eine klärende Frage, um das Ausmaß des Problems kennen zu lernen.
- „Was könnten Sie in einer solchen Situation tun?" Diese Frage soll anstoßen zum Durchspielen der Möglichkeiten. Der Psychotherapeut gibt

der Klientin zu verstehen, dass es mehrere Möglichkeiten geben könnte. Er fordert sie indirekt dazu auf, die üblichen Reaktionen zu überwinden.
- „Aber einverstanden wären Sie damit eigentlich nicht." Diese Antwort ist *die* klassische gesprächspsychotherapeutische Intervention: auf die Gefühle fokussieren, auch auf den Widerspruch zwischen Gesagtem und Erlebtem.
- „Nun ja, manchmal handeln die Menschen offenbar nicht ihrem Alter entsprechend." Einerseits versucht der Psychotherapeut, den Sohn zu entlasten: Menschen hätten zwar stets ein bestimmtes biologisches Alter, aber sie handeln manchmal als 20-Jährige wie 5-Jährige oder als 5-Jährige wie 20-Jährige. Das sei nun einmal so. Das sei im Prinzip auch nicht schlimm. Andererseits schließt der Psychotherapeut mit der Formulierung „die Menschen" die Klientin und sich mit ein. Eventuell wird der Klientin gerade einfallen, dass ihre zwei Teddys noch immer auf dem Bett liegen müssen.
- „Wie empfindet er Ihrer Meinung nach solche Situationen, in denen er Dinge tut, die Sie nicht mögen?" Diese Frage soll sie auffordern, sich in den Sohn einzufühlen. Sie soll die Klientin ermutigen, das auszusprechen, worüber sie bewusst noch nicht richtig nachgedacht hat. Wenn sie das Verhalten des Sohns versteht, dann wird sie ihn nicht mehr des bösartigen Angriffs verdächtigen.

Wie würde Rogers das Beispiel aus der verhaltenstherapeutischen Problemanalyse (S. 208) einschätzen?

- Rogers würde eventuell davon ausgehen, dass zwischen dem Paar keine unbedingte Wertschätzung vorherrscht. Der andere ist nur genehm, wenn er auch die eigenen Interessen verfolgt. Wenn nicht, wird er entwertet und verachtet.
- Von Empathie kann auch nicht die Rede sein. Die Frau versucht nicht zu verstehen, dass für ihren Mann Sportschauen interessant ist. Der Mann fühlt sich in sie in keiner Weise ein, wenn es darum geht zu verstehen, warum sie gerne Spielfilme oder Soaps anschaut. Er ist auch nicht neugierig, das zu erfahren.
- Wären beide echter, dann würden sie nicht Krieg spielen, sondern sich ihre Gefühle mitteilen. Die Frau könnte sagen: „Es kränkt mich sehr, dass du mich wegen der Soaps so heruntersputzt, ich finde es ganz furchtbar, wenn wir zusammen sitzen." Der Mann könnte sagen: „Ich habe das Gefühl, du nimmst mir das letzte Stück von Freiheit, das ich habe. Den ganzen Tag muss ich tun, was der Chef will, abends kann ich nicht einmal das Fußballspiel anschauen."

Im letzten Abschnitt wurde gebündelt, wie Lerntheorien, Psychoanalyse und humanistische Ansätze diagnostisch und psychotherapeutisch vorgehen. Im nächsten Abschnitt sollen die spezifischen Behandlungskonzepte für Essstörungen vorgestellt werden. Diese Behandlungskonzepte beruhen keineswegs nur auf Psychotherapie. Sie sind auf das jeweilige Störungsbild zugeschnitten.

6.7 Störungsspezifische Interventionen bei Essstörungen

Bislang wurden die diagnostischen und psychotherapeutischen Vorgehensweisen dreier Ansätze formuliert. Nun soll umrissen werden, welche störungsspezifischen und nicht nur psychotherapeutischen Behandlungsmethoden bei den jeweiligen Essstörungen eingesetzt werden. Das Spektrum dieser störungsspezifischen Interventionen ist so breit, dass im Folgenden nicht alle Verfahren aufgelistet werden können.

6.7.1 Störungsspezifische Interventionen bei Adipositas

Die DGE empfiehlt in „DGE-Beratungs-Standards" (2003) Folgendes:

- Bei Menschen mit einem BMI, der größer als 30 ist, sollte unter ärztlicher Kontrolle eine Kombinationstherapie durchgeführt werden: „Ernährungstherapie, Verhaltens- und Bewegungstraining und begleitende Ernährungsberatung."
- Bei Menschen, deren BMI zwischen 25 und 30 liegt und bei denen zugleich Risikofaktoren wie Hypertonie festgestellt wird, „ist eine fettarme, energiereduzierte, kohlenhydrat- und ballaststoffreiche Ernährung angezeigt, kombiniert mit verhaltenspsychologischem Training nach gültigen Standards sowie aktiver Bewegungstherapie." (II, 2.1)

drei Säulen Grundsätzlich wird heute davon ausgegangen, dass Adipositasbehandlung auf drei Säulen ruht: Ernährungsumstellung, Bewegungstherapie und Verhaltensmodifikation (Verhaltenstherapie). Dies bedeutet, dass eine Behandlungsform meist nicht ausreicht. In der Regel muss also multimethodal vorgegangen werden.

Für die Zukunft werden diese drei Säulen nicht ausreichen, weil sie nur am Individuum ansetzen und nicht an der Bevölkerung. Am Ende dieses Kapitels werden bevölkerungsbezogene Ansätze vorgestellt werden.

Im deutschen Überblickswerk *Übergewicht und Adipositas* führt Pudel (2003) 20 Therapieelemente auf, die aber nicht bei jedem Betroffenen durchgeführt werden müssten:

- Erstgespräch zur Feststellung von Motivation und Behandlungserwartung,
- Ermittlung von BMI und Risikofaktoren,
- Anamnese (Gewichtsverlauf, zurückliegende Behandlungsversuche, Auslöser des problematischen Essverhaltens),
- Analyse des derzeitigen Essverhaltens,
- Analyse des Bewegungsverhaltens,
- Relativierung der Behandlungserwartung, sollte diese unrealistisch sein,
- Entlastung von Schuldvorwürfen, ein undisziplinierter Esser zu sein, Informationen über die biologische Regulation des Gewichts,
- Planung, wie innerhalb einer Woche, das Körpergewicht kontrolliert werden kann,
- Training über mehrere Wochen zur Einübung einer reduzierten Fettaufnahme,
- Training über mehrere Wochen, um einzuüben, mehr an Kohlenhydraten zu sich zu nehmen und ein besseres Sättigungsgefühl zu entwickeln,
- Einüben von Zubereitungstechniken, um fettärmere Speisen kochen zu können,
- Warenkunde und Trainieren des Einkaufverhaltens,
- Training des Außer-Haus-Verzehrs,
- Training über mehrere Wochen zum Abbau der rigiden und Erlernen der flexiblen Verhaltenskontrolle,
- Training des Trinkverhaltens im Sinne der Erhöhung der aufgenommenen Menge an energiefreier oder -armer Flüssigkeit,
- Erhöhung der körperlichen Aktivität,
- Stressbewältigungstraining, um stressbedingtes Essen zu vermeiden,
- Selbstbehauptungstraining,
- Misserfolgsprophylaxe,
- Planung einer weiteren Behandlung, falls Gewichtszunahme wieder auftritt.

In einem englischsprachigen Überblickswerk (Andersen 2003) werden folgende Strategien diskutiert, wobei chirurgische Eingriffe unerwähnt bleiben:

- im Prozess des Alterns das Gewicht halten,
- Prävention und Behandlung der kindlichen Adipositas,
- ernährungsmedizinische Interventionen,
- Bewegungstherapie und
- medikamentöse Behandlung.

Die Kombinationstherapie aus Ernährungstherapie, Verhaltenstherapie und Bewegungstraining wird bei der Behandlung der Adipositas von Kindern und Jugendlichen ergänzt um psychomotorische Übungen und dem Einbezug der Eltern (Reinehr/ Wabitsch 2003).

Im Bereich der Psychotherapie hat die Verhaltenstherapie störungsspezifische Konzepte zur Behandlung der Adipositas entwickelt. Munsch und Margraf (2003) führen folgende Strategien auf:

- Selbstbeobachtung,
- Stimuluskontrolle,
- motivationale Strategien wie Selbstverstärkung, Selbstbestrafung, externe Verstärkung, soziale Unterstützung,
- kognitive Techniken wie realistische Gewichtsziele, kognitive Verhaltenssteuerung,
- Rückfallprophylaxe durch z. B. Stressmanagement.

konzertierte Aktion Angesichts der Ausbreitung der Adipositas sind in den letzten Jahren Stimmen laut geworden, die die Behandlung der Adipositas nicht mehr nur alleine in die Hände der Gesundheitsexperten legen wollen. Vielmehr wird nun davon ausgegangen, dass nur eine konzertierte Aktion, bestehend aus Wissenschaft, Regierung, Industrie und Gesundheitssektor die Adipositasproblematik bewältigen kann (Blackburn 2005).

Dieses Problem klang gerade an, als darauf hingewiesen worden ist, dass die traditionellen Säulen der Adipositasbehandlung nicht mehr ausreichen, um das Adipositasproblem zu bewältigen. Die Gesundheitsexperten sind offensichtlich nicht in der Lage, alleine die Problemlage zu meistern. Das ist weniger deren Versagen. Vielmehr gibt es so viele Lebensbereiche, die außerhalb der Kontrolle der Gesundheitsexperten liegen. Sie steuern nicht die Lebensmittelproduktion. Das tut die Lebensmittelindustrie. Sie können keine Grünflächen zur Verfügung stellen, auf denen Kinder und Jugendliche Ball spielen können. Das ist Aufgabe der Kommunalpolitik. Dementsprechend ist ein viel umfassenderes Interventionskonzept vonnöten, in das alle zentrale gesellschaftliche Akteure einbezogen werden.

6.7.2 Störungsspezifische Interventionen bei Bulimia nervosa und Anorexia nervosa

Laessle (2003) geht bei der Behandlung sowohl der Bulimia nervosa als auch der Anorexia nervosa von zwei grundsätzlichen Schritten aus:

- kurzfristige Modifikation des Essverhaltens bei beiden Störungen und Veränderung des Körpergewichts bei der Anorexia nervosa,
- langfristige Änderung der psychologischen und psychosozialen Bedingungen, die im Zusammenhang mit dem gestörten Essverhalten stehen.

Auch v. Wietersheim (2003) hält bei der Behandlung der Bulimia nervosa zunächst eine symptomzentrierte Intervention für indiziert. Die Patientinnen sollen ein Esstagebuch führen und zu festgelegten Zeiten kohlenhydratreiche Mahlzeiten zu sich nehmen. Ziel hierbei ist, aus dem Teufelskreislauf zwischen übermäßig kontrollierter Nahrungsaufnahme und Essanfällen herauszukommen. Diese Behandlung kann in der Regel ambulant durchgeführt werden. Nur bei schwereren und anderweitigen Störungen ist ein stationärer Aufenthalt zu empfehlen. Derselbe Autor empfiehlt ein ganzes Bündel von Interventionsarten zur Behandlung der Bulimia nervosa:

symptomzentriert

- kognitive Verhaltenstherapie,
- psychodynamische Verfahren,
- Gesprächsgruppen,
- körperbezogene Psychotherapie,
- Familientherapie,
- Entspannungsverfahren,
- kreative Therapien,
- Ernährungstherapie,
- medikamentöse Therapie und
- Arbeit mit Selbsthilfemanualen.

Welche Verfahren jeweils eingesetzt werden, hängt sicherlich auch von den spezifischen Kompetenzen der Therapeutin oder einer bestimmten Einrichtung ab. Ein konkreter Therapeut kann nicht alle Verfahren erlernt haben. Es hängt sicherlich auch davon ab, was die jeweilige Patientin braucht.

Festzuhalten bleibt aber an dieser Stelle, dass die überwiegende Mehrheit der derzeitig arbeitenden Therapeuten nicht mehr davon ausgeht, dass nur *eine* bestimmte Vorgehensweise er-

multimethodal

folgreich sei. Selbst, wenn ein Buch den Titel trägt *Analytische Psychotherapie bei Essstörungen* und das „Analytisch" eigentlich eine Abkürzung von psychoanalytisch ist, also nur eine Richtung benennt, wird ein ganzer Strauß von Behandlungsverfahren aufgeführt:

- Entspannungstherapie,
- Familientherapie,
- gestaltungstherapeutische Verfahren,
- psychodynamische Therapie mit Katathymem Bilderleben,
- konzentrative Bewegungstherapie,
- Musiktherapie,
- Psychodrama,
- Sozialtherapie,
- systemorientierte Therapie,
- psychopharmakologische Therapie,
- Suchttherapie (Herzog et al. 1996b)

Folgende Themen tauchen in der psychotherapeutischen Behandlung der *Bulimia nervosa* häufig auf:

- „Durchdringendes negatives Selbsterleben und Empfinden der eigenen Ineffektivität
- Der Wunsch zu gefallen, die Erwartungen anderer zu erspüren und zu erfüllen
- Die damit verbundene Anerkennung durch die projektive Abtretung eigener Interessen und Altruismus
- Das Problem der Ausbildung einer sicheren Identität als Frau
- Die Scheinautonomie als kräftezehrendes, fassadenhaftes Auftreten im sozialen Kontakt
- Die Abgrenzung gegenüber anderen und die mangelnde Fähigkeit, nein zu sagen
- Das Erkennen (unbewusster) Zuwendungswünsche, deren Abwehr und Regulation
- Die Wahrnehmung und Formulierung eigener Bedürfnisse
- Reflexion der eigenen Rolle in Partnerschaft oder Herkunftsfamilie
- Die Analyse von Auslösesituationen" (v. Wietersheim 2003, 718)

starkes Untergewicht

Bei der *Anorexia nervosa* mit sehr starkem Untergewicht hält Laessle (2003) einen stationären Aufenthalt für unabdingbar. Gründe hierfür sind eine potenziell lebensbedrohliche Situation und die Notwendigkeit, die Patientin aus ihrem üblichen und eventuell belastenden Umfeld herauszulösen.

Zur kurzfristigen Erhöhung des BMI hat sich das Operante Konditionieren am besten bewährt. Das bedeutet etwa, dass

Patientinnen, die zunehmen, als Belohnung am Wochenende die Klinik verlassen können.

Die von Laessle vorgeschlagenen langfristigen Strategien für beide Essstörungen haben mit den Interventionen, die v. Wietersheim genannt hat, eine große Schnittmenge. Psychoanalytisches Vorgehen taucht bei Laessle allerdings nicht auf.

Köhle et al. (2003) betonen, wie wichtig es ist, mit den Anorektikerinnen ein Arbeitsbündnis herzustellen. Anorektikerinnen nehmen häufig nicht wahr, dass sie eine lebensbedrohliche Krankheit haben. Ein Arbeitsbündnis aufzubauen bedeutet, die Krankheitsverleugnung bei den Patientinnen zu überwinden. **Arbeitsbündnis**

Als Alternative zu einem verhaltenstherapeutischen Akutprogramm sehen Köhle et al. (2003) den Einsatz einer Nasen-Magen-Darmsonde, mit deren Hilfe den Patientinnen täglich 3.000 Kalorien zugeführt werden.

Dasselbe Autorenteam macht darauf aufmerksam, wie stark Gegenübertragungseffekte die Behandlung beeinträchtigen können. Anorektikerinnen lösen zunächst Mitleid und Besorgnis aus. Die Behandelnden gewinnen den Eindruck, dass, wenn sie sich intensiv um die Patientinnen kümmern, diese besser und schneller genesen. Umso stärker ist der Zorn, wenn die Behandler realisieren, dass die Patientinnen nicht kooperieren und die Anteilnahme der Therapeuten ins Leere laufen lassen. **Gegenübertragungseffekte**

Woodside et al. (2005) ziehen ein im Vergleich zur Behandlung der Bulimia nervosa eher negatives Resümee, was die Interventionen bezüglich der Anorexia nervosa betrifft. Es gebe immer noch mehr Fragen als Antworten. Niemand wisse eigentlich, welche Anorektikerin wie zu behandeln sei. Nach Fairburn (2005) gilt dies insbesondere für erwachsene Anorektikerinnen, bei denen die Behandlungserfolge gering seien. Es müssten für diese Gruppe neue Behandlungsmethoden entwickelt werden.

6.8 Effekte von Interventionen gegen Essstörungen

Die Effekte von Interventionen gegen Essstörungen lassen sich nicht global betrachten. Sie hängen zu stark von der jeweiligen Essstörung ab. Deshalb werden zunächst die Effekte bei der Adipositasbehandlung, anschließend die bei Bulimia und Anorexia nervosa vorgestellt.

6.8.1 Effekte bei der Adipositasbehandlung

wenig Evaluation

Zunächst muss festgehalten werden, dass es erstaunlicherweise wenige gute Studien zur Aufrechterhaltung des Therapieerfolgs bei der Adipositasbehandlung gibt (WHO 2000). Der Wahrnehmung der Adipositas als bedeutendes Gesundheitsproblem steht also das Faktum gegenüber, dass wenig getan worden ist, um herauszufinden, wie Therapieeffekte langfristig aufrechterhalten werden können.

schlechte Ergebnisse

Die wenigen Studien, die vorliegen, legen nahe, dass die Behandlungseffekte bei der Adipositas gering sind. Seit Jahrzehnten zeichnet sich dies ab. Von Stunkard stammt die bekannte sinngemäße Äußerung: Diejenigen Adipösen, die behandlungsbedürftig sind, kommen nicht in Behandlung, diejenigen, die kommen, brechen die Behandlung häufig ab, diejenigen, die bleiben, haben häufig keinen Erfolg, diejenigen, die Erfolg haben, können den Erfolg nach Interventionsende nicht aufrechterhalten.

Die negative Bilanz der Adipositasbehandlung beginnt damit, dass die Betroffenen ihr Übergewicht oder ihre Adipositas nicht als bedrohliche Krankheit begreifen. Dementsprechend ist die Motivation zur Behandlung eher gering (Bruns-Philipp et al. 2004). Auf einer internationalen Tagung vor mehr als zehn Jahren, die ausschließlich dem Problemfeld Adipositas vorbehalten war, stellte Apfelbaum eine Frage, die er auch sofort beantwortete: „Treatment of obesity: Are we wrong? – „Yes! We are collectively wrong". (1993, S. 28) Apfelbaum meinte damit, dass die Ergebnisse der Adipositasbehandlung ungewöhnlich schlecht sind und dass dementsprechend die Behandlungsmaßnahmen in Frage zu stellen sind.

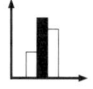

Ayyad und Andersen (2000) haben festgestellt, dass nur 15 % der Adipösen die Behandlung erfolgreich beenden.

In einer weiteren Studie kamen Anderson et al. (2001) zu folgendem Ergebnis: Nach fünf Jahren konnten durchschnittlich 3 % vom Ausgangsgewicht reduziert werden. Ähnliches berichten Catanese et al. (2003).

Aufgrund dieser sehr geringen Effekte werden heute die Kriterien des Behandlungserfolgs niedrig angesetzt. Von Behandlungserfolg spricht man heute, wenn 5 % Gewichtsverlust über ein Jahr hinweg gehalten wird.

Es wurden nicht nur die Effekte der von professionellen Helfern durchgeführten Interventionen untersucht. Auch bekannte Diäten wie die von Atkins oder von den Weight Watchers können keine guten Behandlungserfolge aufweisen. Dansinger et al. (2005) haben in einer klinischen Studie vier Diäten verglichen und konstatieren nach einem Jahr, dass die Erfolge eher mäßig sind. Sie bringen dies in Zusammenhang mit einer geringen Compliance der Behandelten. Sprich: Diese halten sich nicht an die Empfehlungen der Experten und sind letztlich nicht davon überzeugt, etwas tun zu müssen. Miller (1999) geht nicht nur davon aus, dass traditionelle Behandlungsmethoden wie Kostregimes oder körperliche Aktivität geringe Effekte erzielen, sondern häufig auch gesundheitsabträglich sind.

Effekte von Diäten

Wing und Phelan (2005) sind der Frage nachgegangen, welche Faktoren dazu führen, dass eine Minderheit ihren in einer Behandlung erzielten Erfolg langfristig aufrechterhalten kann. Sie identifizierten folgende Merkmale:

Faktoren für Behandlungserfolg

- ein hohes Niveau an körperlicher Aktivität (ca. 1 Stunde pro Tag),
- ein Kostregime mit niedrigkalorischen und wenig fetten Lebensmitteln,
- regelmäßiges Frühstück,
- das Beobachten des eigenen Gewichts,
- ein gleiches Ernährungsmuster unter der Woche und am Wochenende.

Auch Persönlichkeitsmerkmale spielen eine Rolle. Wing und Phelan (2005) weisen auf Merkmale wie geringe Depressionswerte hin.

Trotz des vielversprechenden Forschungsansatzes von Wing und Phelan (2005) stellt sich die Frage, woran es liegt, dass die Behandlungserfolge insgesamt so gering sind. Eine Antwort könnte lauten: Bestimmte Behandlungsformen sind nicht gut genug. Dagegen könnte eingewendet werden, dass alle Arten von Behandlung langfristig nicht erfolgreich sind. Woran könnte dies also liegen? Im Folgenden werden einige der möglichen Gründe diskutiert. Zuerst wird die Behandlung selbst betrachtet, dann werden gesellschaftliche Faktoren aufgeführt, die für die schlechten Ergebnisse verantwortlich sein können. Anschließend wird anhand dreier Beispiele aufgezeigt, wie sich Betroffene Misserfolge selbst erklären.

Behandlungsimmanente Gründe

lebenslanger Prozess

Bleibt man bei den Behandlungen selbst, so könnte gegen sie eingewendet werden, dass fast alle Intervention analog zum chirurgischen Eingriff konzipiert sind. Ob es sich nun um einen Aktionstag in der Schule handelt, um einen stationären Aufenthalt von drei Wochen oder um einen ambulanten Zehn-Wochen-Kurs, in all diesen Fällen ist implizit mit gedacht, dass diese Intervention ausreicht, um etwas zu bewirken. Möglicherweise ist dieser Gedanke falsch, da es sich bei Adipositasbehandlung vermutlich um einen lebenslangen Prozess handelt. Sie kann nicht eingeteilt werden in die Zeit vor der Behandlung, während der Behandlung und nach der Behandlung. Die Behandlung ist eine fortdauernde. Weder den Experten noch den Adipösen ist dies hinreichend klar. Die Adipösen hoffen, sich vier Wochen quälen zu müssen, um dann aller Sorgen ledig zu sein, und wieder zu ihrer alten Lebensweise zurückkehren zu können. Genau diese Idee der Rückkehr ist der Trugschluss.

System

Spätestens mit dem wegweisenden Werk „Menschliche Kommunikation" (1974) von Watzlawick und Autoren ist eine neue Sichtweise entstanden, die nicht das Individuum für eine Krankheit verantwortlich macht, sondern das System, in dem es lebt. Individuelle Veränderung ist in dieser systemischen Perspektive nur schwer möglich, weil jedes System konservativ ist. Das System *will*, dass alles so bleibt, wie es ist. So sträubt sich etwa das System Familie gegen die Gewichtsabnahme eines Familienmitglieds. Offiziell zeigt es sich etwa hoch erfreut über die Gewichtsabnahmewünsche des Betreffenden. Inoffiziell unterläuft es diese Bemühungen. Schließlich könnte die Gewichtsabnahme alles durcheinander bringen.

- Die Jugendliche, die abgenommen hat, könnte flügge werden und die Familie verlassen.
- Die dünner gewordene Ehefrau könnte eine Affäre eingehen.
- Der schlanker gewordene Ehemann widmet sich von nun an zahlreichen Sportarten, kümmert sich weniger um die Familie und ist zu Hause kaum noch zu sehen.

All das wünscht sich das System Familie nicht. Für die Behandlung der Adipositas bedeutet dies, dass das System mit behandelt werden muss, wenn sie versuchen will, erfolgreicher zu sein. Üblicherweise ist das nicht der Fall. Selbst bei Interventionen für Kinder und Jugendliche gibt es in der Regel nicht mehr als zwei bis drei Elternabende. Adipöse Kinder und Jugendliche, die einen stationären Aufenthalt absolviert haben, kehren in eine Familie zurück, die in der Regel nicht bereit ist, gewichtsstabilisierende Veränderungen vorzunehmen. Fast unausweichlich schwindet der Behandlungserfolg.

Gesundheitsexperten und -expertinnen tendieren zu einem paternalistischen Vermittlungsstil. Sie neigen dazu, der Bevölkerung vorzuschreiben, wie sie sich zu ernähren hat. Sollten Teile der Bevölkerung den Vorschriften nicht folgen, dann werden negative Sanktionen angedroht: höhere Krankenversicherungsbeiträge etwa. Dass Menschen in unserem Gesellschaftssystem neben ihren gesellschaftlichen Verpflichtungen die Freiheit haben, **Ernährungsvorschriften**

- viel zu essen,
- riskanten Sportarten nachzugehen,
- wenig zu schlafen,
- viel zu arbeiten,

ist den Gesundheitsexperten nicht sehr genehm. Sie erwarten, dass ihre Vorschriften umgesetzt werden. Auch wenn sich diese Vorschriften über die Zeit teilweise grundlegend ändern.

So wurde viele Jahre propagiert, dass der Hauptdickmacher das Fett sei. Heute ist diese Ansicht unter Ernährungswissenschaftlern höchst umstritten. Dennoch haben sich viele Menschen lange Zeit an dieser Position orientiert. Die Gegner dieser Position behaupten, viele Menschen seien deshalb adipös geworden, weil sie Fett gemieden und zu viele Kohlenhydrate zu sich genommen haben.

Weiter oben wurde ausgeführt, dass nicht alle eben genannten Freiheiten gesellschaftlich gleichermaßen verurteilt oder bekämpft werden. Zu viel zu arbeiten wird nicht verurteilt, zu viel zu essen schon, weil es als Ausdruck von Willensschwäche und Disziplinlosigkeit betrachtet wird. Dass paternalistischer Stil und die damit verbundene gesellschaftliche Verurteilung des übermäßigen Essens möglicherweise nicht dazu führen, dass das unerwünschte Verhalten abgestellt wird, darüber wird wenig nachgedacht. Die in Kapitel 1 vorgestellten Studien zum angemessenen Erziehungsstil der Eltern lassen sich zu einer Tendenz bündeln, dass paternalistischer Stil nicht geeignet ist, Gesundheitsverhalten zu begünstigen.

Kriegsmetaphorik Die Gesundheitsexpertinnen und -experten wähnen sich derzeit in einem Krieg gegen Adipositas. Die gesamte Rhetorik zum Thema Adipositas ist durchdrungen von der Kriegsmetapher: die Experten auf der einen Seite, die Adipösen auf der anderen.

Alleine auf einer Seite einer Veröffentlichung tauchen bei Blackburn et al. (2005, 207) hinsichtlich der Adipositasproblematik folgende Begriffe auf:

- zweimal „combating",
- einmal „agressive government policies",
- einmal „fight against obesity" und
- einmal „America's losing battle against obesity".

Wohlgemerkt, es handelt sich bei Adipositas nicht um den internationalen Terrorismus, aber die Metaphorik ist ähnlich. Dass der Kriegsgegner sich prinzipiell nicht gerne besiegen lässt, wird übersehen. Dass der Krieg erst dazu führt, dass sich der Gegner formiert und seine Identität über den Kriegsgegenstand gewinnt, gerät ebenfalls aus dem Blick. So produzieren die Experten eventuell das mit, was sie meinten, verhindern zu wollen: die Adipositas-Epidemie. Auch wenn die Adipösen unter der Adipositas leiden, so könnte dennoch auch ein Triumph mitschwingen, sich der Norm entzogen zu haben, sich nicht belehrt haben zu lassen.

Compliance Die Gesundheitsexperten fragen die Adipösen nicht, ob sie abnehmen wollen. In den Augen der Gesundheitsexperten sind sie dazu automatisch verpflichtet. Sie fragen nicht, welche Rolle die Adipositas als Problem in ihrem Leben spielt: ob vielleicht die Arbeitslosigkeit oder ein delinquenter Sohn viel bedrückender sind als ein dicker Bauch. Die Experten wollen von ihrem Gegner nicht allzu viel wissen. Auch deshalb werden die Adipösen wenig Bereitschaft zur Kooperation, auch Compliance genannt, zeigen.

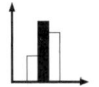

Die misslingende Kooperation wird zwar von den Experten und Expertinnen registriert. So stellen Castellani et al. (2003) fest, dass bei Übergewichtigen und Adipösen die Compliance in den ersten sechs Monaten bei 50 % bis 80 % liegt. Nach dem ersten Jahr leisten aber weniger als 50 % den Empfehlungen ihrer Behandler Folge. Zur mangelhaften Kooperation der Adipösen liefern Castellani und Kollegen zwar theoretische Überlegungen, aber die Beziehung zwischen Gesundheitsexperten und Adipösen rückt wenig in den Blick. Dass die Behandler selbst etwas mit der schlechten Compliance zu tun haben könnten, wird wenig wahrgenommen.

Diese Ausführungen dienen nicht dem Zweck, den Spieß umzudrehen und einen *Krieg* gegen die Gesundheitsexpertinnen und Gesundheitsexperten zu schüren. Dieser *Krieg* wäre genau so problematisch wie der Krieg gegen die Adipositas. Die Gesundheitsexperten führen die Aufgabe aus, die unsere Gesellschaft ihnen aufträgt: dafür zu sorgen, dass trotz evolutionärer Programmierung die Bevölkerung nicht allzu adipös wird.

Außerhalb der Behandlung liegende Gründe

Ein gewichtiger Grund dürfte unsere evolutionäre Programmierung sein. Diese wurde bei der Darstellung der Ursachen der Adipositas bereits ausgeführt.

Wir leben quasi in einer adipösen Gesellschaft. Das meint, dass einerseits das Lebensmittelangebot überreichlich und verführerisch vorhanden ist, andererseits in unserer Lebensweise auf Bewegung nahezu verzichtet werden kann. Auch dies wurde ausgeführt. Noch immer wird übersehen, dass die Adipositas unserer Gesellschaft viele nützliche Dienste leistet. Allenthalben wird über die Adipositasepidemie geklagt und der Nutzen übersehen. Dieser lässt sich so umreißen:

Adipositas ist ein Mittel der sozialen Distinktion geworden s. Kap. 1.4 und 4.2.4). Bourdieu hat diesen Sachverhalt bereits vor ca. 30 Jahren präzise zusammengefasst:

adipöse Gesellschaft

soziale Distinktion

„Die Eß- und Trinkkultur ist sicher einer der wenigen Bereiche, wo die unteren Schichten der Bevölkerung in einem expliziten Gegensatz zur legitimen Lebensart stehen. Der neuen Verhaltensmaxime der Mäßigung um der Schlankheit willen, deren Grad der Anerkennung mit steigender sozialer Stufenleiter wächst, setzt der Bauer und nicht zuletzt der Arbeiter seine Moral des guten Lebens gegenüber." (1987, 292)

Wer den Krieg gegen Adipositas ausruft, sollte davor überlegen, welche alternativen Mittel der sozialen Distinktion in Frage kommen, um oben von unten zu unterscheiden. Oder es sollte der Frage nachgegangen werden, warum unsere Gesellschaft soziale Distinktion offensichtlich braucht.

Adipositas hat nicht nur die gesellschaftliche Funktion der sozialen Distinktion. Sie erlaubt auch ein spezifisches Ordnungsraster.

gesellschaftliche Ordnung

Es ist noch nicht allzu lange her – bis vor etwa zweihundert Jahren –, da lebten die Menschen in einer ständischen Gesellschaft. Jeder Mensch gehörte einem bestimmten Stand ein Leben lang an. Es gab so gut wie keine Aufstiegschancen. Die meisten Menschen waren an die Scholle gebunden.

B

Die Standeszugehörigkeit war z. B. an der Kleidung zu erkennen. Die Kleider machten zudem sichtbar, ob etwa eine Frau unverheiratet, verheiratet oder verwitwet war. Über die jeweilige Kleidung wurde eine Gesellschaft nach außen hin strukturiert.

Nach der ständischen Gesellschaft kam die Massengesellschaft,

- in der jeder hinziehen konnte, wohin er wollte,
- in der jeder im Prinzip das arbeiten konnte, was er wollte.

Niemand musste sich mehr über Kleidung einem bestimmten Stand oder einer Gruppe zuordnen. Diese Mobilität wie auch die Bevölkerung als diffuse Menschenmasse wurden im 19. Jahrhundert als sehr bedrohlich wahrgenommen. Das Chaos drohte vermeintlich hereinzubrechen. Nach neuen Ordnungsmustern wurde Ausschau gehalten.

Norm und Abweichung

Eines davon war die *Norm* und ihre *Abweichungen*. So auch z. B. die *Gewichtsnorm*. Mit Hilfe der Gewichtsnorm konnte jedem Menschen ein bestimmter Platz zugewiesen werden. Jeder und jede erfüllten entweder die Norm oder sie wichen von der Norm ab. Die Bevölkerung konnte gerastert werden. Anstelle der Stände gab es nun eine Verteilung, die anders, aber ebenso sichtbar war. So ordnete sich die Menschenmasse neu. In dieser Hinsicht braucht unsere Gesellschaft die Adipositas. Sie muss als Abweichung produziert werden, damit Rasterung möglich ist.

christliche Werte

In Kapitel 4.2.4 wurde argumentiert, dass heute christliche Werte durch andere Institutionen vertreten werden müssen. Die DGE könnte z. B. eine derartige Einrichtung sein.

Über die Thematisierung der Adipositas würden in dieser Perspektive christliche Werte verhandelt und vermittelt werden. In diesem Zusammenhang wurde auch ausgeführt, dass dies die Ausbreitung der Adipositas begünstigen könnte. Sollte dem so sein und sollte die Absicht im Raum stehen, die Verbreitung der Adipositas zu verringern, dann müsste unsere Gesellschaft andere Schauplätze finden, um christliche Werte zu demonstrieren.

Die genannten Gründe, warum die Adipositas für unsere Gesellschaft nützlich ist, machen verständlicher, warum es vielfältige Interventionen gegen Adipositas gibt und diese umgesetzt werden, auch wenn sich seit Jahrzehnten abzeichnet, dass sie nicht sehr erfolgreich sind. Diese Interventionen sind Teil des Kampfes gegen die Adipositas, der möglicherweise eher dazu beiträgt, die Prävalenz der Adipositas zu steigern, anstatt zu deren Reduktion beizutragen.

Drei Beispiele für Effekte aus Betroffenensicht

Die Effekte der Adipositasbehandlung sind gering. Wie sich Betroffene die Misserfolge selbst erklären, soll im Folgenden anhand dreier Beispiele näher ausgeführt werden.

Beispiel Frau B.

Frau B. hat vor sieben Jahren eine Intervention zur Behandlung ihrer Adipositas durchlaufen. Nun wird sie im Rahmen eines Follow up interviewt. Zu Beginn der Intervention hat sie einen BMI von 41, nach Interventionsende 35. Zum Zeitpunkt des Follow up ist ihr BMI auf 45 angestiegen. Die Intervention erbrachte für sie also keinen langfristigen Erfolg. Im Gegenteil. Auf die Frage, wie es zum Gewichtsanstieg gekommen sei, antwortet sie im Follow-up-Interview so:

„Sagen wir mal, ich habe nichts dafür getan. Möchten würde ich schon gerne, aber ich habe mich nicht so intensiv beschäftigt wie damals. Äh – ich mach's immer zwei, drei Tage, und dann falle ich wieder zurück, weil ich einfach, ja damit nicht klarkomme, dass ich mir diesen Schmerz nicht antun möchte. Ich halt's einfach nicht durch. Denn kommen wieder irgendwelche Sachen, die mich belasten. Naja so, von außen her, irgendwelche Sachen, die mich belasten, und denn ess ich wieder, ja, obwohl ich denn ooch weiß – ich weiß es ja. Das ist wirklich das Positive, dass ich – da wir da viel gelernt haben, dass ich auch – ja, mich versuche zu ändern, schon, ja."

Frau B. weiß schon, wie sie ihr Gewicht reduzieren könnte, aber sie vermag es nicht umzusetzen. Dies umzusetzen, hieße für sie, sich zu foltern, weil das Essen fast die einzige Freude in ihrem Leben ist. Es ließe sich auch vermuten, dass sie sich mit dem Essen beruhigt. Schließlich hatte sie in den letzten Jahren viel wegzustecken. Frau B. resümiert:

> „Ich fühle mich auch nicht wohl [mit dem starken Übergewicht; A. d. A.], aber ich – ich – äh – schlepp mich mit so vielen Problemen eigentlich rum, dass ich da – ja, dass ich da einfach nicht mit zurande komme, das sind einfach zu viele Sachen."

Die Gewichtsabnahme scheitert sicherlich auch daran, dass sie sich über viele Jahrzehnte mit der Adipositas nicht unwohl fühlte, dass sie erst jetzt zum Zeitpunkt des Follow up Folgebeschwerden wie Schwitzen stärker spürt. Aber noch immer erlebt sie sich nicht als adipös. Nur vor dem Spiegel fällt ihr auf, dass sie dick ist. In ihrer Vorstellung empfindet sie sich als

> „Normal! So ohne Probleme, so – nicht dürre, aber so – ja, eben nicht extrem. Dass ich – so dass ich also, sagen wir mal so, dass ich eben essen kann, was ich will. So, so fühle ich mich, und dass mir das auch nicht schadet."

Sie hat wohlgemerkt zum Zeitpunkt des Follow up keine Folgeerkrankungen der Adipositas, hat keinen Bluthochdruck, keinen Diabetes 2, keine wesentlich erhöhten Fettwerte.

Beispiel Frau T.

Auch die Zitate aus dem folgenden Interview entstammen einem Follow up sechs Jahre nach der Beendigung einer Intervention gegen Adipositas. Frau T. hat das Ausgangsgewicht wieder erreicht und nimmt dazu Stellung:

> „Wir haben ja gelernt, wie war det jetzt – 1,60, also 6 x 3 sind 18, sind 1.800 Kalorien, weniger 500, dann nimmt man ab. Und das hab ich beibehalten, so, rechne auch manchmal nach, ja, ja. Also sagen wir mal, mir hat das eigentlich sehr viel gebracht. Es ist heute noch so, dass ich im Allgemeinen darauf achte, und auch, wenn man mal einen Tag gesündigt hat, dass ich sage, nee, nächsten Tag gib's nur Suppe oder sonst dergleichen. Und, also ich würd sagen, ja, es hat mir sehr, sehr viel gebracht. Nich. Und den anderen auch. Bloß es ist eben schwer, das alles umzusetzen."

Sie argumentiert weiter, dass es unausweichlich sei „zu sündigen", z. B. bei Feierlichkeiten, Einladungen etc. Gegen Sünden gibt es offenbar kein Rezept. Das ist so. Warum die Sünden nicht zu kompensieren seien, fragt der Interviewer. Frau T. kontert:

> „Ja, nu kochen Sie für 'nen Einzelnen 'n paar Röschen Blumenkohl, und ich sag, den isste mit [sie meint ihren Mann], und denn geht's los." Nun schmecke der Blumenkohl auch so fad: „Und denn: Ach, machste 'n bisschen Butter dran. Det muss man alles weglassen. Und das schmeckt ja nun wirklich nicht."

Frau T. versteht sich zu verteidigen: Das, was der Interviewer verlangt, ist überhaupt nicht umsetzbar.

„Wenn einer kommt – komm doch mal, trinken wir 'ne Tasse Kaffee zusammen. Ja, wat sagen Sie denn dann? Nee, aber keinen Kuchen. Ick ess denn bloß ein Stückchen."

Dem Interviewer wird hier unterstellt, er verlange von ihr, dass sie auf alle sozialen Konventionen verzichten müsse, wenn sie ihr Gewicht halten wolle. Der Interviewer erscheint als asketischer Revolutionär, der die soziale Ordnung stürzen wollte. In einer ähnlich zwingenden Logik führt sie aus, dass es nützlich und unausweichlich ist, im Urlaub Vollpension zu buchen. Dann könne sie sich mittags und abends an der Salatbar einen gesunden Salat zusammenstellen. Ohne Vollpension würde sie unweigerlich permanent Eis essen. Und das Eis ist Sünde, die allerdings in ihren Augen auch sein muss:

„Ich würde sagen, gesündigt ist doch in Ordnung. Wir wissen, eigentlich müssten wir uns beherrschen und Diät und sehr vorsichtig. Und wenn man, so mit einem Eis, hat man doch gesündigt. Ich seh det so, ohne det jetzt im bösen Ton. Nicht, in unserem Plan ist det eigentlich gesündigt."

Frau T. präsentiert ein unauflösbares Spannungsverhältnis zwischen gesundheitlichen-moralischen Geboten und deren Übertretung. Solange diese Gebote herrschen, so lange brauchen die Adipösen die Übertretung. Solange Adipositas moralisiert wird, so lange triumphiert die „Sünde". Erst die Entmoralisierung der Adipositasproblematik könnte dazu führen, dass sich jeder Mensch selbst verantwortlich entscheiden kann, wie viel er essen will.

Beispiel einer Jugendlichen

In einer Diplomarbeit („Back Home Situation adipöser Jugendlicher nach stationärem Aufenthalt") hat sich Bieg (2005) mit der Frage beschäftigt, warum das während des stationären Aufenthalts reduzierte Gewicht häufig nicht aufrechterhalten werden kann. Sie hat Interviews mit Jugendlichen durchgeführt. Auf die Frage, warum ihr Gewicht nach dem stationären Aufenthalt wieder angestiegen sei, antwortet ein junges Mädchen:

„Ich hab schon paar Mal probiert, wieder abzunehmen, aber dann hab, hab ich mir gedacht, toll wieder alleine alles zu machen. Kann nicht jemand dabei sein, der mir helfen kann. Aber die ham alle gemeint, nö, keine Lust, und da habe ich gemeint, nö, mach ich's auch nicht."

Ihr fehlt also die Unterstützung von anderen. Das ist ihr Erleben. Es ist nicht auszuschließen, dass sie sich um die Unterstützung auch nicht hinreichend kümmert. Das in der Klinik eingeübte neue Essverhalten hat sie nicht aufrechterhalten. Das sei ihr zu anstrengend:

„Das dauernd auf'n Zettel kucken, was darf ich essen, und ähm, ws darf ich nich essen. Ich hab halt das gegessen, was meine Mutter halt gemacht hat. Sie hat auch etwas fettärmer gekocht." Sie ergänzt: „Ich habe keine Lust mehr. Ich weiß es nicht, ähm, es hat was gefehlt. Was ich ja gesacht hab und alleine macht so was keinen Spaß. Es fehlt . . . Und meine Mutter wollte auch nicht, also sie wollte schon mitmachen, aber so'n kleines Mädchen, also fast Frollein, braucht keine alte Dame in dem Sinne, sondern jemand in ihrem Alter, wo mithelfen kann."

Auch hier verweist sie auf die mangelnde Unterstützung von Gleichaltrigen. Mutter scheint ihr nur ambivalent helfen zu wollen, und die mütterliche Hilfe erscheint ihr auch nicht als die richtige. Zudem habe nach dem Rehaaufenthalt und nach einem Gewichtsverlust von 10 kg die positive Resonanz gefehlt. Die Mutter habe sie gefragt: „Wo hast'n abgenommen? Du siehst immer noch so aus wie vorher. Hätt e bissi mehr sein können."

Resümee

Die drei Beispiele zeigen auf, wie schwierig es ist, Behandlungserfolge aufrechtzuerhalten:

- Schwierige soziale Lebenslagen können so bedrängend sein, dass das Adipositasproblem zurückgestellt wird (Frau B.).
- Frau T. veranschaulicht, wie lustvoll Sünde sein kann.
- Das Beispiel des jungen Mädchens zeigt, wie schwierig es ist, aus einem gewohnten System auszusteigen. Das Wissen um die gesunde Ernährung fehlt nicht, aber das System schluckt sozusagen die Änderungswünsche.

6.8.2 Effekte bei der Behandlung von Bulimia nervosa und Anorexia nervosa

Die Behandlung von Bulimia nervosa und Anorexia nervosa ist weit weniger mit gesellschaftlichen Problemlagen „kontaminiert" als die Behandlung der Adipositas. Niemand spricht vom Kampf gegen die Bulimia nervosa. Bulimikerinnen und Anorektikerinnen werden weniger mit Vorurteilen bedacht als Adipöse. Die Bulimia nervosa und die Anorexia nervosa werden eher als Krankheiten begriffen als Adipositas. Adipositas gilt noch immer als Ausdruck von Willensschwäche und Disziplinlosigkeit. Der Umgang mit Bulimia nervosa und Anorexia nervosa ist also sachlicher.

Die Effekte bei der Behandlung der Bulimia nervosa

In einer Survey-Studie von Jacoby (zit. n. v. Wietersheim 2003, 723ff) wurde Folgendes festgestellt:

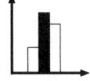

- Unterschiedliche Psychotherapieverfahren sind relativ ähnlich erfolgreich.
- Am Interventionsende haben im Durchschnitt 61 % keine Heißhungerattacken mehr, und 51 % erbrechen nicht mehr.
- Zum Zeitpunkt der Katamnese (Nachuntersuchung) haben 47 % keine Heißhungeranfälle mehr und 41 % kein Erbrechen.
- Langfristig verlieren mindestens 80 % der Bulimikerinnen eine ausgeprägte bulimische Symptomatik.

Lundgreen et al. (2004) machen hingegen darauf aufmerksam, dass mit der am umfangreichsten erforschten kognitiv-behavioralen Therapie die bulimische Symptomatik zwar deutlich verändert werden kann, aber im Nachbehandlungszeitraum dennoch nicht in einem *normalen* Bereich liegt.

Noch skeptischer resümieren Quadflieg et al. (2003): Eine große Gruppe der Bulimikerinnen haben einen chronischen Krankheitsverlauf.

Die Effekte bei der Behandlung der Anorexia nervosa

Köhle et al. (2003) bilanzieren die Erfolge der Behandlung der Anorexia nervosa, wie folgt:
- Todesfälle können vermieden werden, wenn in der Akutphase internistische und psychotherapeutische Verfahren kombiniert werden.

- Dennoch liegt derzeit die Mortalitätsrate pro Jahr zwischen 0,5 % und 1 %.
- In sehr langfristig angelegten Katamnesen konnten Sterberaten bis zu 23 % festgestellt werden.
- Dem steht die überwiegende Mehrheit von etwa 75 % gegenüber, die ihr Gewicht langfristig normalisieren kann.

Herzog et al. (1996a) sehen die Problemlage etwas anders:

- Nur 40 % aller Anorektikerinnen können langfristig als geheilt angesehen werden.
- Bei 20 % sind zwar die Parameter Gewicht und Menstruation normalisiert, aber andere psychische behandlungsbedürftige Probleme sind vorhanden.

Dieselben Autoren streichen heraus, dass prinzipiell unbehandelte Bulimikerinnen und Anorektikerinnen eine schlechtere Prognose haben als behandelte.

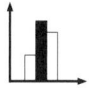

In einer anderen Studie kommt Steinhausen (2002) zum Schluss, dass nur ein Drittel der behandelten Anorektikerinnen ihren Gesundheitszustand verbessern können, 20 % dagegen bleiben chronisch krank. Der Autor geht davon aus, dass sich in den letzten 50 Jahren die Behandlungserfolge nicht erhöht haben.

6.9 Public Health und Public Health Nutrition

Bei Psychologie und Ernährungspsychologie denkt man in erster Linie an das Leiden eines Menschen, das es zu heilen gilt. Sie werden also zuallererst mit dem Individuum in Verbindung gebracht. Im Gegensatz dazu geht es bei Public Health eher um bevölkerungsbezogene Ansätze.

Wenn, wie eben ausgeführt, die Erfolge individuumsbezogener Interventionen bei Adipositas eher mäßig sind, dann könnte es nahe liegend sein, z. B. für das Setting *Schule* bevölkerungsbezogene Interventionen zu entwickeln.

- Das Lebensmittelangebot an der Schule wird verändert.
- Die in der Nähe der Schule befindlichen Bäcker verändern ebenfalls ihr Lebensmittelangebot.
- Sichere Wege zur Schule, einschließlich sicherer Fahrradwege werden etabliert.

- Der Sportplatz der Schule kann auch nach Beendigung der Schule zum Fußball- oder Basketballspielen genutzt werden.
- Die Wege der Grünanlagen des Stadtteils werden so umgebaut, dass dort Joggen gut möglich ist.

Die Gesundheitserziehung hat also ohne jede Frage ihren Stellenwert, aber sie ist ergänzungsbedürftig um Public-Health-Interventionen. So führt Schwartz aus:

- „Public Health steht nicht in Konflikt mit individueller Gesundheit. Public Health ist vielmehr überwiegend – und, soweit möglich, vorausschauend – mit dem angemessenen Management kollektiver Gesundheitsprobleme befasst, ohne individuelle Präferenzen und Bedürfnisse zu negieren. Die Befriedigung auch individueller Bedürfnisse – allerdings möglichst aller Personen einer Bevölkerung bzw. eines Landes – ist eine zentrale Vorstellung in modernen Public-Health-Konzepten.
- Public Health umfasst alle Analysen und Management-Ansätze, die sich vorwiegend auf ganze Populationen oder größere Subpopulationen beziehen, und zwar organisierbare Ansätze bzw. Systeme der Gesundheitsförderung, der Krankheitsverhütung und der Krankheitsbekämpfung unter Einsatz kulturell und medizinisch angemessener, wirksamer, ethisch und ökonomisch vertretbarer Mittel." (2003, 4)

Bevölkerung

Im Zentrum von Public Health steht demnach nicht das Individuum, eher auch nicht Hochrisikogruppen (Gruppen mit starkem Bluthochdruck, mit starker Adipositas, etwa ein BMI > 40), sondern die gesamte Bevölkerung oder bestimmte Bevölkerungsgruppen. Bezogen auf Adipositas, würde dies folgende Fragen zur Folge haben:

- Wie kann, sollte man dies wollen, der durchschnittliche BMI der bundesdeutschen Bevölkerung gesenkt werden?
- Sollte dazu mehr für eine gesunde Ernährung geworben werden?
- Sollten unsere Straßen sicherer werden, damit mehr Menschen mit dem Fahrrad zur Schule und zur Arbeit fahren?
- Sollten die Gemeinden bessere Joggingstrecken schaffen?
- Sollten Krankenversicherungen ihren Versicherten, die finanziell nicht gut gestellt sind, das Fitness-Studio mit finanzieren?
- Sollten strengere Gesetze zur Lebensmittelherstellung erlassen werden?
- Sollte die Ernährungserziehung in Kindergärten und Schulen ausgebaut und verbessert werden?
- Sollten Schwangere bereits verstärkt bezüglich der Ernährung beraten werden?

In der Perspektive von Public Health wird dann auch der Frage nachgegangen, ob sich die bundesdeutsche Bevölkerung hinreichend gut ernährt.

Ernährungsbericht

Im Ernährungsbericht 2004 der *Deutschen Gesellschaft für Ernährung* wird so etwa resümiert, dass in der BRD

- noch immer zu viel Fett konsumiert wird;
- die Zufuhr gesättigter Fettsäuren zu hoch ist;
- die Aufnahme von Kohlenhydraten zu gering ist;
- der Alkoholkonsum zu hoch ist;
- die Natriumzufuhr bei Menschen über 51 zu hoch ist;
- Kalzium von Kindern und Jugendlichen zu wenig konsumiert wird;
- die Eisenaufnahme bei Mädchen und jungen Frauen zu niedrig liegt;
- die Jodversorgung nicht ausreichend ist.

Lebenserwartung

Trotz der im Ernährungsbericht 2004 festgestellten Defizite in der Ernährung der Bundesdeutschen und der damit verbundenen Folgeerkrankungen wird im selbigen Bericht auch darauf aufmerksam gemacht, dass die Lebenserwartung ständig weiter ansteigt. Das bedeutet: Die Ernährungsdefizite sind nicht wirksam genug, um die Entwicklung zu einer erhöhten Lebenserwartung umzukehren.

Erst in den letzten Jahren ist eine neue Disziplin entstanden, die sich Public Health Nutrition nennt. In ihr wird, wie der Begriff ausdrückt, Ernährungswissenschaft und Public Health enger verbunden. Die frühere relative Ferne zwischen Ernährungswissenschaft und Public Health basierte u. a. darauf, dass sich Ernährungswissenschaft eher als individuumszentriert verstand und Public Health selbstredend den Focus auf die gesamte Bevölkerung legte. Margetts (2004, 1) umreißt mit folgenden Schlüsselbotschaften die neue wissenschaftliche Disziplin:

„Public health nutrition is the promotion of good health through primary prevention of nutrition-related illness in the population.
Public health nutrition builds on a foundation of biological and social sciences, depends on epidemiological evidence and involves the development and implementation of programs to improve and maintain health."

Public Health Nutrition wird hier definiert als primäre Prävention von ernährungsabhängigen Erkrankungen in der Bevölkerung. Sie wird als interdisziplinäres Vorgehen begriffen, das keineswegs nur Grundlagenwissenschaft ist. Es hat auch einen expliziten Anwendungsbezug, nämlich Konzepte zu entwickeln und umzusetzen, die die Gesundheit aufrechterhalten und verbessern sollen.

Müller (2005c) gibt folgende Definition von Public Health Nutrition:

„Public Health Nutrition beruht auf allgemeinen Erkenntnissen von *Public Health,* aber auch speziellem Ernährungswissen. In diesem Sinne ist *Public Health Nutrition* eine Spezialisierung von *Public Health."* (36)

Da Public Health Nutrition noch so eine junge Fachdisziplin ist, ist vermutlich jetzt noch nicht absehbar, ob sie eine Spezialisierung von Public Health werden wird oder eine neue eigenständigere Disziplin, die aus dem Spannungsverhältnis von Public Health und Ernährungswissenschaften erwachsen wird.

Wie geht Public Health Nutrition also praktisch vor? Margetts (2004, 12ff) beschreibt in einem „Public Health Nutrition-Zyklus" das Ablaufschema des Vorgehens in dieser Disziplin:

praktisches Vorgehen

- Als Erstes müsste ein zentrales ernährungsabhängiges Problem identifiziert werden.
- Als zweiten Schritt schlägt er vor, sich globale Ziele zu setzen, die so umfassend sind, dass sie die Ebene des politischen Handelns erreichen.
- Der dritte Schritt besteht darin, kleinere und konkretere Zielsetzungen zu entwickeln. Margetts gibt hierfür ein Beispiel. Wenn ein globales Ziel darin besteht, die Sterblichkeit von Müttern zu senken, dann wäre ein Teilziel, die Sicherheit im Haushalt zu erhöhen, ein anderes Teilziel, die Infektionsanfälligkeit zu verringern.
- In Schritt vier erfolgt eine weitere Differenzierung im Definieren von ganz bestimmten quantitativen Zielen. Wenn ein globales Ziel darin besteht, die Lebenserwartung zu erhöhen, wenn die konkretere Zielsetzung bestimmt wird als gesündere Ernährung für die Bevölkerung, dann wäre hier das zu quantifizierende Teilziel, den Obst- und Gemüsekonsum um 10 % im Jahr 2006 zu erhöhen.
- Schritt fünf besteht aus dem Entwickeln eines Konzepts z. B. für das Teilziel, den Obst- und Gemüsekonsum um 10 % zu erhöhen.
- Im sechsten Schritt wird dieses Konzept umgesetzt.
- Schritt sieben besteht aus der Evaluation dieser Umsetzung.

Natürlich führt der siebte Schritt wieder zum ersten Schritt.

6.10 Zusammenfassung des sechsten Kapitels

Interventionen zur Prävention und Behandlung von Essstörungen umfassen ein breites Spektrum. Gesundheitsaufklärung galt lange Zeit als Mittel der Wahl, um Gesundheitsverhalten zu fördern. Mittlerweile ist klar, dass Wissensvermittlung nicht ausreicht, um Gesundheitsverhalten anzustoßen. Vom Wissen zum Verhalten ist mitunter ein langer Weg. Zur Gesundheitserziehung liegen viele neue, vor allem settingbezogene Konzepte vor. Hinsichtlich der Prävention von Essstörungen ist deren Erfolg nicht immer garantiert.

Auf dem Gebiet der Essstörungen erweist sich auch Prävention als schwieriges Unterfangen. Die traditionelle Aufteilung in primäre, sekundäre und tertiäre Prävention gilt der WHO als überholt. Sie schlägt folgende Unterteilung vor: universal/public health prevention, selective prevention und targeted prevention.

Gesundheitsförderung ist eine psychosoziale Disziplin, die mit der WHO-Definition von Gesundheit als bio-psycho-sozialem Wohlbefinden verbunden ist.

Beratung betont im Gegensatz zu den bisher genannten Interventionsformen die Kommunikation und Interaktion zwischen Berater und Klient. Es gibt keine verbindliche Definition von Beratung. Beratungen unterscheiden sich in Anlass, Form und Methode der Beratung.

Aus den Lerntheorien leiten sich verhaltenstherapeutische Diagnostik (z. B. Verhaltensanalyse oder Problemanalyse) und Verhaltenstherapie ab. Die Psychoanalyse bevorzugt als Diagnostik die Anamnese. Psychoanalyse als Psychotherapie berücksichtigt zentral Übertragung und Gegenübertragung. Rogers hat Diagnostik abgelehnt. Seine Gesprächspsychotherapie wirkt über drei Basisvariablen.

Essstörungen werden nicht nur psychotherapeutisch behandelt. Zu jeder Essstörung liegen zahlreiche störungsspezifische Behandlungskonzepte vor.

Die Effekte bei der Behandlung der Adipositas sind gering. Besser, aber auch nicht befriedigend sind sie bezüglich der Bulimia nervosa und der Anorexia nervosa.

Unter anderem aufgrund der Begrenztheit der Erfolge individuumsbezogener Interventionen wurde in den letzten Jahren bevölkerungsbezogenen Ansätzen mehr Aufmerksamkeit geschenkt. So hat sich eine neue Disziplin herausgebildet: Public Health Nutrition.

6.11 Fragen zum sechsten Kapitel

Überprüfen Sie Ihr Wissen!

30. Wie unterscheiden sich Prävention und Gesundheitsförderung?

31. Wie erfolgreich ist Gesundheitsaufklärung?

32. Skizzieren Sie das neue Konzept der WHO zu Prävention und Gesundheitsförderung!

33. Was unterscheidet Beratung von Gesundheitserziehung?

34. Was ist eine Problemanalyse?

35. Was ist eine Anamnese?

36. Welche Argumente sprechen für Rogers gegen Diagnostik?

37. Was bedeutet Übertragung?

38. Aus welchen möglichen Gründen sind die Erfolge bei der Adipositasbehandlung relativ gering?

39. Was ist Public Health Nutrition?

7 Wissenschaftstheorie und Forschungsmethoden

Bislang wurden in diesem Buch zahlreiche Forschungsfragen aufgeworfen, z. B.:
- Wie beeinflussen kulturelle Faktoren das Essverhalten?
- Gibt es eine spezifische Persönlichkeit, die zur Bulimia nervosa führt?
- Haben bestimmte Lebensmittel Auswirkungen auf die Psyche?
- Welche Verbreitung hat die Adipositas in der Bevölkerung?
- Wie erfolgreich sind Interventionen zur Behandlung der Anorexia nervosa?
- Lässt sich mit gesundheitspsychologischen Modellen das Gesundheitsverhalten voraussagen?

Primat der Wissenschaftstheorie

Diese Fragen sind mit den unterschiedlichsten wissenschaftlichen Methoden zu beantworten. Die Auswahl der jeweiligen Methode richtet sich nicht nur nach der jeweiligen Fragestellung oder dem jeweiligen Gegenstand, sondern auch nach der Wissenschaftstheorie, der sich eine bestimmte Forscherin oder ein bestimmter Forscher verpflichtet fühlt. Die Wissenschaftstheorie geht der konkreten Forschung voraus. Sie bestimmt, wie geforscht wird. Sie legt die Forschungsmethoden fest.

Wenn die traditionellen Lerntheorien nur das untersuchen wollen, was beobachtbar ist, dann sind sie einer bestimmten Wissenschaftstheorie verpflichtet. Wenn die Psychoanalyse auch unbewusste Prozesse untersuchen will, dann beruft sie sich bei diesem Unternehmen auf eine andere Wissenschaftstheorie.

Rationalismus

Jede Forscherin und jeder Forscher, die oder der sich auf eine bestimmte Wissenschaftstheorie bezieht, geht davon aus, dass seine oder ihre Wissenschaftstheorie die richtige ist. Aber letztlich ist die Wahl rational nicht zu begründen. Wie Popper, der Begründer der derzeit dominanten Wissenschaftstheorie, des Kritischen Rationalismus, hervorhebt, ist selbst Rationalität, rational nicht zu fundieren. Was ist für Popper Rationalismus?

„Die rationalistische Einstellung ist dadurch charakterisiert, daß dem Argument und der Erfahrung große Bedeutung zugemessen wird. Aber weder ein logisches Argument noch die Erfahrung reichen aus zur Begründung der rationalistischen Einstellung; denn nur Menschen, die bereit sind, Argumente oder Erfahrungen in Betracht zu ziehen, werden von ihnen beeindruckt werden." (Popper 1995nn, 14)

Man glaubt an die Rationalität. So gibt es dann unterschiedliche Begründungen zur Wahl einer bestimmten Wissenschaftstheorie, die am Ende aber nicht so entschieden werden kann, dass die eine besser ist als die andere. Sie ist nur anders. Wissenschaftstheorien sind unterschiedlich fruchtbar; sie kommen und gehen. Sie sind für eine bestimmte historische Epoche wichtig, um festzulegen, was zu einer bestimmten Zeit als wahr und falsch gelten kann.

Wenn zu einer bestimmten Zeit wie der unsrigen mehrere Wissenschaftstheorien nebeneinander bestehen, dann muss anerkannt werden, dass es mehrere Wahrheiten gibt – je nachdem, welche Wissenschaftstheorie benutzt wird. Die Anforderung von heute ist es, multiperspektivisch zu denken. Das ist zwar anstrengender, als eine verbindliche Wahrheit zu besitzen. Es ist aber auch wesentlich fruchtbarer.

konkurrierende Theorien

Im Folgenden soll zunächst geklärt werden, was überhaupt empirische Forschung ist. Dann wird kurz das Thema Wissenschaftstheorie angerissen. Begründung hierfür ist, dass ohne Wissenschaftstheorie keine Wissenschaft betrieben werden kann, auch nicht Ernährungspsychologie. Dann werden die für die Ernährungspsychologie relevanten Forschungsmethoden knapp skizziert. Basiswissen über Empirie, Wissenschaftstheorien und Forschungsmethoden soll dazu dienen, wissenschaftliche Studien nachvollziehen und kritisch reflektieren zu können. Selbstredend soll es auch anregen, eigene Forschungsprojekte zu entwickeln. Nicht zuletzt ermöglicht dieses Kapitel eine bessere Einordnung der im Kapitel 3 dargestellten psychologischen Schulen.

7.1 Was ist empirische Forschung?

Diese Frage lässt sich durch den Ausschluss des Gegenteils zunächst beantworten: Das Gegenteil von Empirie ist Theorie. Dieser Begriff stammt aus dem Griechischen und bedeutet: anschauen. So haben sich die Vorsokratiker, eine Gruppe von Philosophen, die vor Sokrates lebten, die Natur betrachtet und überlegt, aus welchen Elementen sie wohl besteht. Aus der Anschauung erwuchs ein Gedankengebäude. So kann man Sterne beobachten und sich überlegen, dass Sterne das Schicksal der

Theorie vs. Empirie

Menschen bestimmen. Etwas betrachten und sich Gedanken darüber machen, ist aber noch keine Empirie, ist keine systematische Untersuchung des Gegenstandes.

Philosopie Das Gegenteil von Empirie ist auch Philosophie. Philosophen und Philosophinnen denken über das Sein nach, über Erkenntnistheorie oder über Ethik, aber auch über Ästhetik. Sie entwickeln ein Denksystem, das nicht an die Erforschung konkreter Gegenstände gebunden ist.

Religion Ein weiteres Gegenteil von Empirie ist Religion. So ist etwa der Glaube an ein Jenseits nicht an die konkrete Erforschung des Jenseits gebunden. Im Gegenteil: Einige Religionen lehnen Empirie ab, weil man an Gott glauben muss und nicht versuchen darf, die göttliche Botschaft zu erforschen.

Naturbeherrschung Was dagegen fordert die empirische Forschung? Dass man die Wirklichkeit untersuchen muss, die Welt der Dinge.

Wenn Forscherinnen und Forscher wissen wollen, wie das HIV-Virus übertragen wird, dann muss dieses Virus untersucht werden. Nur so lässt sich verhindern, dass sich immer mehr Menschen anstecken.

An diesem Beispiel wird deutlich, dass empirische Forschung prinzipiell auf Naturbeherrschung abzielt. Die auf empirischer Forschung beruhende Naturbeherrschung hat dazu geführt, dass zumindest in den Industrienationen die Lebensmittelversorgung sehr gut gewährleistet ist – eine historisch sehr ungewöhnliche Situation. Dass Naturbeherrschung auch ihre Schattenseiten hat, ist im Rahmen der Philosophie und der Ökologiebewegung in den letzten 50 Jahren ausgiebig diskutiert worden.

Wie sieht heute das übliche Verhältnis zwischen Theorie und Empirie aus? Eine Theorie gilt erst dann als brauchbar, wenn aus ihr abgeleitete Hypothesen einer empirischen Überprüfung zugänglich gemacht worden sind.

Wenn im Rahmen einer ökologischen Theorie die Hypothese aufgestellt wird, dass Lebensmittel von Discountern ungesünder sind als Lebensmittel aus ökologischer Produktion, dann müssen diese beiden Lebensmittelgruppen untersucht werden. Erst die empirische Forschung kann klären, ob die Hypothese brauchbar ist.

Wie ist überhaupt empirische Forschung entstanden? Diese Entstehung wird mit dem Übergang von Religion zur Philosophie in Verbindung gebracht. Die eben bereits erwähnten Vorsokratiker der griechischen Antike begnügten sich nicht mehr mit der Aussage, dass die Götter die Welt erschaffen haben. Sie wollten wissen, aus welchen natürlichen Elementen sich die Welt zusammensetzt: z. B. aus Wasser, Feuer, Luft, Erde. Allerdings betrachteten sie die Welt nur, ohne sie zu untersuchen.

Hippokrates hat in der Medizin auch in der griechischen Antike einen vergleichbaren Übergang vollzogen. Er ging davon aus: Nicht die Götter oder Dämonen machen die Menschen krank, sondern eine falsche Lebensweise, insbesondere eine falsche Ernährung. Wenn eine schlechte Lebensweise für Krankheit verantwortlich ist, dann eröffnet sich ein neuer Handlungsspielraum: Es ist möglich, die Lebensweise umzustellen. Natürlich gehen die Menschen, die glauben, dass Dämonen in den Körper fahren, auch davon aus, diese beeinflussen zu können. Dämonen lassen sich beschwören, können vertrieben werden, aber es ist eben nicht ganz sicher, ob dies funktioniert. Die Wahrscheinlichkeit, dass durch medizinisches Wissen eine Krankheit geheilt wird, ist unvergleichlich größer. **Hippokrates**

Dieser Übergang von Religion zur Philosophie wird auch als Übergang vom Mythos zum Logos beschrieben. „Logos" bedeutet Rationalität. Erst durch diesen Übergang ist es möglich, Gesundheit besser zu erhalten und Krankheiten zu behandeln. **vom Mythos zum Logos**

Der erste Philosoph, der sich der *systematischen* Naturbeobachtung zuwandte, war der Schüler Platons: Aristoteles. Er legte sozusagen die ersten Schmetterlingssammlungen an. **Aristoteles**

In der europäischen Neuzeit (seit ca. 500 Jahren) waren es zwei Philosophen, die als Wegbereiter empirischer Forschung gelten: Bacon und Descartes. Bacon forderte dazu auf, sich der empirischen Welt zuzuwenden. Descartes ist zwar für seinen Satz berühmt: Cogito ergo sum (ich denke, also bin ich). Weniger bekannt ist, dass er dafür plädierte, das, was nicht Cogito ist, eingehend zu untersuchen. Diese beiden Wegbereiter durchbrachen das Primat der Religion zur Welterklärung. Das bedeutet auch, dass sich mit Bacon und Descartes Theologie und Philosophie begannen zu entzweien. **Neuzeit**

Kant verschärfte diese Trennung, indem er der Religion keinen Platz mehr in seinem philosophischen System zuwies. Nicht, **Kant** dass er nicht gläubig war, aber Philosophie und Religion haben für ihn letztlich nichts miteinander zu tun.

Natur- vs. Geisteswissenschaft Im 19. Jahrhundert entstand bezüglich der Psychologie eine andere Spaltung: die Herauslösung der Psychologie aus der Philosophie. Die Psychologie beanspruchte, eine empirisch-naturwissenschaftliche Disziplin zu sein, die von der philosophischen Spekulation – so sieht es die Psychologie – nichts mehr wissen will. Der ausschließliche Anspruch, eine naturwissenschaftliche Psychologie zu sein, führte wiederum zu einer weiteren Spaltung: Neben der naturwissenschaftlichen Psychologie entstand eine geisteswissenschaftliche Psychologie, die den Menschen nicht in messbare und beobachtbare Variablen zerlegen, sondern den ganzen Menschen verstehen wollte. Beabsichtigte die naturwissenschaftliche Psychologie, allgemeine Gesetzesaussagen bei allen Menschen zu finden, so hob die geisteswissenschaftliche Psychologie die Einzigartigkeit des Menschen hervor: Jeder Mensch sei anders, deshalb könne es keine allgemeinen Gesetzesaussagen geben.

komplexes Zusammenspiel Die Vision einer naturwissenschaftlichen Psychologie wird vermutlich auch bei heutigen Forschern weitergeträumt, wenn etwa rigide vs. flexible Kontrolle hinsichtlich der Entstehung der Adipositas untersucht wird. Diese Untersuchungen sind möglicherweise mit der Hoffnung verbunden, dass rigide Kontrolle der entscheidende psychologische Faktor bei der Entstehung der Adipositas ist. Sicherlich ist rigide vs. flexible Kontrolle ein sehr wichtiger psychologischer Faktor. Aber er ist nicht der einzige, und er spielt eine unterschiedlich bedeutsame Rolle bei unterschiedlichen Adipösen bei der Entstehung der Adipositas sowie in ihrem Krankheitsverlauf. Einige Adipöse haben sich noch nie rigide kontrolliert. Sie sind trotzdem adipös. Einfache Ursache-Wirkungs-Gefüge spielen zwar eine Rolle, aber relevanter ist das individuumsspezifische hochkomplexe Zusammenspiel zahlreicher bis zahlloser Merkmale. Dieses Zusammenspiel lässt sich zuerst über die Analyse eines einzelnen Menschen darstellen.

An diesem Punkt kommt die geisteswissenschaftliche Psychologie ins Spiel. Diese nennt sich zwar heute anders: qualitative psychologische Forschung, aber in etwa ist das Gleiche gemeint.

Methodenmix Für die Forschungslogik bedeutet dies, dass naturwissenschaftliches Vorgehen, auch unter dem Label quantitative Forschung laufend, verbunden werden muss mit qualitativer Forschung. Dies ist heutzutage leider viel zu selten der Fall, da sich die beiden *Lager* eher bekriegen und sich jeweils als die wahren Vertreter der Psychologie begreifen. Wie könnte eine Verbindung aussehen? Mit quantitativen Methoden wird festgestellt, dass Adipositas häufiger in den unteren sozialen Schichten vorkommt. Es ist aber nicht so, dass alle Personen aus den unteren sozialen Schichten adipös sind und alle Personen aus den mittleren und oberen Schichten nicht adipös sind. Mit quantitativen Methoden ließen sich nun auch andere Variablen erheben: Arbeitslosigkeit oder Berufstätigkeit, Schulabschluss der Eltern etc.

Die genauere Analyse ist aber prinzipiell erschwert, weil die Muster zur Entstehung von Adipositas zwar Ähnlichkeiten haben können und dennoch von Fall zu Fall anders sind, eventuell sogar beträchtlich anders. Hier könnten qualitative Methoden greifen, um unterschiedliche Entstehungsmuster der Adipositas zu eruieren.

Festzuhalten bleibt, dass die Neuzeit eine Fülle von Spaltungen wie die zwischen Theologie und Philosophie oder zwischen naturwissenschaftlicher und geisteswissenschaftlicher Psychologie mit sich gebracht hat, die dazu führen, dass eine einheitliche Welterfahrung verloren gegangen ist. *Der* Sinnhorizont ist nicht mehr verfügbar. Dies hat zur Folge, dass sich jeder und jede einen eigenen Sinnhorizont gleichsam basteln muss.

Für die Empirie hat dies zur Folge, dass sie nicht aus *einem* Sinnhorizont erwächst oder aus *einer* Theorie und dass sie nicht auf *einen* Sinnhorizont, nicht auf *die* Theorie zu beziehen ist, sondern auf viele Sinnhorizonte und auf viele Theorien. Die Empirie verliert so einen relativ sicheren Grund. Und die Empirie ist mit der ihr teilweise zugewiesenen Aufgabe überfordert, anstelle der nicht verfügbaren *einen* Theorie *die* Wahrheit zu gewährleisten. Denn, wie Popper ausführt, Empirie dient nur der kritischen wissenschaftlichen Diskussion. Empirie ist nur in Hinblick auf Theorie relevant. Empirie sagt nichts an sich. Dieses wird im Weiteren nun erläutert.

Bisher wurde empirische Forschung eher negativ definiert – über die Frage: Was ist das Gegenteil von empirischer Forschung. Eine positive Antwort tauchte ansatzweise auf: sich systematisch der Welt der Dinge anzunähern, sie systematisch zu untersuchen. Hier drängt sich nun die Frage auf: Wie kann man die empirische Welt überhaupt erkennen? Liegt sie einfach vor? Erkennen wir sie über die Sinnesorgane so, wie sie ist?

empirisches Feld

Der deutsche Philosoph Kant hat hier eine Lösung vorgeschlagen, die die letzten zweihundert Jahre entscheidend bestimmt hat. Kant sagte: Die Welt, so wie sie ist, ist für den menschlichen Verstand nicht zu erkennen, sondern nur über ein spezifisches Verstandesvermögen (quasi über bestimmte Voraussetzungen im

Kopf). Das Ding an sich ist für den Menschen unerkennbar. Kant formulierte so, wie Erkenntnis möglich ist. Zugleich beschrieb er damit einen Bruch zwischen Welt und Mensch. Kant machte die Welt zugleich zugänglich wie unzugänglich, erkennbar und an sich unverfügbar. Er definierte eine Art von Entfremdung des Menschen von der Welt. Für den Menschen ist es unsicher geworden, ob er die Dinge überhaupt richtig erkennen kann.

7.2 Wissenschaftstheorie

Positivismus

Die Psychologie definiert sich weniger über einen Gegenstand als über ihre Methoden. Viele Psychologinnen und Psychologen fühlen sich diesbezüglich den naturwissenschaftlichen Methoden verpflichtet. Die Wissenschaftstheorie der Naturwissenschaften ist der Positivismus: Nicht Theorie oder religiöse oder philosophische Spekulation zählt, sondern nur die Untersuchung der vorfindbaren Welt. Aber welche Annahmen leiten zur Untersuchung der Dinge? Der so genannte *Naive Empirismus oder Positivismus* (Holzkamp 1976) ging hinter Kant zurück und nahm an, dass die wissenschaftlichen Gesetzmäßigkeiten *in* den Dingen liegen. Sie offenbaren sich gleichsam, wenn man den Baum aufschneidet und sich die Gesetzmäßigkeiten der Natur auf diese Weise enthüllen.

Logischer Positivismus

Der Naive Empirismus wurde überwunden vom *Logischen Positivismus*. Dieser ging davon aus, dass an das empirische Feld, an die Dinge Theorien herangetragen werden müssen. Es liegt kein Gesetz im Baum. Vielmehr gibt es eine Theorie über den Baum, die an den Baum herangetragen wird. Die Theorie muss in sich logisch widerspruchsfrei sein. Aus dieser Theorie werden Hypothesen formuliert, die dann einer empirischen Überprüfung zugänglich gemacht werden. Man kann Theorien mit Hilfe von Empirie verifizieren, also bestätigen.

Auf Ernährungspsychologie übertragen bedeutet dies, dass zunächst eine Theorie vorhanden sein muss, die beinhaltet, dass nicht nur körperliche Ursachen zur Entstehung der Anorexia nervosa führen. Mit dieser Theorie wird anerkannt, dass kulturelle, soziale und psychische Faktoren eine Rolle in der Ätiologie spielen. Eine Wissenschaftlerin oder ein Wissenschaftler, die oder der Störungen im Neurotransmitterhaushalt als einzige Ursache ansieht, würde nie auf den Gedanken kommen, soziale Faktoren zu untersuchen. Das bedeutet, dass der Naive Empirismus seinen Namen in gewisser Weise zu Recht trägt. An die Welt der Dinge müssen Theorien und Hypothesen herangetragen werden. Sie *spricht* nichts von selbst aus.

Eine Weiterentwicklung fand der Logische Empirismus im *Kritischen Rationalismus* von Popper, der derzeit einflussreichsten Wissenschaftstheorie. Die Vertreter des Logischen Empirismus gingen davon aus, dass Empirie dazu dient, Theorie zu bestätigen, also zu verifizieren. Popper (1998) hingegen behauptet: Empirie dient nur dazu, Theorien zu falsifizieren, also zu verwerfen. Theorien können prinzipiell nicht verifiziert werden. Wenn eine Theorie davon ausgeht, dass alle Schwäne weiß sind, dann müssten, um diese Theorie zu verifizieren, alle Schwäne des Universums untersucht werden. Es ist aber nicht möglich, alle Schwäne im Universum zu studieren. Deshalb ist diese Theorie nicht zu verifizieren. Sie lässt sich aber *falsifizieren*, wenn ein schwarzer Schwan gefunden wird. Popper hat damit einen sehr skeptischen Wahrheitsbegriff. Es gilt eine Aussage nur so lange als gültig, wie sie nicht falsifiziert worden ist.

Kritischer Rationalismus

Der Wandel in den ernährungswissenschaftlichen Aussagen lässt sich mit Popper nun besser verstehen. Die Aussage, dass die übermäßige Aufnahme von Fetten ein wichtiger Faktor bei der Entstehung der Adipositas ist, ist nur so lange gültig, bis das Gegenteil bewiesen ist. Über Gültigkeit und Ungültigkeit einer Aussage entscheidet aber letztlich nicht die Empirie, sondern die Gruppe der Forscherinnen und Forscher, die mit einer kritischen und rationalen Diskussion diese Entscheidungen fällen.

Ausdruck finden diese Entscheidungen z. B. bezüglich der Behandlung der Adipositas in den Leitlinien der Deutschen Adipositas-Gesellschaft. Problematisch ist allerdings hierbei, dass diese Leitlinien nicht im Sinne Poppers mit wissenschaftlicher Skepsis formuliert werden, sondern als letzte und unumstößliche Wahrheiten präsentiert werden. Der Bevölkerung wird wissenschaftlicher Zweifel nicht zugemutet. Eine Wahrheit bis auf weiteres könnte verwirren. Aber eigentlich ist es viel verwirrender, wenn sich die vermeintlich unumstößlichen Wahrheiten permanent verändern. Es ist nahe liegend, dass derartige Informationspolitik das Misstrauen gegenüber den Wissenschaften eher erhöht. Wissenschaftliche Empfehlungen stoßen so auf taube Ohren. Womöglich fänden diese Empfehlungen eine bessere Resonanz, wenn die Laien als mündige Subjekte eingeschätzt werden würden, die imstande sind, mit relativer Ungewissheit umzugehen. Auch wenn der Kritische Rationalismus die derzeit für die Psychologie einflussreichste Wissenschaftstheorie bildet, so wird er dennoch auch zu Recht kritisiert:

- Die Wissenschaftsgeschichte ist kein linearer Prozess der approximativen Annäherung an die Wahrheit – so sieht es Popper –, sondern eine Geschichte mit Diskontinuitäten und Brüchen, wie Kuhn (1989) und Foucault (1974) veranschaulicht haben. Kuhn konnte gut belegen, dass sich in der Wissenschaftsgeschichte zu einem bestimmten Zeitpunkt die Forscher auf ein bestimmtes gültiges Wissenschaftsmodell einigen, das dann im Weiteren zerfällt, um anschließend einem völlig anderen Modell bzw. Paradigma Platz zu machen.
- Die Aussparung der gesellschaftlichen Einflüsse auf die Wissenschaft und eine fehlende Theorie von Gesellschaft wurde von Vertretern der Kritischen Theorie (Adorno, Horkheimer, Habermas) kritisiert.

Konstruktivismus

Mit der Weiterentwicklung der Wissenschaftstheorie durch den *Konstruktivismus* wurden die empirischen Fakten als Basis der Bestätigung oder Wiederlegung der Theorie aufgegeben. Der Konstruktivismus geht davon aus, dass die empirischen Fakten entsprechend einer bestimmten Theorie betrachtet werden. Die Empirie wird der Theorie untergeordnet.

Bulimia nervosa wird so einmal als Ausdruck des Patriarchats, als spezifischer Neurotransmittermangel, als Ergebnis von Diätversuchen oder als Symptom eines gestörten Systems begriffen. Der Gegenstand beugt sich also der Theorie.

Hermeneutik

Zentrale Wissenschaftstheorien wurden eben vorgestellt. Eine für die Psychologie nicht unerhebliche Wissenschaftstheorie fehlt noch: die *Hermeneutik*. Sie ist die Wissenschaft vom Verstehen. Freud wurde bei der Erforschung der Hysterie quasi wider Willen zum Hermeneuten, obwohl er sich zeit seines Lebens als Naturwissenschaftler begriff. Rogers war de facto in seiner Gesprächspsychotherapie Hermeneut, weil seine Psychotherapie ohne Verstehen nicht möglich ist. Rogers hat sich allerdings wenig mit der Theorie des Verstehens befasst, Freud dagegen intensiver. Menschliche Kommunikation und Interaktion sind ohne Hermeneutik nicht zu begreifen. Wenn in der Psychologie Kommunikation und Interaktion untersucht werden soll, kommt Hermeneutik unausweichlich ins Spiel.

Der Positivismus und die moderne Hermeneutik sind historisch Geschwister. Beide Wissenschaftstheorien resultieren daraus, dass es seit zweihundert Jahren keine einheitliche Wissenschaftstheorie mehr gibt und dass die Sprache die Welt der Dinge nicht mehr einfach repräsentiert. Somit gibt es seit zweihundert Jahren viele Sprachen, mit denen Welt zu erklären und zu verstehen ist (Foucault 1974). Der Positivismus bezieht sich hierbei auf das Feld des Sichtbaren und Beobachtbaren. Die Hermeneutik befasst sich mit dem, was hinter der *Oberfläche*, hinter dem Manifesten ist: mit dem Latenten, dem *Wesen*, mit dem *Kern*, mit der *Tiefe*.

Um diese unterschiedlichen Zugangsweisen, den Positivismus und die Hermeneutik, zu veranschaulichen, soll Poppers Kritik an der Psychoanalyse vorgestellt werden. Was hat Popper an der Psychoanalyse als Hermeneutik auszusetzen?

„Der Punkt ist ganz klar. Weder Freud noch Adler schließt die Handlung irgendeiner bestimmten Person auf irgendeine bestimmte Art aus, ganz gleich, wie die äußeren Umstände sind. Ob ein Mann sein Leben opferte, um ein ertrinkendes Kind zu retten (ein Fall von Sublimation), oder ob er das Kind ermordete, indem er es ertränkte (ein Fall von Unterdrückung), könnte durch Freuds Theorie ganz unmöglich vorhergesagt oder ausgeschlossen werden: Die Theorie war mit allem, was geschehen konnte, vereinbar – sogar ohne irgendeine besondere Immunisierungsbehandlung." (Popper 1995nn, 114)

Popper kritisiert an der Psychoanalyse, dass sie immer Recht hat. Er meint, dass sich psychoanalytische Sätze dem Urteil wahr oder falsch entziehen. Abgesehen davon, dass dem Kritischen Rationalismus dieses Vereinbaren der Theorie „mit allem, was geschehen konnte" ebenfalls ausgezeichnet gelingt und dass er viele Möglichkeiten der Immunisierung sein eigen nennt (Holzkamp 1976), stehen sich also hier zwei prinzipiell gegensätzliche Wissenschaftstheorien gegenüber. Der Kritische Rationalismus beharrt darauf, dass etwas entweder bis auf weiteres als wahr oder unwahr gilt. Die Hermeneutik ersetzt das Entweder-oder durch ein Sowohl-als-auch. Die Psychoanalyse sagt dann nicht: Entweder ist die Bulimia nervosa triebtheoretisch erklärbar oder durch bestimmte Beziehungserfahrungen, sondern sie sagt: Beide Interpretationen sind möglich, auch zugleich möglich.

Für die Ernährungspsychologie kann keine Entscheidung für

entweder – oder
sowohl – als auch

die eine oder andere Wissenschaftstheorie gefällt werden. Beide Wissenschaftstheorien werden benötigt – für jeweils unterschiedliche Gegenstände. Wenn die Verbreitung der Anorexia nervosa untersucht werden soll, dann sollte der Kritische Rationalismus die Grundlage der Forschung sein. Wenn es um Beratung und Psychotherapie geht, dann kann die Hermeneutik genutzt werden. Mit ihr lässt sich beleuchten, welches Leiden der Klient hat und was in der Therapeut-Klient-Beziehung geschieht.

Mit dem Kritischen Rationalismus und der Hermeneutik werden unterschiedliche Wissenstypen produziert. Vor dem Hintergrund des Kritischen Rationalismus können Laborexperimente durchgeführt werden, die belegen sollen, ob Adipöse von Außenreizen stärker abhängig sind als Normalgewichtige. Mit hermeneutischen Methoden können aus der klinischen Praxis Persönlichkeitstheorien (Rogers) oder Krankheitstheorien (Freud) entwickelt werden.

Mit dem Kritischen Rationalismus werden eher wissenschaftliche Aussagen über eine Gruppe von Menschen getroffen (die Bulimikerinnen in den westlichen Industrienationen z. B.). Hermeneutische Verfahren stellen eher das Individuum in seiner Einzigartigkeit heraus.

Aufgrund der klinischen Arbeit mit einzigartigen Individuen können sicherlich auch Verallgemeinerungen getroffen werden. Freud und Rogers haben dies getan. Freud hat versucht, die Hysterie als eine bestimmte neurotische Erkrankung zu beschreiben. Rogers hat aufgrund seiner Arbeit mit Klienten eine Theorie entwickelt, wie psychische Fehlentwicklung zustande kommt.

Verallgemeinerungen aus der klinischen Arbeit sind aber zu unterscheiden von Gesetzesaussagen, die z. B. aufgrund eines Laborexperiments mit einer repräsentativen Stichprobe gewonnen werden. Verallgemeinerungen aufgrund klinischer Arbeit können komplexer sein und sehr viele Aspekte berücksichtigen. Gesetzesaussagen müssen reduktiv sein und sich auf wenige Aspekte begrenzen. Für die Ernährungspsychologie sind sowohl Verallgemeinerungen als auch Gesetzesaussagen wichtig.

relatives Wissen

Der Gesamtzustand der Ernährungspsychologie ist, auch wenn ihre Gegenstände überwiegend kritisch-rationalistisch erforscht werden, eher als *hermeneutisch-vieldeutig* zu begreifen. Zur Entstehung der Adipositas gibt es dann nicht *die* Erklärung, sondern zahlreiche, sich auch widersprechende. So wird diskutiert, ob Adipositas aufgrund der Außenreizabhängigkeit der Adipösen entsteht und/oder ob sich Adipöse zu rigide kontrollieren, etc. Zahlreiche Konstrukte bzw. Interpretationsfolien stehen nebeneinander, sich teilweise ergänzend, sich teilweise widersprechend. Zu wenigen Themen der Ernährungspsychologie gibt es eine eindeutige Befundlage. Auch wenn ein entweder wahr oder falsch angestrebt wird, so gilt faktisch fast durchgehend ein Sowohl-als-auch.

Das Gleiche gilt für die gesundheitspsychologischen Modelle. Zwar sind sie unterschiedlich gut im Vorhersagen des tatsächlichen Gesundheitsverhaltens, aber alle können einen beträchtlichen Teil des Gesundheitsverhaltens nicht vorhersagen. So stehen sie nebeneinander als unterschiedliche Modelle oder als unterschiedliche Interpretationsfolien. **Gesundheitspsychologie**

Ähnliche Unsicherheiten lassen sich auch für die Interventionen formulieren. Selbst die von fast allen Expertinnen und Experten vorgeschlagene Integration von Bewegungstherapie, Ernährungsumstellung und Verhaltenstherapie zur Behandlung der Adipositas wird in einigen Studien nicht immer als die erfolgreichste Behandlung bewertet. Die Ernährungspsychologie befindet sich also wie große Teile der Psychologie insgesamt in einem hermeneutischen Zustand, auch wenn sie dies überwiegend nicht will. **Interventionen**

Die Unsicherheit bezüglich der empirischen Absicherung ist aber nicht nur ein Problem der Ernährungspsychologie, sondern der gesamten Ernährungswissenschaft. Zahllose empirische Forschungsergebnisse stehen widersprüchlich nebeneinander. **Ernährungswissenschaft**

So ist wissenschaftlich unklar, ob Fett oder Kohlenhydrate die *Fett*macher sind. Es ist nicht klar, in welchem Maß Fencheltee für Kleinkinder gesund oder schädlich ist. Ob das Essen von viel Obst und Gemüse tatsächlich dazu führt, dass weniger Krebserkrankungen entstehen, ist wissenschaftlich strittig.

Die widersprüchliche Befundlage ist nun kein Anlass für Entmutigung, sondern eher Anlass, Ernährungsempfehlungen vorsichtiger zu formulieren.

Beim Kritischen Rationalismus gilt jede Aussage nur als vorläufig wahr: bis auf weiteres. Der Wahrheitsbegriff der Herme- **Konsequenzen für die Praxis** neutik ist der von vorläufigen Interpretationsfolien. Mit beiden Wissenschaftstheorien ist sichere Wahrheit nicht zu begründen. Dass dem so ist, müssten die Gesundheitsexperten für sich und für die so genannten Laien anerkennen. Sie tun aber so, als ob es möglich wäre, sichere Wahrheiten zu verkünden. Ihre Wissenspolitik gegenüber der Gesellschaft ist in der Regel so geartet. Sinnvoller wäre, sich selbst und den Laien die Ungewissheit zuzumuten. Man muss sie aushalten. Für die Gesundheitsexperten hätte dies aber zur Folge, dass sie von ihrem erhabenen Thron absoluten Wissens herabsteigen müssten. Ob sie dazu bereit sind, ist nicht absehbar.

7.3 Forschungsmethoden

Im Folgenden können psychologische Forschungsmethoden nur sehr knapp und schematisch vereinfachend umrissen werden. Es geht nur darum, einen groben Überblick zu vermitteln.

Naturwissenschaftliche Psychologie und geisteswissenschaftliche Psychologie bilden ein Gegensatzpaar. Es lässt sich in heutiger Terminologie vereinfachend auch als Gegensatzpaar von quantitativer und qualitativer Psychologie umreißen. Ein vergleichbares Gegensatzpaar auf wissenschaftstheoretischer Ebene bilden, grob vereinfachend, der Kritische Rationalismus und die Hermeneutik.

quantitativ

Quantitative Forschung beabsichtigt, menschliches Erleben und Verhalten mit Hilfe von Variablen zu definieren, Merkmale zu operationalisieren und zu messen. Ziel hierbei ist, Gesetze menschlichen Verhaltens und Erlebens zu ermitteln. Ziel ist es auch, menschliches Verhalten und Erleben vorhersagen zu können. In der quantitativen Forschung besteht der Anspruch, dass Forscher und Forscherin die Ergebnisse nicht durch ihre Person beeinflussen. Andere Forscher und Forscherinnen, die eine Untersuchung wiederholen, sollen daher zu den gleichen Ergebnissen kommen.

qualitativ

Qualitative Forschung geht hingegen davon aus, dass die Forschenden die Ergebnisse beeinflussen. Es macht einen Unterschied, ob Interviewer A oder Interviewerin B mit der Person C ein Interview durchführt. Es wird davon ausgegangen, dass die Beziehung zwischen den beiden den Inhalt beeinflusst. Die Beziehung wird nicht ausgeklammert, sondern reflektiert, als Teil des Forschungsprozesses wahrgenommen. Qualitative Forschung ist mit dem Anspruch verbunden, mehr hinter die Kulissen zu schauen, ein Thema in der Tiefe zu explorieren.

Um dies zu veranschaulichen, soll ein Beispiel zur Befragung gegeben werden: In einem quantitativen Fragebogen steht das Item: Ich fühle mich „sehr glücklich", „glücklich", „weder-noch", „unglücklich", „sehr unglücklich". In einem qualitativen Interview würde ausgiebig erfragt werden, was jemand unter Glück versteht, warum es heutzutage fast eine Pflicht darstellt, glücklich zu sein oder glücklich zu wirken, in welchen Aspekten jemand glücklich und in welchen unglücklich ist.

Qualitative Forschung zielt im Prinzip nicht darauf, wissenschaftliche Aussagen für bestimmte Populationen zu gewinnen. Sie erhebt in der Regel also nicht den Anspruch auf Repräsentativität. Wie der Name schon sagt, wird eher nichts gemessen und quantifiziert. Die quantitative Forschung zergliedert den Gegenstand notgedrungen, weil er ansonsten nicht operationalisierbar und messbar ist. Der qualitativen Forschung geht es eher um die Ermittlung von Zusammenhängen, auch um die Einbeziehung kultureller und gesellschaftlicher Einflüsse. Auch wenn sich viele qualitative Forscher gegen diese Position sträuben, so ist dennoch tendenziell qualitative Forschung ein erkundendes, also exploratives Verfahren, das dazu führt, wissenschaftliche Hypothesen zu entwickeln. Mit quantitativer Forschung können hingegen Hypothesen getestet werden. In der Tradition der Hermeneutik werden also mit qualitativer Forschung neue unbekannte Forschungsräume betreten.

Im Rahmen der Empirie lassen sich zwei grundlegende Forschungsstränge unterscheiden: Datengewinnungs- und Datenauswertungsmethoden. Mit ersterem ist die Frage gestellt: Wie kann ich nach wissenschaftlichen Kriterien Daten systematisch gewinnen? Der zweite Strang lässt sich mit der Frage umreißen: Wie kann ich nach wissenschaftlichen Kriterien Daten auswerten?

Datengewinnung/-auswertung

Datengewinnungsmethoden

Laborexperiment: Die quantitativ vorgehende Psychologie setzt eine paradigmatische Forschungsmethode bevorzugt ein: das Laborexperiment. Im deutschsprachigen Raum ist es bezüglich der

Ernährungspsychologie mit dem Namen Pudel verbunden. Was zeichnet das Laborexperiment aus? Im Labor können alle relevanten Variablen kontrolliert werden. Deshalb ist es möglich, den Einfluss einer unabhängigen Variablen auf eine abhängige Variable zu untersuchen. Es ist also möglich, Ursache-Wirkungs-Gefüge zu identifizieren. Bei Laborexperimenten stellen sich vordringlich zwei Fragen:

Versuchsleitereffekte

- Erstens: **Gibt es Versuchsleitereffekte?** Dazu hat Rosenthal einige Experimente durchgeführt, die eindeutig belegen, dass der Versuchsleiter oder die Versuchsleiterin die Ergebnisse des Experiments beeinflussen können. Diese Einflüsse führen auch u. a. dazu, dass viele Laborexperimente nicht replizierbar sind. Das bedeutet, dass andere Forschergruppen bei der Wiederholung des Experiments zu anderen Ergebnissen kommen.

Transfer in den Alltag

- Eine zweite Frage bezüglich Laborexperimenten lautet: **Lassen sich dessen Befunde auf den Alltag übertragen?** Reagieren also die Probandinnen und Probanden aus dem eben erwähnten Experiment im Alltag genauso wie im Rahmen des Experiments? Die Probandinnen und Probanden wissen ja, dass über sie etwas herausgefunden werden soll. Sie versuchen herauszufinden, was von ihnen erwartet wird, und versuchen, die Erwartung zu erfüllen oder zu sabotieren. Kurzerhand: Sie sind keine automatisch reagierenden Kaninchen, sondern kommunizierende Interaktionspartner.

Die Probleme mit Versuchsleitereffekten und mit der Übertragbarkeit auf den Alltag sollen nicht zu der Schlussfolgerung führen, auf Experimente zu verzichten. Jede Forschungsmethode ist mit spezifischen Problemen behaftet. Diese müssen nur wahrgenommen und reflektiert werden.

Befragung: Befragungen führen beide Forschungsrichtungen – quantitative und qualitative – durch, allerdings auf unterschiedliche Weise.

Fragebogen

Für die quantitative Forschung bedeutet zwar der Fragebogen, dass subjektive Daten erhoben werden. Damit wird der traditionelle Anspruch dieser Richtung verfehlt, nur von außen beobachtbares Verhalten zu untersuchen. Dennoch stellt ein Fragebogen ein sehr ökonomisches Instrument dar, sprich: Mit relativ geringem Aufwand kann eine repräsentative Erhebung durchgeführt werden. Das Erstellen eines Fragebogens ist dagegen aufwändiger, als gemeinhin angenommen. Er muss gewisse Kriterien erfüllen, um einsetzbar zu sein. Erst dann gilt dieser Fragebogen als standardisiert.

In der qualitativen Forschung geht es zuvörderst nicht um Repräsentativität. Die Befragten sollen als Stichprobe nicht eine bestimmte Population abbilden. Vielmehr geht es darum, einen Gegenstand vertiefend zu ergründen, die subjektive Sichtweise des Befragten zu erfahren. Die qualitative Befragung entsteht im Rahmen eines Gesprächs zwischen Interviewerin und Befragtem. Die Interviewerin kann nachfragen, nachhaken, sich etwas nochmals erklären lassen.

Interview

Ob ein Fragebogen eingesetzt oder ein qualitatives Interview durchgeführt wird, hängt davon ab, welche Forschungsziele vorhanden sind. Will eine Forschergruppe herausfinden, welche Essstörungen in welchem Ausmaß in der deutschen Bevölkerung vorhanden sind, dann ist der quantitative Fragebogen das Mittel der Wahl. Soll ermittelt werden, wie sich Bulimikerinnen ihre Störung selbst erklären, welche subjektiven Krankheitstheorien sie haben, dann kommen eher qualitative Interviews in Betracht.

Feldforschung: Feldforschung ist das Gegenteil eines Laborexperiments. Probandinnen und Probanden werden nicht in das Labor bestellt. Vielmehr suchen die Forscherinnen und Forscher einen bestimmten *realen* Ort auf.

Die Fragestellung: „Wie ernähren sich Studierende?" kann Forschende veranlassen, sich in die Nähe der Kasse der Mensa zu setzen und Strichlisten zu machen, welche Gerichte die Studierenden essen. Essen sie eher Fleisch mit Pommes frites oder bevorzugen sie Salate?

Der Nachteil gegenüber dem Laborexperiment ist, dass nicht alle wesentlichen Variablen kontrollierbar sind. Die Feldforschung kann an einem Tag stattfinden, an dem die Studierenden zweier Fachbereiche gar nicht die Mensa aufsuchen können, oder in einer Woche, in der sehr viele Schüler einer benachbarten Schule ebenfalls in der Mensa essen. Der Vorteil gegenüber dem Laborexperiment ist, dass die Befunde alltagsnäher sind.

Datenauswertungsmethoden

Die *Statistik* bietet Methoden an, mit deren Hilfe die Daten von empirischen Untersuchungen ausgewertet werden können. Voraussetzung hierfür ist: In der empirischen Untersuchung muss etwas gemessen worden sein. Mit Statistik werden also quantitative Daten ausgewertet. Ziel der Statistik ist, statistische Gesetzmäßigkeiten zu ermitteln. Statistische Gesetzmäßigkeiten erlauben kein sicheres Voraussagen für den Einzelfall. Wenn die statistische Gesetzmäßigkeit ermittelt worden ist, dass in den unteren sozialen Schichten Adipositas verstärkt auftritt, dann ist damit nicht gesagt, dass jede Person in den unteren sozialen Schichten adipös ist. Die statistische Gesetzmäßigkeit unterscheidet sich so vom physikalischen Gesetz. Das Gesetz des freien Falles gilt für jeden Einzelfall.

deskriptive vs. schließende Statistik wird unterteilt in beschreibende bzw. deskriptive Statistik und schließende bzw. Inferenzstatistik. Mit der deskriptiven Statistik wird ein bestimmter Datenpool beschrieben, z. B.: 5 % der Studierenden einer bestimmten Vorlesung haben einen BMI größer als 25. 20 % haben einen BMI kleiner als 18,5 usw. Die Inferenzstatistik geht einen großen Schritt weiter. Mit ihrer Hilfe soll ermittelt werden, ob von einer bestimmten Stichprobe auf eine bestimmte Grundgesamtheit oder Population geschlossen werden kann. Es ist so weniger von Interesse, ob in einer bestimmten Vorlesung 5 % adipös sind, sondern wie viele Studierende in Deutschland oder wie viele junge Menschen im Alter von 18 bis 24 in Deutschland adipös sind. In der Inferenzstatistik geht es also um Folgendes: um das Schätzen von Populationsparametern aus Stichprobenparametern einschließlich des Berechnens des Vertrauensintervalls.

Qualitative Daten können dann statistisch ausgewertet werden, wenn sie zuvor in quantitative Daten überführt worden sind. Falls nicht, stehen zahlreiche qualitative Datenauswertungsstrategien zur Verfügung (Flick et al. 1991).

7.4 Epidemiologie

Die Epidemiologie ist für die Ernährungspsychologie besonders wichtig. Sie ist ein quantitativer Forschungszweig und befasst sich mit Fragen wie:

- Welche Verbreitung hat Adipositas in einer bestimmten Bevölkerung?
- Nimmt die Verbreitung von Adipositas zu?
- Kommt Bulimia nervosa eher in mittleren und höheren sozialen Schichten vor?
- Welche Zusammenhänge bestehen zwischen ungesundem Ernährungsverhalten und bestimmten Erkrankungen?
- Oder umgekehrt: Lassen sich mit gesunder Ernährung bestimmte Krankheiten vermeiden?

Um die Anliegen der Epidemiologie etwas unabhängiger von der Ernährung zu formulieren, sollen einige ihrer Forschungsfragen vorgestellt werden:

- Welche Krankheiten sind besonders verbreitet?
- An welchen Krankheiten sterben die meisten Menschen?
- Was sind Risikofaktoren für diese Erkrankungen?
- Welche Gruppen von Menschen haben eine bessere, welche eine schlechtere Gesundheit?
- Wie sollten sich Menschen verhalten, um möglichst lange gesund zu bleiben?

Die Epidemiologie ist die Nachfolgerin der Kameralistik des 18. Jahrhunderts. Im Abschnitt zur Gesundheitsaufklärung und -erziehung wurde darauf hingewiesen, dass diese erst gebraucht wurden, als es für den modernen Staat notwendig wurde, eine hinreichend gesunde Bevölkerung zu haben. Ähnliches gilt für die Epidemiologie. Mit ihrer Hilfe soll untersucht werden, wo die Sterblichkeitsraten von Kindern am stärksten sind oder in welchen Bevölkerungsgruppen sich die HIV-Infektion am stärksten verbreitet. Die Epidemiologie soll Informationen über die Verbreitung von Krankheiten liefern, damit diese Krankheiten zu verhindern, einzudämmen oder besser zu behandeln sind.

Ziele

Am Beispiel der Epidemiologie lässt sich gut veranschaulichen, dass Wissenschaften nicht jenseits oder über der Gesellschaft stehen, sondern von der Gesellschaft klar beeinflusst werden. Die Epidemiologie ist erst dann von Interesse geworden, als die Bevölkerung in den modernen Nationalstaaten als eine Ressource wahrgenommen worden ist, die die Stärke eines Staates deutlich determiniert. Der moderne Staat braucht eine hinreichend gesunde Bevölkerung für die Industrie und für das Massenheer. Deshalb hat der moderne Staat ein Interesse daran herauszufinden, in welchem Stadtteil die Erkrankungsrate an Diphterie besonders hoch ist, wo welche Erkrankungen auftauchen und wie sie vermieden werden können. Dem absolutistischen Staat etwa eines Lud-

gesellschaftlicher Wert

wig XIV. dagegen war, wie schon erwähnt, der Gesundheitszustand der Bevölkerung relativ gleichgültig. Ludwig XIV. und andere absolutistische Herrscher bedurften der Bevölkerung nicht.

Der Begriff „Epidemiologie" stammt aus dem Griechischen und ist wörtlich zu übersetzen: Die Wissenschaft (logos) über (epi) die Bevölkerung (demos). Heute wird Epidemiologie definiert als

„die Lehre von der Verteilung der Gesundheitsumstände und ihrer Determinanten sowie der damit zusammenhängenden Ereignisse und Umstände in der Bevölkerung" (Raymond et al. 1992, zit. n. Abelin et al. 1999, 55).

Oltersdorf (1995) definiert Ernährungsepidemiologie so:

„Die Ernährungsepidemiologie umfaßt das Sammeln, Ordnen und Bewerten von Informationen über Handlungen (Ernährungsverhalten) und deren Beweggründe (Determinanten des Ernährungsverhaltens) sowie deren Auswirkungen (Ernährungs- und Gesundheitszustand) im Bereich der Ernährung des Menschen." (8)

Zentrale Grundbegriffe der Epidemiologie sind:

- Das Häufigkeitsmaß *Prävalenz:* Anzahl der an einer bestimmten Krankheit Erkrankten in einer Bevölkerung zu einem bestimmten Zeitpunkt. Es wird die Anzahl der Erkrankten durch z. B. 1.000 oder 10.000 aus der Gesamtbevölkerung dividiert.
- Das Häufigkeitsmaß *Inzidenz:* Auftreten neuer Krankheitsfälle in einem bestimmten Zeitraum etwa eines Jahres
- Das Häufigkeitsmaß *Sterblichkeitsrate:* Anteil der Verstorbenen innerhalb der Bevölkerung in einem bestimmten Zeitraum
- Das Häufigkeitsmaß *Lebenserwartung:* durchschnittlich zu erwartende Lebenszeit für Personen aus einer bestimmten Kohorte (eine bestimmte Altersgruppe einer Bevölkerung).

Um die gesundheitliche Bedeutung z. B. der Anorexia nervosa nicht nur für das betroffene Individuum, sondern für die Gesellschaft einschätzen zu können, sind die genannten Begriffe wichtig: Die Prävalenzrate der Anorexia nervosa ist im Vergleich zu anderen Essstörungen relativ gering. Aber spätestens bei der Mortalitätsrate (Sterberate) der Anorexia nervosa wird klar, dass es sich bei dieser Essstörung nicht um ein harmloses Leiden handelt (s. Kap. 4.4). Die Inzidenzrate gibt darüber Auskunft, wie schnell sich eine Krankheit ausbreitet. Wenn im Jahr 2005 doppelt so viele junge Menschen an Anorexia nervosa erkranken, dann muss dieser Umstand stärker beachtet und analysiert werden.

Speziell bei Infektionserkrankungen wie HIV wäre eine Verdopplung der Inzidenzrate höchst alarmierend, weil die Neuerkrankten das Virus mit einer bestimmten Wahrscheinlichkeit weitergeben werden. Folge könnte ein exponenzielles Wachsen der Verbreitung des HIV-Virus sein.

7.5 Zusammenfassung des siebten Kapitels

Ohne Wissenschaftstheorie gibt es keine Wissenschaft. Die Wissenschaftstheorie geht der konkreten Wissenschaft voraus. Sie definiert, wie zu forschen ist und welchen Stellenwert die gewonnenen Ergebnisse haben. Unsere derzeitige Situation ist davon geprägt, dass unser Zeitalter nicht eine, sondern mehrere Wissenschaftstheorien besitzt, die jeweils einen unterschiedlichen Wahrheitsbegriff haben. Infolgedessen ist es möglich, sich für eine Wissenschaftstheorie zu entscheiden oder unterschiedliche Wahrheiten zuzulassen.

Seit dem 19. Jahrhundert konkurrieren zwei Wissenschaftstheorien miteinander: der Positivismus in seinen verschiedenen Varianten und die Hermeneutik, die Wissenschaft vom Verstehen. Für die Ernährungspsychologie sind beide Wissenschaftstheorien von Belang. Das Gleiche gilt für quantitative und qualitative Forschungsstrategien. Beide sind unabdingbar für die Ernährungspsychologie.

Von besonderer Bedeutung für die Ernährungspsychologie ist die Epidemiologie, da sie die Grundlage von Public Health Nutrition ist.

7.6 Fragen zum siebten Kapitel

Überprüfen Sie Ihr Wissen!

40. Wozu bedarf Wissenschaft Wissenschaftstheorie?

41. Kennzeichnen Sie die Unterschiede zwischen Logischem Empirismus und Kritischem Rationalismus!

42. Was kritisiert Popper an der Hermeneutik?

43. Was kritisiert die Hermeneutik am Kritischen Rationalismus?

Literatur

Abascal, C., Brown, J. B., Winzelberg, A. J., Dev, P., Taylor, C. B. (2003): Combining Universal and Targeted Prevention for School-Based Eating Disorder Programs. Int J Eat Disord, 35, 1–9

Abelin, T., Junker, Ch., Perneger, T. (1999): Epidemiologie und Gesundheitsstatistik. In: Gutzwiller, F., Jeanneret, O. (Hrsg.): Sozial- und Präventivmedizin Public Health. Bern: Huber, 55–107

Adler, R. H. (1996): Psychoanalyse als Verständigungskonzept: Der Beitrag der Psychoanalyse zur Entwicklung der Psychosomatik. In: Adler/Herrmann/Köhle/Schonecke/v. Uexküll/Wesiack (1996), 198–205

– (2003): Der Beitrag der Psychoanalyse zur Entwicklung der Psychosomatik. In: Adler/Herrmann/Köhle/Schonecke/v. Uexküll/Wesiack (2003), 209–218

–, Herrmann, J. M., Köhle, K., Schonecke, O. W., Uexküll, Th. v., Wesiack, W. (1996/2003) (Hrsg.): Psychosomatische Medizin. 5./6. Aufl. München: Urban und Schwarzenberg/Fischer

Adorno, Th. W. (1997): Gesammelte Schriften. Frankfurt: Suhrkamp

–, Dahrendorf, R., Pilot, H., Albert, H., Habermas, J., Popper, K. R. (1978): Der Positivismusstreit in der deutschen Soziologie. Darmstadt/Neuwied: Hermann Luchterhand

Ammerman, A. S., Lindquist, Ch. H., Lohr, K. N., Hersey, J. (2002): The Efficacy of Behavioral Interventions to Modify Dietary Fat and Fruit and Vegetable Intake: A Review of the Evidence. Preventive Medicine, 35, 25–41

Andersen, R. E. (Ed.) (2003): Obesity. Human Kinetics Publishers, Inc.

Anderson, A. S., Cox, D. N., McKellar, S., Reynolds, J., Lean, M. E. J., Mela, D. J. (1998): Take Five, a nutrition educational intervention to increase fruit and vegetable intakes: impact on attitudes towards dietary change. British Journal of Nutrition, 80, 133–140

Anderson, J. W., Konz, E. C., Frederich, R. C., Wood, C. L. (2001): Long-term weight-loss maintenance: a meta-analysis of US studies. Am J Clin Nutr 74, 579–584

Antonovsky, A. (1997): Salutogenese – Zur Entmystifizierung der Gesundheit. Tübingen: dgvt-Verlag

Apfelbaum, M. (1993): Treatment of Obesity: Are we wrong? Programme, International Congress on Obesity Management, 83

Aron, J.-P. (1993): Der Club der Bäuche – Ein gastronomischer Führer durch das Paris des 19. Jahrhunderts. Stuttgart: Klett-Cotta

Aschenbrenner, K., Aschenbrenner, F., Kirchmann, H., Strauß, B. (2004): Störungen des Essverhaltens bei Gymnasiasten und Studenten. Psychother Psych Med, 54, 259–263

Ashfield-Watt, P. A. L., Welch, A. A., Day, N. E., Bingham, S. A. (2003): Is „five – a – day" an effective way of increasing fruit and vegetables intakes? Public Health Nutrition, 7, 2, 257–261

Austin, S. B. (2001): Population-Based Prevention of Eating Disorders: An Application of the Rose Prevention Model. Preventive Medicine, 32, 268–283

Ayyad, C., Andersen, T. (2000): Long-term efficacy of dietary treatment of obesity: a systematic review of studies published between 1931 and 1999. The International Association for the Study of Obesity. Obesity reviews, 1, 113–119

Badura, B., Ritter, W. (1997): Zehn Jahre nach der Ottawa-Charta. Die betriebliche Gesundheitsförderung am Scheideweg zwischen Neuanfang und Marginalisierung. Journal für Psychologie, 5, 3, 3–12

Baranowski, M. J., Hetherington, M. M. (2001): Testing Efficacy of an Eating Disorder Prevention Program. Int J Eat Disord 29, 119–124

Baranowski, T., Mendlein, J., Resnicow, K., Frank, E., Cullen, K. W., Baranowski, J. (2000): Physical Activity and Nutrition in Children and Youth: An Overview of Obesity Prevention. Preventive Medicine, 31 (suppl), S1–S10

Barlösius, E. (1999): Soziologie des Essens. Weinheim/München: Juventa

– (2004): Kämpfe um soziale Ungleichheit. Wiesbaden: VS Verlag für Sozialwissenschaften

Barnow, S., Bernheim, D., Schröder, C., Lauffer, H., Fusch, Ch., Freyberger, H.-J. (2003): Adipositas im Kindes- und Jugendalter – Erste Ergebnisse einer multimodalen Interventionsstudie in Mecklenburg-Vorpommern. Psychother Psych Med, 53, 7–14

Barthes, R. (1997): Towards a Psychosociology of Contemporary Food Consumption. In: Counihan/Esterik (1997), 20–27

Bauch, J. (2005): Prävention als symbolische Politik? prävention, 2, 41–44

Baum, F. (2002): The New Public Health. Oxford/New York: Oxford University Press

Beck-Gernsheim, E. (1993): Individualisierungstheorie: Veränderungen des Lebenslaufs in der Moderne. In: Keupp, H. (Hrsg.): Zugänge zum Subjekt. Frankfurt: Suhrkamp, 125–146

Becker, A. E., Franko, D. L., Speck, A., Herzog, D. B. (2003): Ethnicity and Differential Access to Care for Eating Disorder Symptoms. Int J Eat Disord, 33, 205–212

Bednorz, P., Schuster, M. (2002): Einführung in die Lernpsychologie. München/Basel: Ernst Reinhardt

Beer-Borst, S., Panico, S. (2005): Survey and surveillance of nutrition behaviour, a developing research area. Sozial- und Präventivmedizin, 50, 3, 129–131

Beitz, R., Mensink, G. B. M., Henschel, Y., Fischer, B., Erbersdobler, H. F. (2004): Dietary behaviour of German adults differing in levels of sport activity. Public Health Nutrition, 7, 1, 45–52

Bellach, B.-M. (2000): Gesundheitsberichterstattung und Ernährungsberichterstattung. Aktuel Ernaehr Med, 25, 5–7

Belton, P. S. (2003): Science in the Post Modern World. In: Belton, P. S., Belton T. (Eds.): Food, Science and Society. Berlin/Heidelberg u. a.: Springer, 1–20

Bere, E., Veierod, M. B., Klepp, K.-I. (2005): The Norwegian School Fruit Programme: evaluating paid vs. no-cost subscriptions. Preventive Medicine, 41, 463–470

Beresford, S. A. A., Thompson, B., Feng, Z., Christianson, A., McLerran, D., Patrick, D. L. (2001): Settle 5 a Day Worksite Program to Increase Fruit and Vegetable Consumption. Preventive Medicine, 32, 230–238

Bhargava, A., Hays, J. (2004): Behavioral variables and education are predictors of dietary change in the Women's Health Trial: Feasibility Study in Minority Populations. Preventive Medicine, 442–451

Bieg, A. (2005): Back Home Situation adipöser Jugendlicher nach stationärem Aufenthalt. Unveröffentlichte Diplomarbeit. FH-Fulda

Biesalski, H. K., Fürst, P., Kasper, H., Kluthe, R., Pölert, W., Puchstein, Ch., Stähelin, H. B. (1999): Ernährungsmedizin – Nach dem Curriculum Ernährungsmedizin der Bundesärztekammer. Stuttgart/New York: Georg Thieme

Blackburn, G. L. (2005): Teaching, learning, doing: best practices in education. Am J Clin Nutr (suppl), 218S–221S

Blissett, J., Meyer, C., Farrow, C., Bryant-Waugh, R., Nicholls, D. (2005): Maternal Core Beliefs and Children's Feeding Problems. Int J Eat Disord, 37, 127–134

Bocquier, A., Verger, P., Busdevant, A., Andreotti, G., Baretge, J., Villani, P., Paraponaris, A. (2005): Overweight and Obesity: Knowledge, Attitudes, and Practices of General Practitioners in France. Obesity Research, 13, 4, 787–795

Bodenmann, G., Perrez, M., Schär, M., Trepp, A. (2004): Klassische Lerntheorien. Bern/Göttingen u. a.: Hans Huber

Böhler, T., Wabitsch, M. (2004): Adipositastherapie und -prävention im Kindesalter. Monatsschr Kinderheilkd, 152, 856–863

Bombosch, R. (1998): Casanova à la carte. Frankfurt: Campus

Bommert, H. (1977): Grundlagen der Gesprächspsychotherapie. Stuttgart: Kohlhammer

Booth, D. A., Blair, A. J., Lewis, V. J., Baek, S. H. (2004): Patterns of eating and movement that best maintain reduction in overweight. Appetite, 43, 277–283

Booth-Butterfield, St., Reger, B. (2004): The message changes belief and the rest is theory: the „1 % or less" milk campaign and reasoned action. Preventive Medicine, 39, 581–588

Bossuyt, N., Gadeyne, S., Deboosere, P., v. Oyen, H. (2004): Socio-economic inequalities in health expectancy in Belgium. Public Health, 118, 3–10

Bourcier, E., Bowen, D. J., Meischke, H., Moinpour, C. (2003): Evaluation of strategies used by family food preparer to influence healthy eating. Appetite, 41, 265–272

Bourdieu, P. (1987): Die feinen Unterschiede. Frankfurt: Suhrkamp

Bove, C. F., Sobal, J., Rauschenberg, B. S. (2003): Food choices among newly married couples: convergence, conflict, individualism, and projects. Appetite, 40, 25–41

Braudel, F. (1987): Das Land. In: Braudel, F., Duby, G., Aymard, M. (Hrsg.): Die Welt des Mittelmeeres. Frankfurt: Fischer, 11–34

Braun, D. L., Sunday, S. R., Huang, A., Halmi, K. A. (1999): Males Seek Treatment for Eating Disorders. Int J Eat Disord, 25, 415–424

Brody, M. C., Masheb, R. M., Grilo, C. M. (2005): Treatment Preferences of Patients with Binge Eating Disorder. Int J Eat Disord, 37, 352–356

Bruch, H. (1991): Eßstörungen – Zur Psychologie und Therapie von Übergewicht und Magersucht. Frankfurt: Fischer

Bruns-Philipps, E., Dreesmann, J. (2004): Adipositasprävalenz: Entwicklung und begünstigende Faktoren bei Schulanfängern 1993–2002. Das Gesundheitswesen; 66

Brumberg, J. J. (1994): Todeshunger – Die Geschichte der Anorexia nervosa vom Mittelalter bis heute. Frankfurt: Campus

Brunner, E., Rayner, M., Thorogood, M., Margetts, B., Hooper, L., Summerbell, C., Dowler, E., Hewitt, G., Robertson, A., Wiseman, M. (2001): Making Public Health Nutrition relevant to evidence-based action. Public Health Nutrition, 4, 6, 1297–1299

Buddeberg-Fischer, B. (2000): Früherkennung und Prävention von Essstörungen. Stuttgart/New York: Schattauer

Bude, H. (1998): Lebenskonstruktion als Gegenstand der Biographieforschung. In: Jüttemann, G., Thomae, H. (Hrsg.): Biographische Methoden in den Humanwissenschaften. Weinheim/Basel: Beltz, 247–258

Bulik, C. M., Sullivan, P. F., Kendler, K. S. (2000a): An Empirical Study of the Classification of Eating Disorders. Am J Psychiatry, 157, 886–895

–, –, Wade, T. D., Kendler, K. S. (2000b): Twin Studies of Eating Disorders: A Review. Int J Eat Disord, 27, 1–20

–, –, Kendler, K. S. (2003): Genetic and Environmental Contributions to Obesity and Binge Eating. Int J Eat Disord, 33, 293–298

Burdette, H. L., Whitaker, R. C. (2004): Neighborhood playgrounds, fast food restaurants, and crime: relationship to overweight in low-income preschool children. Preventive Medicine, 38, 57–63

Burkard, M., Yngve, A., Warm, D., Sjöström, M. (2000): Academic Training of Public Health Nutritionists in Europe. Aktuel Ernaehr Med, 25, 38–41

Buryn, M. L., Wadden, Th. A. (2005): Treatment of Overweight in Children and Adolescents: Does Dieting Increase the Risk of Eating Disorders? Int J Eat Disord, 37, 285–293

Calderon, T. A. (2001): Nutrition education training of health workers and other field staff to support chronically deprived communities. Public Health Nutrition, 4, 6A, 1421–1424

Canetti, L., Bachar, E., Berry, E. M. (2002): Food and emotion. Behavioural Processes, 60, 157–164

Carter, F. A., McIntosh, V. V. W., Joyce, P. R., Gendall, K. A., Frampton, Ch. M. A., Bulik, C. M. (2004): Patterns of Weight Change after Treatment for Bulimia Nervosa. Int J Eat Disord, 36, 12–21

Castellani, W., Ianni, L., Ricca, V., Mannucci, E., Rotella, C. M. (2003): Adherence to structured physical exercise in overweight and obese subjects: A review of psychological models, eating weight disord, 8, 1–11

Catenese, D. M., Hyder, M., Poston, W. S. C., Foreyt, J. P. (2003): Future Directions in Treating Obesity. In: Andersen (2003), 271–289

Cattaneo, A. (2005): Breastfeeding in Europe: a blueprint for action. J Public Health, 13, 89–96

Claussen, B., Smith, G. D., Thelle, D. (2003): Impact of childhood and adulthood socioeconomic position on cause specific mortality: the Oslo Mortality Study. J Epidemiol Community Health, 57, 40–45

Cohane, G. H., Pope, H. G. (2001): Body Image in Boys: A Review of the Literature. Int J Eat Disord, 29, 373–379

Cohen, D. A., Scribner, R. A., Farley, T. A. (2000): A Structural Model of Health Behavior: A Pragmatic Approach to Explain and Influence Health Behaviors at the Population Level. Preventive Medicine, 30, 146–154

Corcos, M., Jeammet, P. (2001): Eating disorders: psychodynamic approach and practice. Miomed Pharmacother, 55, 479–488

Counihan, C., Esterik, V. P. (Eds.) (1997): Food and Culture. New York/London: Routledge

Crespo, C. J., Smit, E. (2003): Prevalence of Overweight and Obesity in the United States. In: Andersen (2003), 3–16

Crow, S. J., Nyman, J. A. (2004): The Cost-Effectiveness of Anorexia Nervosa Treatment. Int J Eat Disord, 35, 155–160

Cullen, K. W., Himes, J. H., Baranowski, T., Pettit, J., Stevens, M., Leachman Slawson, D., Obarzanek, E., Mutaugh, M., Matheson, D., Sun, W., Rochon, J. (2004a): Validity and reliability of a behavior-based food coding system for measuring fruit, 100 % fruit juice, vegetable, and sweetened beverage consumption: results from the Girls' Health Enrichment Multisite Studies. Preventive Medicine, 38 (suppl), S24–S33

–, Watson, K., Himes, J. H., Baranowski, T., Rochon, J., Waclawiw, M., Sun, W., Stevens, M., Leachman Slawson, D., Matheson, D., Robinson, T. N. (2004b): Evaluation of quality control procedures for 24-h dietary recalls: results from the Girls' Health Enrichment Multisite Studies. Preventive Medicine, 38 (suppl), S14–S23

Dansinger, M. L., Gleason, J. A., Griffith, J. K., Selcker, H. P., Schaeffer, E. J. (2005): Comparison of the Atkin, Ornish, Weight Watchers, and Zone Diets for Weight Loss and Heart Disease Risk Reduction. JAMA, 293, 43–53

Darmon, N., Briend, A., Drewnowski, A. (2003): Energy-dense diets are associated with lower diet costs: a community study of French adults. Public Health Nutrition, 7, 1, 21–27

Darnton-Hill, I., Nishida, C., James, W. P. T. (2003): A life course approach to diet, nutrition and the prevention of chronic diseases. Public Health Nutrition, 7, 1A, 101–121

Davis, C., Shuster, B., Blackmore, E. (2004): Looking Good – Family Focus on Appearance and the Risk for Eating Disorders. Int J Eat Disord, 35, 136–144

Decaluwé, V., Braet, C., Fairburn, Ch. G. (2002): Binge Eating in Obese Children and Adolescents. Int J Eat Disord, 33, 78–84

Der Spiegel (27.09.2004)
– (23.05.2005)

Deutsche Gesellschaft für Ernährung E. V. (2003): DGE-Beratungs-Standards
– (2004): Ernährungsbericht 2004

Devlin, M. J., Goldfein, J. A., Dobrow, J. (2003): What is this Thing Called BED? Current Status of Binge Eating Disorder Nosology. Int J Eat Disord, 34 (suppl), S2–S18

Diedrichsen, I. (1997): Zur Verhaltensmodifikation in der ernährungsmedizinischen Beratung. Aktuel Ernaehr Med, 22, 202–205

Diehl, J. M. (2005a): Einfluss der Food-Werbung auf Kinder und Jugendliche. Moderne Ernährung Heute, 3, 7–10
– (2005b): Macht Werbung dick? Einfluss der Lebensmittelwerbung auf Kinder und Jugendliche. Ernährungs-Umschau, 52, 2, 40–46

Dilling, H., Monbour, W., Schmidt, H., Schulte-Markwort (Hrsg.) (2004). ICD-10. Bern/Göttingen u. a.: Hans Huber

Dixon, J., Banwell, C. (2004): Re-embedding trust: unravelling the construction of modern diets. Critical Public Health, 14, 2, 117–131

Döbner, C., Anker, St. D. (2004): BMI – Schluss mit dem strengen Bewertungsschema. Phoenix, 3, 4–5
Dr. Rainer Wildt-Stiftung (Hrsg.) (o. J.): Gesunde Ernährung zwischen Natur- und Kulturwissenschaft. Münster: RHEMA
Drewnowski, A. (2004): Obesity and the Food Environment. Am J Prev Med 27, 3S, 154–162
–, Darmon, N. (2005): The economics of obesity: dietary energy density and energy cost. Am J Clin Nutr, 2 (suppl), 265S–273S
Duggal, A., Lawrence, R. M. (2001): Aspects of Food Refusal in the Elderly: The „Hunger Strike". Int J Eat Disord, 30, 213–216

Eagles, J. M., Johnston, M. I., Millar, H. R. (2005): A Case-Control Study of Family Composition in Anorexia Nervosa. Int J Eat Disord, 38, 49–54
Eco, U. (2004): Die Geschichte der Schönheit. München/Wien: Hanser
Eder, K. (1988): Die Vergesellschaftung der Natur. Frankfurt: Suhrkamp
Ehlert, U. (Hrsg.) (2002): Verhaltensmedizin. Berlin: Springer
Ehrenberg, A. (2004): Das erschöpfte Selbst – Depression und Gesellschaft in unserer Zeit. Frankfurt: Campus
Elias, N. (1978): Über den Prozeß der Zivilisation. Bd. 1 und 2. Frankfurt: Suhrkamp
Ello-Martin, J. A., Ledikwe, J. H., Rolls, B. J. (2005): The influence of food portion size and energy density on energy intake: implications for weight management. Am J Clin Nutr, 82 (suppl), 236S–241S
Ellrott, Th., Pudel, V. (1996): Perspektiven der Adipositas-Therapie. Aktuel Ernaehr Med, 21, 73–80
Elmadfa, I., Burger, P. (2000): Ernährung im WHO-Projekt: Wien – Gesunde Stadt. Aktuel Ernaehr Med, 25, 25–28
–, Weichselbaum, E. (2005): On the nutrition and health situation in the European Union. J Public Health, 13, 62–68
Emborg, Ch. (1999): Mortality and Causes of Death in Eating Disorders in Denmark 1970–1993: A Case Register Study. Int J Eat Disord, 25, 243–251

Engel, G. L. (1996): Wie lange muss sich die Wissenschaft der Medizin auf eine Weltanschauung aus dem 17. Jahrhundert stützen? In: Adler/Herrmann/Köhle/Schonecke/v. Uexküll/Wesiack, 3–11
Fairburn, Ch. G. (2005): Evidence-Based Treatment of Anorexia nervosa. Int J Eat Disord, 37, 526–530
–, Stice, E., Cooper, Z., Doll, H. A., Norman, P. A., O'Connor, M. E. (2003): Understanding Persistence in Bulimia nervosa: A 5-Year Naturalistic Study. Journal of Consulting and Clinical Psychology, 71, 1, 103–109
Faith, M. S., Matz, P. E., Allison, D. B. (2003): Psychosocial Correlates and Consequences of Obesity. In: Andersen, R. E. (editor): Obesity. Human Kinetics Publishers
Favaro, A., Zanetti, T., Huon, G., Santonastaso, P. (2005): Engaging Teachers in Eating Disorder Preventive Intervention. Int J Eat Disord, 38, 73–77
Feiereis, H. (1996): Bulimia nervosa. In: Adler/Herrmann/Köhle/Schonecke/v. Uexküll/Wesiack (1996), 616–636
Financial Times, 10.01.2006, 16
Finn, S. (2005): Now and again: the food and beverage industry demonstrates its commitment to a healthy America. Am J Clin Nutr, 82 (suppl), 253S–255S
Fitzgibbon, M. L., Stolley, M. R., Dyer, A. R., VanHorn, L., Kaufer Christoffel, K. (2002): A Community-Based Obesity Prevention Program for Minority Children: Rationale and Study Design for Hip-Hop to Health. J Preventive Medicine, 34, 289–297
Flegal, K. M., Graubard, B. I., Williamson, D. F., Gail, M. H. (2005): Excess Deaths Associated with Underweight, Overweight, and Obesity. JAMA, 293, 1861–1867
Flick, U., Kardorff, E. v., Keupp, H., Rosenstiel, L. v., Wolff, St. (1991): Handbuch Qualitative Sozialforschung. München: Psychologie Verlags Union
Flor, H., Hahlweg, K., Birbaumer, N. (Hrsg.) (2001): Anwendungen der Verhaltensmedizin. Göttingen/Bern u. a.: Hogrefe
Fonseca, H., Ireland, M., Resnick, M. D. (2002): Familial Correlates of Extreme Weight Con-

trol Behaviors among Adolescents. Int J Eat Disord, 32, 441–448

Foster, G. D., Makris, A. P., Bailer, B. A. (2005): Behavioral treatment of obesity. Am J Clin Nutr, 82 (suppl), 230S–235S

Foucault, M. (1974): Die Ordnung der Dinge. Frankfurt: Suhrkamp
- (1977a): Sexualität und Wahrheit. Bd. 1. Frankfurt: Suhrkamp
- (1977b): Überwachen und Strafen. Frankfurt: Suhrkamp

Frackowiak, U. (1994): Der gute Geschmack. München: Wilhelm Fink

Franke, A. (2003): Wege aus dem goldenen Käfig. Weinheim/Basel u. a.: Beltz

Frazer, G. E., Welch, A., Luben, R., Bingham, S. A., Day, N. E. (2000): Effect of Age, Sex, and Education on Food Consumption of a Middle-Aged English Cohort – EPIC in East Anglia. Preventive Medicine, 30, 26–34

Freidson, E. (1979): Der Ärztestand. Stuttgart: Enke

French, S. A., Wechsler, H. (2004): School-based research and initiatives: fruit and vegetable environment, policy, and pricing workshop. Preventive Medicine, 39 (suppl), S101–S107

Freud, S. (1999a): Gesammelte Werke. Bd. 1. Frankfurt: Fischer
- (1999b): Gesammelte Werke. Frankfurt: Fischer

Fulkerson, J. A., Sherwood, N. E., Perry, C. L., Neumark-Sztainer, D., Story, M. (2004): Depressive symptoms and adolescent eating and health behaviors: a multifaceted view in a population-based sample. Preventive Medicine, 38, 865–875

Gassin, A.-L. (2001): Helping to promote healthy diets and lifestyles: the role of the food industry. Public Health Nutrition, 4, 6A, 1445–1450

Gausche, R., Hoepffner, W., Keller, E. (2005): Grundlagen eines Programms zur Adipositasprävention bei Kindern und Jugendlichen. psychomed, 17, 2, 90–93

Gerdtham, U.-G., Johannesson, M. (2000): Income-related inequality in life-years and quality-adjusted life-years. Journal of Health Economics, 19, 1007–1026

Gerner, B., Wilson, P. H. (2005): The Relationship between Friendship Factors and Adolescent Girl's Body Image Concern, Body Dissatisfaction, and Restrained Eating. Int J Eat Disord, 37, 313–320

Gibney, M. J., Margetts, B. M., Kearney, J. M., Arab, L. (Eds.) (2004): Public Health Nutrition. Oxford: Blackwell Science

Gilbert, N., Meyer, C. (2005): Fear of Negative Evaluation and the Development of Eating Psychopathology: A Longitudinal Study among Nonclinic Women. Int J Eat Disord, 37, 307–312

Glanz, K., Hoelscher, D. (2004): Increasing fruit and vegetable intake by changing environments, policy and pricing: restaurant-based research, strategies, and recommodations. Preventive Medicine, 39 (suppl), S88–S93
-, Yaroch, A. L. (2004): Strategies for increasing fruit and vegetable intake in grocery stores and communities: policy, pricing, and environmental change. Preventive Medicine, 39 (suppl), S75 –S80

Graber, J. A., Brooks-Gunn, J. (2001): Co-Occurring Eating and Depressive Problems: An 8-year Study of Adolescent Girls. Int J Eat Disord, 30, 37–47

Greenberg, M. T., Weissberg, R. P., O'Brien, M. U., Zins, J. E., Fredericks, L., Resnik, H., Elias, M. J. (2003): Enhancing School-Based Prevention and Youth Development Through Coordinated Social, Emotional, and Academic Learning. American Psychologist, 58, 67, 466–474

Gregg, E. W., Cheng, Y. J., Betsy, L. C., Imperatore, G., Williams, D. E., Flegal, K. M., Narayan, K. M. V., Williamson, D. F. (2005): Secular Trends in Cardiovascular Disease Risk Factors According to Body Mass Index. JAMA, 293, 1868–1874

Greisch, J. (1993): Hermeneutik und Metaphysik. München: Wilhelm Fink

Grilo, C. M., Masheb, R. M. (2004): Night-time eating in men and women with binge eating disorder. Behaviour Research and Therapy, 42, 397–407

Groez, L. M., Levine, P., Murnen, S. K. (2002): The Effect of Experimental Presentation of Thin Media Images on Body Satisfaction: A

Meta-Analytic Review. Int J Eat Disord, 31, 1–16

Grondin, J. (1991): Einführung in die Philosophische Hermeneutik. Darmstadt: Wissenschaftliche Buchgesellschaft

Gronge, D. le, Lock, J. (2005): The Dearth of Psychological Treatment Studies for Anorexia nervosa. Int J Eat Disord, 37, 79–91

Grover, V. P., Keel, P. K., Mitchell, J. P. (2003): Gender Differences in Implicit Weight Identity. Int J Eat Disord, 34, 125–135

Guertin, T. L. (1999): Eating Behavior of Bulimics, Self-Identified Binge Eaters and Non-Eating-Disorders Individuals: What Differentiates these Populations? Clinical Psychology Review, 19, 1–23

Gunewardene, A., Huon, G. F., Zheng, R. (2001): Exposure to Westernization and Dieting: A Cross-Cultural Study. Int J Eat Disord, 29, 289–293

Habermas, T. (1990): Heißhunger – Historische Bedingungen der Bulimia nervosa. Frankfurt: Fischer
– (1994). Zur Geschichte der Magersucht – Eine medizinpsychologische Rekonstruktion. Frankfurt: Fischer

Hahn-Smith, A. M., Smith, J. A. (2001): The Positive Influence of Maternal Identification on Body Image, Eating Attitudes and Self-Esteem of Hispanic and Anglo Girls. Int J Eat Disord, 29, 429–440

Hannon, P. A., Bowen, D. J., Moinpour, C. M., McLerran, D. F. (2003): Correlations in perceived food use between the family food preparer and their spouses and children. Appetite, 40, 77–83

Harris, M. (1988): Wohlgeschmack und Widerwillen. Stuttgart: Klett-Cotta

Harth, S., Abraham, S., Luscombe, G., Russell, J. (2005): Fluid Intake in Patients with Eating Disorders. Int J Eat Disord, 38, 55–59

Hauner, M. (1998): Moderne Therapie der Adipositas. Aktuel Ernaehr Med, 23, 178–181

Hauner, H., Wechsler, J. G., Kluthe, R., Liebermeister, H., Erbersdobler, H., Wolfram, G., Fürst, P., Jauch, K. W. (2000): Qualitätskriterien für ambulante Adipositasprogramme. Aktuel Ernaehr Med, 25, 163–165

Hay, Ph. (2003): Quality of Life and Bulimic Eating Disorder Behaviors: Finding from a Community-Based Sample. Int J Eat Disord, 33, 434–442

Hays, J., Power, Th. G., Olvera, N. (2001): Effects of maternal socialization strategies on children's nutrition knowledge and behavior. Applied Developmental Psychology, 22, 421–437

Heaven, P. C. L., Mulligan, K., Merrilees, R., Woods, T., Fairooz, Y. (2001): Neuroticism and Conscientiousness as Predictors of Emotional, External, and Restrained Eating Behaviors. Int J Eat Disord, 30, 161–166

Hebebrand, J. (2005): Ist Dicksein erblich? Zusammenhang von Genetik und Übergewicht. Ernährungs-Umschau 52, 3, 90–92

Heindl, I. (2000): Essen und Ernährung im Konzept gesundheitsfördernder Schulen. Aktuel Ernaehr Med, 25, 20–24

Helmert, U. (2003). Soziale Ungleichheit und Krankheitsrisiken. Augsburg: MARO

Hengartner, Th., Merki, Ch. M. (Hrsg.) (1999): Genussmittel. Frankfurt: Campus

Hepp, U., Spindler, A., Milos, G. (2005): Eating Disorder Symptomatoloy and Gender Role Orientation. Int J Eat Disord, 37, 227–233

Herschbach, P. (2000): Dimensionen der „Lebensqualität" und deren Erfassung. Aktuel Ernaehr Med, 25, 70–73

Herzog, W., Munz, D., Deter, H.-Ch. (1996a): Langzeitverlauf und Prognose. In: Herzog/Munz/Kächele (1996b), 229–234

–, –, Kächele, H. (Hrsg.) (1996b): Analytische Psychotherapie bei Essstörungen. Stuttgart/New York: Schattauer

Hirschfelder, G. (2001): Europäische Esskultur. Frankfurt: Campus

Hoek, H. W., Hoeken, D. v. (2003): Review of the Prevalence and Incidence of Eating Disorders. Int J Eat Disord, 34, 383–396

Hoelscher, D. M., Feldman, H. A., Johnson, C. C., Lytle, L. A., Osganian, St. K., Parcel, G. S., Kelder, St. H., Stone, E. J., Nader, Ph. R. (2004): School-based health education programs can be maintained over time: results from the CATCH Institutionalization study. Preventive Medicine, 38, 594–606

Holliday, J., Wall, E., Treasure, J., Weinman, J. (2005): Perceptions of Illness in Individuals with Anorexia nervosa: A Comparison with Lay Men and Women. Int J Eat Disord, 37, 50–56

Holzkamp, K. (1976): Wissenschaftstheoretische Voraussetzungen kritisch-emanzipatorischer Psychologie. In: Holzkamp, K. (Hrsg.): Kritische Psychologie. Frankfurt/Main: Fischer

Homerische Hymnen (1989). München: Artemis Verlag

Hopman-Rock, M., Borghouts, J. A. J., Leurs, M. T. W. (2005): Determinants of participation in a health education and exercise program on television. Preventive Medicine, 41, 232–239

Horesh, N., Zalsman, G., Apter, A. (2000): Internalized Anger, Self-Control and Mastery-Experience in Anorexic Adolescents, Journal of Psychosomatic Research, 49, 247–253

Hörisch, J. (1988): Die Wut des Verstehens. Frankfurt: Suhrkamp

Howard, Ch., E., Porzelius, L. K. (1999): The Role of Dieting in Binge eating Disorder: Etiology and Treatment Implications. Clinical Psychology Review, 19, 1, 25–44

Hu, F. B. (2005): Protein, body weight, and cardiovascular health. Am J Clin Nutr, 82 (suppl), 242S–247S

Hughes, S. O., Power, Th. G., Fisher, J. O., Mueller, St., Nicklas, Th. A. (2005): Revisiting a neglected construct: parenting styles in a child-feeding context. Appetite, 44, 83–92

Hulley, A. J., Hill, A. J. (2001): Eating Disorders and Health in Elite Women Distance Runners. Int J Eat Disord, 30, 312–317

Hunt, M. K., Lobb, R., Delichatsios, H. K., Stone, C., Emmons, K., Gillman, M. W. (2001): Process Evaluation of a Clinical Preventive Nutrition Intervention. Preventive Medicine, 33, 82–90

Huon, G. F., Walton, C. J. (2000): Initiation of Dieting Among Adolescent Females. Int J Eat Disord, 28, 226–230

Hurrelmann, K. (2002). Sozialisationstheorie. Weinheim/Basel: Beltz

Imbierowicz, K., Braks, K., Jacoby, G. E., Geiser, F., Conrad, R., Schilling, G., Liedtke, R. (2002): High-Caloric Supplements in Anorexia Treatment. Int J Eat Disord, 32, 135–145

Irving, L. M., Neumark-Sztainer, D. (2002): Integrating the Prevention of Eating Disorders and Obesity: Feasible or Futile? Preventive Medicine, 34, 299–309

Jacobi, C., Abascal, L., Taylor, C. B. (2004): Screening for Eating Disorders and High-Risk Behavior: Caution. Int J Eat Disord, 36, 280–295

Jaeggi, E., Klotter, Ch., Stein, B. (1992): Zur Epidemiologie der Bulimia nervosa in Berlin-West – Abschlußbericht. Forschungsbericht TU-Berlin

Jakicic, J. M., Otto, A. D. (2005): Physical activity considerations for the treatment and prevention of obesity. Am J Clin Nutr, 82 (suppl), 226S–229S

Jarman, M., Walsh, S. (1999): Evaluation Recovery from Anorexia Nervosa and Bulimia Nervosa: Integrating Lessons Learned from Research and Clinical Practice. Clinical Psychology Review, 19, 7, 773–788

Jerusalem, M. (1997): Gesundheitserziehung und Gesundheitsförderung in der Schule. In: Schwarzer, R. (Hrsg.): Gesundheitspsychologie. Göttingen: Hogrefe, 575–593

Johnson, N. G. (2003): Psychology and Health – Research, Practice, and Policy. American Psychologist, 58, 8, 670–677

Johnson, S. B., Millstein, S. G. (2003): Prevention Opportunities in Health Care Settings. American Psychologist, 58, 67, 475–481

Johnston, L., Bulik, C. M., Anstiss, V. (1999): Supressing Thoughts about chocolate. Int J Eat Disord, 26, 21–27

Jullien, F. (2003): Vom Wesen des Nackten. München: sequenzia

Kafatos, A., Verhagen, H., Moschandreas, J., Apostolaki, J., Westerop, J. J. M. v. (2000): Mediterranean diet of Crete: foods and nutrient content. J Am Diet Assoc, 100, 1487–1498

Kämmerer, A., Klingenspor, B. (Hrsg.) (1989): Bulimie – Zum Verständnis einer geschlechtsspezifischen Eßstörung. Stuttgart: Kohlhammer

Kant, A. K., Graubard, B. J. (2004): Eating out in America, 1987–2000: trends and nutrition correlates. Preventive Medicine, 38, 243–249

Kapfelsberger, E., Pollmer, U. (1982): Iß und stirb. Köln: Kiepenhauer und Witsch

Kaye, W. H., Devlin, B., Barbarich, N., Bulik, C. M., Thornton, L., Bacanu, S.-A., Fichter, M. M., Halmi, K. A., Kaplan, A. S., Strober, M., Woodside, D. B., Bergen, A. W., Crow, S., Mitchell, J., Rotondo, A., Mauri, M., Cassano, G., Keel, P., Plotnovic, K., Pollice, Ch., Klump, K. L., Lilenfeld, L. R., Ganjei, J. K., Quadflieg, N., Berretini, W. H. (2004): Genetic Analysis of Bulimia Nervosa: Methods and Sample Description. Int J Eat Disord, 35, 556–570

Keel, P. K., Mitchell, J. E., Davis, T. L., Crow, S. J. (2001): Relationship Between Depression and Body Dissatisfaction in Women Diagnosed with Bulimia Nervosa. Int J Eat Disord, 30, 48–56

Keller, I., Schiebel, A. (2005): Die globale Strategie der WHO zur Förderung gesunder Ernährung und körperlicher Arbeit. Aktuel Ernaehr Med, 30, 241–246

Keller, S., Velicer, W. F., Prochaska, J. O. (1999): Das Transtheoretische Modell – Eine Übersicht. In: Keller, S. (Hrsg.): Motivation zur Verhaltensänderung. Freiburg: Lambertus, 17–44

–, Kaluza, G., Basler, H.-D. (2001): Motivierung zur Verhaltensänderung – Prozessorientierte Patientenedukation nach dem Transtheoretischen Modell der Verhaltensänderung. psychomed, 13, 2, 101–111

Kelly, G. A. (1955). The psychology of personal constructs. Bd. 1 und 2. New York

– (1986): Die Psychologie der persönlichen Konstrukte. Paderborn: Junfermann

Keski-Rahkonen, A., Bulik, C. M., Neale, B. M., Rose, R. J., Rissanen, A., Kaprio, J. (2005): Body Dissatisfaction and Drive for Thinness in Young Adults Twins. Int J Eat Disord, 37, 188–199

Keuthage, W. (2005): „Fast Food" macht dick – Fakt oder Vorurteil? Aktuel Ernaehr Med, 30, 54

Khan, M. M. R. (1990): Erfahrungen im Möglichkeitsraum. Frankfurt: Suhrkamp

Kiefer, I., Kunze, M. (2005): Änderungen des Ernährungsverhaltens und des Körpergewichts im Rahmen des Gewichtsreduktionsprogrammes „Schlank ohne Diät". Aktuel Ernaehr Med, 30, 23–28

Kim, S., Popkin, B. M., Siega-Riz, A. M., Haines, P. S., Arab, L. (2004): A cross-national comparison of lifestyle between China and the United States, using a comprehensive cross-national measurement tool of the healthfulness of lifestyles: the Lifestyle Index. Preventive Medicine, 38, 160–171

Kinzl, J. F., Trefalt, E. (1998): Essverhalten und Essstörungen bei weiblichen Adoleszenten. Aktuel Ernaehr Med, 23, 9–12

–, Hauer, K., Traweger, Ch., Kiefer, I. (2005): Orthorexia nervosa: Eine häufige Essstörung bei Diätassistentinnen? Ernährungs-Umschau, 52, 11, 436–439

Kirsch, I., Lynn, St. J., Vigorito, M., Miller, R. R. (2004): The Role of Cognition in classical and Operant Conditioning. Journal of Clinical Psychology, 60, 4, 369–392

Kittsteiner, H. D. (1995): Die Entstehung des modernen Gewissens. Frankfurt: Suhrkamp

Klepp, K.-I., Rodrigo, C. P., Thorsdottir, I., Due, P., Almeida, M. D. V. de, Elmadfa, I., Wolf, A., Haraldsdóttir, J., Brug, J., Sjöström, M., Yenve, A., Bourdeaudhuij, I. de (2005): Promoting and sustaining health through increased vegetable and fruit consumption among European schoolchildren: The Pro Children Project. J Public Health, 13, 97–101

Klotter, Ch. (1990): Adipositas als wissenschaftliches und politisches Problem. Heidelberg: Asanger

– (1994): Erfahrungen bei der Durchführung der Kompaktprogramme gegen Übergewicht und Bluthochdruck. In: Hazard, B. P. (Hrsg.): Gesundheitsförderung zur aktiven Vorsorge und Rehabilitation. Baden-Baden: Nomos, 73–81

– (1997a): Die Organisationsstruktur bei der Vernetzung von ambulanten und stationären Präventions-Interventionen. In: Hoefert, W. (Hrsg.): Führung und Management im Krankenhaus. Göttingen: Verlag für Angewandte Psychologie, 239–256

– (1997b): Zur Psychologie des hohen Blutdrucks. In: Weitkunat/Haisch/Kessler (1997), 275–284

- (Hrsg.) (1997c): Prävention im Gesundheitswesen. Göttingen: Verlag für Angewandte Psychologie
- (1999). Historische und aktuelle Entwicklungen der Prävention und Gesundheitsförderung – Warum Verhaltensprävention nicht ausreicht. In: Oesterreich, R., Volpert, W. (Hrsg.): Psychologie gesundheitsgerechter Arbeitsbedingungen. Bern: Hans Huber, 23–62
- (2001): Genealogie und Gesundheitsförderung aus persönlichkeitspsychologischer Sicht. Lengerich: Pabst Science Publisher
- (2002): Gesundheitsförderung – ein Blick zurück. In: Röhrle, B. (Hrsg.), Prävention und Gesundheitsförderung. Bd. 2. Tübingen: dgvt-Verlag, 15–30
- (2005): Das Bild vom „Dicken" – ein historischer Überblick. psychomed, 17, 2, 68–74

Klump, P. K. L., Wonderlich, St., Lehoux, P., Lilenfeld, L. R. R., Bulik, C. M. (2002): Does Environment Matter? A Review of Nonshared Environment and Eating Disorders. Int J Eat Disord, 31, 118–135

–, McGue, M., Iacano, W. G. (2003): Differential Heritability of Eating Attitudes and Behavior in Prepubertal versus Pubertal Twins. Int J Eat Disord, 33, 287–292

Kluthe, R., Fürst, P., Hauner, H., Hund-Wissner, E., Kasper, H., Kotthoff, G., Rottka, H., Schade, M., Wechsler, J. G., Weingard, A., Wild, M., Wolfram, G. (2000): Das Rationalisierungsschema 2000 des Berufsverbandes Deutscher Ernährungsmediziner (BDEM), der Deutschen Adipositas Gesellschaft, der Deutschen Akademie für Ernährungsmedizin (DAEM), der Deutschen Gesellschaft für Ernährung (DGE), der Deutschen Gesellschaft für Ernährungsmedizin (DGEM) und des Verbandes der Diätassistenten – Deutscher Berufsverband (VDD). Aktuel Ernaehr Med, 25, 263–270

Klutter, Ch. (1997b): Zur Psychologie des hohen Blutdrucks. In: Weitkunat, R., Haisch, J., Kessler, M. (Hrsg.): Public Health und Gesundheitspsychologie. Bern, Göttingen, Toronto, Seattle: Huber

Knoll, N., Scholz, U., Rieckmann, N. (2005): Einführung in die Gesundheitspsychologie. München/Basel: Ernst Reinhardt

Knoops, K. T., Groot, L. C. P. G. M. de, Kromhout, D., Perrin, A.-E., Moreiras-Varela, O., Menotti, A., Staveren, W. A. v. (2004): Mediterranean Diet, Lifestyle Factors and 10-Year Mortality in Elderly European Men and Women – The HALE Project. JAMA, 292, 12, 1433–1439

Köhle, K., Subic-Wrana, C., Albus, Ch., Simons, C. (2003): Anorexia nervosa. In: Adler/Herrmann/Köhle/Schonecke/v. Uexküll/Wesiack (2003), 687–706

Koletzko, B. (2005): Was macht Kinder dick? Ursachen und Folgen kindlichen Übergewichts. Ernährungs-Umschau, 52, 3, 94–98

Kolip, P., Hurrelmann, K. (1996): Gesundheit von Kindern und Jugendlichen. In: Walter, U., Paris, W. (Hrsg.): Public Health. Meran: Alfred und Söhne, 168–176

Kordy, H., Percevic, R., Marinovich, Z. (2001): Norms, Normality, and Clinical Significant Change: Implications for the Evaluation of Treatment Outcomes for Eating Disorders. Int J Eat Disord, 30, 176–186

Kosonen, H., Rimpelä, A., Rauma, A.-L., Väisanen, P., Pere, L., Virtanen, S. M., Rimpelä, M. (2005): Consumption of special diet among Finnish adolescents in 1979–2001. Sozial- und Präventivmedizin, 50, 3, 142–150

Krahnstoever Davison, K., Earnest, M. B., Birch, L. L. (2002): Participation in Aesthetic Sports and Girl's Weight Concerns at Ages 5 and 7 Years. Int J Eat Disord, 31, 312–317

–, Markey Ch. N., Birch, L. L. (2003): A Kongitudinal Examination of Patterns in Girls' Weight Concern and Body Dissatisfaction from Ages 5 to 9 Years. Int J Eat Disord, 33, 320–332

Krauth, C., Buser, K., Vogel, H. (2002): How high are the costs of eating disorders – anorexia nervosa and bulimia nervosa – for German society? Eur J Health Econom, 3, 244–250

Kremers, St. P. J., Brug, J., Vries, H. de, Engels, R. C. M. E. (2005): Parenting style and adolescent fruit consumption. Appetite, 41, 43–50

Kroke, A., Boeing, H. (2000): Die Rolle der Ernährung bei der Entstehung und Prävention chronischer Erkrankungen. Aktuel Ernaehr Med, 25, 12–14

Kruseman, M., Barandereka, N. A., Hudelson, P., Stalder, H. (2005): Post-migration dietary changes among African refugees in Geneva: a rapid assessment study to inform nutritional interventions. Sozial- und Präventivmedizin, 50, 3, 161–165

Kumanyika, S. K., Shults, J., Fassbender, J., Whitt, M. C., Brake, V., Kallan, M. J., Iqbal, N., Bowman, M. A. (2005): Outpatient weight management in African-Americans: The Healthy Eating and Lifestyle Program (HELP) study. Preventive Medicine, 41, 488–502

Labisch, A. (1992): Homo hygienicus: Gesundheit und Medizin in der Neuzeit. Frankfurt/New York: Campus

Laederach-Hofmann, K., Kupferschmid, S., Mussgay, L. (2002): Links between Body Mass Index, Total Body Fat, Cholesterol, High-Density Lipoprotein, and Insulin Sensitivity in Patients with Obesity Related to Depression, Anger, and Anxiety. Int J Eat Disord, 32, 58–71

Laessle, R. G. (2003): Essstörungen. In: Reinecker (2003), 357–396

–, Lehrke, S., Wurmser, H., Pirke, K. M. (2001): Adipositas im Kindes- und Jugendalter. Berlin/Heidelberg u. a.: Springer

Laitinen, J., Ek, E., Sovio, U. (2001): Stress-Related Eating and Drinking Behavior and Body Mass Index and Predictors of this Behavior. Preventive Medicine, 34, 29–39

Lake, A. A., Rugg-Gunn, A. J., Hyland, R. M., Wood, Ch. E., Mathers, J. C., Adamson, A. J. (2004): Longitudinal dietary change from adolescence to adulthood: perceptions, attributions and evidence. Appetite, 42, 255–263

Laraia, B. A., Siega-Riz, A. M., Kaufman, J. S., Jones, S. J. (2004): Proximity of supermarkets is positively associated with diet quality index for pregnancy. Preventive Medicine, 39, 869–875

Lassen, A., Thorsen, A. V., Trolle, E., Elsig, M., Ovesen, L. (2003): Successful strategies to increase the consumption of fruits and vegetables: results from the Danish ‚6 a day' Worksite Canteen Model Study. Public Health Nutrition, 7, 2, 263–270

Legewie, H., Ehlers, W. (1992): Knaurs Moderne Psychologie. München: Droemer Knaur

Lehmkühler, St. H. (2002): Die Gießener Ernährungsstudie über das Ernährungsverhalten von Armutshaushalten (GESA) – qualitative Fallstudien. Unveröffentlichte Dissertation. Gießen

Leonhäuser, I.-U., Lehmkühler, St. (2002): Ernährung und Armut: erste empirische Befunde. Zeitschrift für Gesundheitswissenschaften, 10, 1, 20–34

Levine, M. D., Ringham, R. M., Kalarchin, M. A., Wisniewski, L., Marcus, M. D. (2001): Is Family-Based Behavioral Weight Control Appropriate for Severe Pediatric Obesity? Int J Eat Disord, 30, 318–328

Lévi-Strauss, C. (1971): Strukturale Anthropologie. Frankfurt: Suhrkamp

– (1976): Mythologica 1, Das Rohe und das Gekochte. Frankfurt: Suhrkamp

– (1997): The Culinary Triangle. In: Counihan/Esterik (1997), 28–35

–, Eribon, D. (1989): Das Nahe und das Ferne. Frankfurt: Suhrkamp

Lewinsohn, P. M., Seeley, J. R., Moerk, K. C., Striegel-Moore, R. H. (2002): Gender Differences in Eating Disorder Symptoms in Young Adult. Int J Eat Disord, 32, 426–440

Lindberg, L., Hjern, A. (2003): Risk Factors for Anorexia Nervosa: A National Cohort Study. Int J Eat Disord, 34, 397–408

Lock, J., Grange, D. le (2005): Family-Based Treatment of Eating Disorders. Int J Eat Disord, 37, 564–567

Logue, A. W. (1995): Die Psychologie des Essens und Trinkens. Heidelberg, Berlin, Oxford: Spektrum Akademischer Verlag

López-de-Munain, J., Torcal, J., López, V., Garay, J. (2001): Prevention in Routine General Practice: Activity Patterns and Potential Promoting Factors. Preventive Medicine, 32, 13–22

Lundgreen, J. D., Danoff-Burg, S., Anderson, D. A. (2004): Cognitive-Behavior Therapy for Bulimia nervosa: An Empirical Analysis of Clinical Significance. Int J Eat Disord, 35, 262–274

Lynch, J., Smith, G. D., Hillemeier, M., Shaw, M., Raghuanthan, T., Kaplan, G. (2001): Income inequalities, the psychosocial environment, and health: comparison of wealthy nations. Lancet, 358, 194, 200

Lyon, H. N., Hirschhorn, J. N. (2005): Genetics of common forms of obesity: a brief overview. Am J Clin Nutr, 82 (suppl), 215S–217S

Lytle, L. A., Fulkerson, J. A. (2002): Assessing the dietary environment: examples from school-based nutrition interventions. Public Health Nutrition, 5, 6A, 893–899

Ma, J., Urizar, G. G., Alehegen, T., Stafford, R. S. (2004): Diet and physical activity counseling during ambulatory care visits in the United States. Preventive Medicine, 39, 815–822

MacBrayer, E. K., Smith, G. T., McCarthy, D. M., Demos, St., Simmons, J. (2001): The Role of Family of Origin Food-Related Experiences in Bulimic Symptomatologie. Int J Eat Disord, 30, 149–160

Macht, M. (2005): Essen und Emotion. Ernährungs-Umschau, 8, 52, 304–309

–, Roth, S., Ellgring, H. (2002): Chocolate eating in healthy men during experimentally induced sadness and joy. Appetite, 39, 147–158

Mahon, J., Winston, A. P., Palmer, R. L., Harvey, P. K. (2001): Do Broken Relationships in Childhood Relate to Bulimic Women Breaking Off Psychotherapy in Adulthood? Int J Eat Disord, 29, 139–149

Mann, T., Ward, A. (2001): Forbidden Fruit: Does Thinking About Prohibited Food Lead to its Consumption? Int J Eat Disord, 29, 319–327

Marcus, M. D., Kalarchian, M. A. (2003): Binge Eating in Children and Adolecents. Int J Eat Disord, 34, 547–557

Margetts, B. M. (2004): An Overview of Public Health Nutrition. In: Gibney/Margetts/Kearney/Arab (2004), 1–25

Marmot, M. G. (2005): Social determinants of health inequalities. Lancet, 365, 1099–1104

–, Bosma, H., Hemingway, H., Brunner, E., Stansfeld, S. (1997): Contribution of Job control and other risk factors to social variations in coronary heart disease incidence. Lancet, 350, 235–239

Marshall, H. M., Allison, K. C., O'Reardon, J. P., Birketvedt, G., Stunkard, A. J. (2004): Night Eating Syndrome among Nonobese Persons. Int J Eat Disord, 35, 217–222

Masheb, R. M., Grilo, C. M. (2002): On the Relation of Flexible and Rigid Control of Eating to Body Mass Index and Overeating in Patients with Binge Eating Disorder. Int J Eat Disord, 31, 82–91

–, – (2003): The Nature of Body Image Disturbance in Patients with Binge Eating Disorder. Int J Eat Disord, 33, 333–341

Maslow, A. H. (1981): Motivation und Persönlichkeit. Reinbek: Rowohlt

Mast, M., Körtzinger, I., Müller, M. J. (1998): Ernährungsverhalten, Ernährungszustand 5–7jähriger Kinder in Kiel. Aktuel Ernaehr Med, 23, 282–288

Matusek, J. A., Wendt, S. J., Wiseman, C. V. (2004): Dissonance Thin-Ideal and Didactic Healthy Behavior Eating Disorder Prevention Programs: Results From a Controlled Trial. Int J Eat Disord, 36, 376–388

Mautner, R. D., Owen, St. V., Furnham, A. (2000): Cross-Cultural Explanations of Body Image Disturbance in Western Cultural Samples. Int J Eat Disord, 28, 165–172

McClelland, L., Criso, A. (2001): Anorexia nervosa and Social Class. Int J Eat Disord, 29, 150–156

McGraw, S. A., Sellers, D., Stone, E., Resnicow, K. A., Kuester, H., Fridinger, F., Wechsler, H. (2000): Measuring Implementation of School Programs and Policies to Promote Healthy Eating and Physical Activity among Youth. Preventive Medicine, 31 (suppl), S86–S97

McLaren, L., Gauvin, L., White, D. (2001): The Role of Perfectionism and Excessive Commitment to Exercise in Explaining Dietary Restraint: Replication and Extension. Int J Eat Disord, 29, 307–313

McLaughlin, E. W. (2004): The dynamics of fresh fruit and vegetable pricing in the supermarket channel. Preventive Medicine, 39 (suppl), S81–S87

McPherson, R. S., Hoelscher, D. M., Alexander, M., Scanlon, K. S., Serdula, M. K. (2000): Dietary Assessment Methods among School-Aged Children: Validity and Reliability. Preventive Medicine, 31 (suppl), S11–S33

McVey, G. L., Davis, R., Tweed, St., Shaw, B. F. (2004): Evaluation of a School-Based Program Designed to Improve Body Image Satisfaction, Global Self-Esteem, and Eating At-

titudes and Behaviors: A Replication Study. Int J Eat Disord, 36, 1–11
–, –, Kaplan, A. S., Katzman, D. K., Pinhas, L., Geist, R., Heinmaa, M., Forsyth, G. (2005a): A Community-Based Training Program for Eating Disorders and Its Contribution to a Provincial Network of Specialized Services. Int J Eat Disord, 37, 535–540
–, Tweed, St., Blackmore, E. (2005b): Correlates of weight loss and muscle-gaining behavior in 10- to 14-year-old males and females. Preventive Medicine, 40, 1–9
Mellinger, N. (2000): Fleisch. Frankfurt: Campus
Mendlein, J. M., Baranowski, T., Pratt, M. (2000): Physical Activity and Nutrition in Children and Youth: Opportunities for Performing Assessments and Conducting Interventions. Preventive Medicine, 31 (suppl), S150–S153
Menell, St. (1988): Die Kultivierung des Appetits. Frankfurt: Athenäum
Menninghaus, W. (2003): Das Versprechen der Schönheit. Frankfurt: Suhrkamp
Merrill, R. M., Thygerson, A. L. (2001): Religious Preference, Church Activity, and Physical Exercise. Preventive Medicine, 33, 38–45
Methfessel, B. (2002): Essen, Sexualität und Erotik. Phoenix, 2, 14–15
Meyer, C., Lerpell, L., Waller, G., Murphy, F., Treasure, J., Leung, N. (2005): Cognitive Avoidance in the Strategic Processing of Ego Threats among Eating-Disordered Patients. Int J Eat Disord, 38, 30–36
Meyers Großes Taschenlexikon (1987). Bd. 10. Mannheim/Wien u. a.: B. I. Taschen Buch Verlag
Mielck, A. (2000): Soziale Ungleichheit und Gesundheit. Bern: Hans Huber
Miller, W. C. (1999): How effective are traditional dietary and exercise interventions for weight loss? Med Sci Sports Exerc, 31, 8, 1129–1134
Miltner, W., Birbaumer, N., Gerber, W.-D. (Hrsg.) (1986): Verhaltensmedizin. Berlin/Heidelberg u. a.: Springer
Miotto, P., Coppi, M. de, Frezza, M., Preti, A. (2003): The spectrum of eating disorders: prevalence in an area of Northeast Italy. Psychiatry Research, 119, 145–154
Mitscherlich, A. (1975): Krankheit als Konflikt – Studien zur psychosomatischen Medizin. Bd. 2. Frankfurt: Suhrkamp

Monro, F., Huon, G. (2005): Media-Portrayed Idealized Images, Body Shame and Appearance Anxiety. Int J Eat Disord, 38, 85–90
Montanari, M. (1993): Der Hunger und der Überfluß. München: Beck
Montgomery, G. H. (2004): Cognitive Factors in Health Psychology and Behavioral Medicine. Journal of Clinical Psychology, 60, 4, 405–413
Moulin, L. (1989): Augenlust & Tafelfreuden. Steinhagen: Zabert Sandmann
Müller, M. J. (2005a): Neue Wege zur Vermeidung von Übergewicht unabdingbar. Moderne Ernährung heute, 2, 1–4
– (2005b): Prävention und Gesundheitsförderung. In: Müller/Trautwein (2005b), 124–133
– (2005c): Public Health und Public Health Nutrition. In: Müller/Trautwein (2005b), 18–39
–, Trautwein, E. A. (2005a): Einführung. In: Müller/Trautwein (2005b), 13–17
–, – (Hrsg.) (2005b): Gesundheit und Ernährung – Public Health Nutrition. Stuttgart: Eugen Ulmer
–, Mast, M., Bosy-Westphal, A., Müller, M. J., Danielzik, S. (2003): Diagnostik und Epidemiologie. In: Petermann/Pudel (2003), 29–58
Munsch, S., Margraf, J. (2003): Prinzipien der Verhaltenstherapie der Adipositas. In: Petermann/Pudel (2003), 223–235
Murray, C., Waller, G. (2002): Reported Sexual Abuse and Bulimic Psychopathology Among Nonclinic Women: The Mediating Role of Shame. Int J Eat Disord, 32, 186–191
Murray, Ch., Frenk, J. (2001): World Health Report: a step towards evidence-based health policy. Lancet, 357, 1698–1700
Murray, R., Frankowski, B., Taras, H. (2005): Are Soft Drinks a Scapegoat for Childhood Obesity? J Pediatr, 146, 586–590

Napolitano, M. A., Head, S., Babyak, M. A., Blumenthal, J. A. (2001): Binge Eating Disorder and Night Eating Syndrome: Psychological and Behavioral Characteristics. Int J Eat Disord, 30, 193–203
Nardone, G. (2003): Systemische Kurztherapie bei Ess-Störungen. Bern: Hans Huber

Nation, M., Crusto, C., Wandersman, A., Kumpfer, K. L., Seybolt, D., Morrisey-Kane, E., Davino, K. (2003): What Works in Prevention – Principles of Effective Prevention Programs. American Psychologist, 58, 67, 449–456

Nawaz, H., Adams, M. L., Katz, D. L. (2000): Physician-Patient Interactions Regarding Diet, Exercise and Smoking. Preventive Medicine, 31, 652–657

Neumark-Sztainer, D., Rock, Ch. L., Thornquist, M. D., Cheskin, L. J., Neuhouser, M. L., Barnett, M. J. (2000): Weight-Control Behaviors among Adults and Adolescents: Associations with Dietary Intake. Preventive Medicine, 30, 381–391

–, Story, M., Hannan, P. J., Rex, J. (2003a): New Moves: a school-based obesity prevention program for adolescent girls. Preventive Medicine, 37, 41–51

–, Wall, M., Perry, Ch., Story, M. (2003b): Correlates of fruit and vegetable intake among adolescents. Findings from Project EAT. Preventive Medicine, 37, 198–208

Nicholls, D., Chater, R., Lask, B. (2000): Children into DSM Don't Go: A Comparison of Classification Systems for Eating Disorders in Childhood and Early Adolescence. Int J Eat Disord, 28, 317–324

Nicklaus, S., Boggio, V., Chabanet, C., Issanchou, S. (2005): A prospective study of food variety seeking in childhood, adolescence and early adult life. Appetite, 44, 289–297

Nielsen, S. J., Siega-Riz, A. M., Popkin, B. M. (2002): Trends in Food Locations and Sources among Adolescents and Young Adults. Preventive Medicine, 35, 107–113

Norris, S. L., Zhang, X., Avenell, A., Gregg, E., Bowman, B., Serdula, M., Brown, T. J., Schmid, Ch. H., Lau, J. (2004): Long-term Effectiveness of Lifestyle and Behavioral Weight Loss Intervention in Adults with Type 2 Diabetes: A Meta-analysis. Am J Med, 117, 762–774

Nothwehr, F. (2004): Attitudes and behaviors related to weight control in two diverse populations. Preventive Medicine, 39, 674–680

Novak, P. (1980): Entwicklungen und Perspektiven des Krankheitspanoramas. In: Schönbäck, W. (Hrsg.): Gesundheit im gesellschaftlichen Konflikt. München: Urban und Schwarzenberg

Oakes, M. E. (2005): Beauty or beast: Does stereotypical thinking about foods contribute to overeating? Food Quality and Preference, 16, 447–454

O'Connell, C., Larkin, K., Mizes, J. S., Fremouw, W. (2005): The Impact of Caloric Preloading on Attempts at Food and Eating-Related Thought Supression in Restrained and Unrestrained Eaters. Int J Eat Disord, 38, 42–48

O'Dea, J. A., Abraham, S. (2000): Improving the Body Image, Eating Attitudes, and Behaviors of Young Male and Female Adolescents: A New Educational Approach that Focuses on Self-Esteem. Int J Eat Disord, 28, 43–57

Ogden, J., Steward, J. (2000): The Role of the Mother-Daughter Relationship in Explaining Weight Concern. Int J Eat Disord, 28, 78–83

Olmstedt, M. P., Kaplan, A. S., Rockert, W. (2005): Defining Remission and Relapse in Bulimia Nervosa. Int J Eat Disord, 38, 1–6

Oltersdorf, U. S. (1995): Ernährungsepidemiologie. Stuttgart: Eugen Ulmer

– (2003): Impact of nutrition behaviour research on nutrition programmes and nutrition policy. Appetite, 41, 239–244

Oppolzer, A. (1993): Die Arbeitswelt als Ursache gesundheitlicher Ungleichheit. In: Mielck, A. (Hrsg.): Krankheit und soziale Ungleichheit. Opladen: Leske + Budrich, 125–166

Orzano, A. J., Scott, J. G. (2004): Diagnosis and Treatment of Obesità in Adults: An Applied Evidence-Based Review. J Am Board Fam Pract, 17, 359–369

Palazzoli, M. S. (1989): Magersucht. Stuttgart: Klett-Cotta

Passi, V. A., Bryson, S. W., Lock, J. (2002): Assessment of Eating Disorders in Adolescents with Anorexia nervosa: Self-Report Questionnaire Versus Interview. Int J Eat Disord, 33, 45–54

Pate, R. R., Trost, St. G., Mullis, R., Sallis, J. F., Wechsler, H., Brown, D. R. (2000): Community Interventions to Promote Proper Nutri-

tion and Physical Activity among Youth. Preventive Medicine, 31 (suppl), S138–S149
Patrick, H., Nicklas, Th. A., Hughes, S. O., Morales, M. (2005): The benefits of authoritative feeding style: caregiver feeding style and children's food consumption patterns. Appetite, 44, 243–249
Pauli, H. G. (1996): Gesundheit und Krankheit: Sozialmedizinische und medizinsoziologische Aspekte. In: Adler/Herrmann/Köhle/Schonecke/v. Uexküll/Wesiack (1996), 63–71
Paxton, S. J. (1998): Current Research in Eating Disorders Research. Journal of Psychosomatic Research, 44, 297–299
–, Wertheim, E. H., Pilawski, A., Durkin, S., Holt, T. (2002): Evaluation of Dieting Prevention Messages by Adolescent Girls. Preventive Medicine, 35, 474–491
Pearson, J., Goldklang, D., Striegel-Moore, R. H. (2002): Prevention of Eating Disorders: Challenges and Opportunities. Int J Eat Disord, 31, 233–239
Pena, M., Bacallo, J. (Eds.) (2000): Obesity and Poverty. Washington: Pan American Health Organisation.
Pendleton, V. R., Goodrick, G. K., Poston, W. S. C., Reeves, R. S., Foreyt, J. P. (2002): Exercise Augments the Effects of Cognitive-Behavioral Therapy in the Treatment of Binge Eating. Int J Eat Disord, 31, 172–184
Perkins-Porras, L., Capuccio, F. P., Rink, E., Hilton, S., McCay, C., Steptoe, A. (2005): Does the effect of behavioral counseling on fruit and vegetable intake vary with stage of readiness to change? Preventive Medicine, 40, 314–320
Petermann, F., Häring, J. (2003): Elternschulung bei adipösen Kindern und Jugendlichen. In: Petermann/Pudel (2003), 263–277
–, Pudel, V. (Hrsg.) (2003). Übergewicht und Adipositas. Göttingen: Hogrefe
Pfiffner, A. (1999): Kakao. In: Hengartner/Merki (1999), 117–140
Pflanz, M. (1978): Epidemiologische und sozioökonomische Aspekte der Adipositas. In: Kasper, H. (Hrsg.): Aktuelle Probleme der klinischen Diätetik. Stuttgart, Georg Thieme
Pigeot, J., Bosche, H., Pohlabeln, H. (2004): Programme der Primärprävention von Adipositas und Übergewicht im Kindesalter. Bundesgesundheitsbl – Gesundheitsforsch – Gesundheitsschutz, 47, 256–265
Pirozzo, S., Summerbell, C., Cameron, C., Glasziou, P. (2003): Should we recommend low-fat diets for obesity? Obesity reviews, 4, 83–90
Poligny, J., Herman, C. B. (1999): Distress and Eating: Why Do Dieters Overeat? Ind J Eat Disord, 26, 153–164
Popkin, B. M. (1999): Urbanization, Lifestyle Changes and the Nutrition Transition. World Development, 27, 1905–1916
Popper, K. (1995a): Lesebuch. Tübingen: J.C.B. Mohr (Paul Siebeck)
– (1995b): Objektive Erkenntnis – Ein evolutionärer Entwurf. Hamburg: Hoffmann und Campe
– (1998): Logik der Forschung. Berlin: Akademie Verlag
Prahl, H.-W., Setzwein, M. (1999): Soziologie der Ernährung. Opladen: Leske + Budrich
Pratt, E. M., Telch, Ch. F., Labouvie, E. W., Wilson, G. T., Agras, W. St. (2001): Perfectionism in Women with Binge Eating Disorder. Int J Eat Disord, 29, 177–186
Presnell, K., Bearman, S. K., Stice, E. (2004): Risk Factors for Body Dissatisfaction in Adolescent Boys and Girls: A Prospective Study. Int J Eat Disord, 36, 389–401
Prümel-Philippsen, U., Robertz-Grossmann, B. (2005): Das Präventionsgesetz. prävention, 02, 35–40
Pudel. V. (2003): Multimodale Therapie. In: Petermann/Pudel (2003), 207–218
–, Westenhöfer, J. (2003): Ernährungspsychologie. Göttingen: Hogrefe, 240

Quadflieg, N., Fichter, M. M. (2003): The course and outcome of bulimia nervosa. European Child & Adolescent Psychiatry (suppl 1), 12, 93–104

Rafferty, A. P., Anderson, J. V., McGee, H. B., Miller, C. E. (2002): A Healthy Diet Indicator: Quantifying Compliance with the Dietary Guidelines Using the BRFSS. Preventive Medicine, 35, 9–15

Ramacciotti, C. E., Dell'Osso, L., Paoli, R. A., Ciapparelli, A., Coli, E., Kaplan, A. S., Garfinkel, P. E. (2002): Characteristics of Eating Disorder Patients Without a Drive for Thinness. Int J Eat Disord, 32, 206–212

Raymond, N. C., Zwaan, M. de, Mitchell, J. E., Ackard, D., Thuras, P. (2002): Effect of a Very Low Calorie Diet on the Diagnostic Category of Individuals with Binge Eating Disorder. Int J Eat Disord, 31, 49–56

Reas, D. L., Schoemaker, C., Zipfel, St., Williamson, D. A. (2001): Prognostic Value of Duration of Illness and Early Intervention in Bulimia nervosa: A systematic Review of the Outcome Literature. Int J Eat Disord, 30, 1–10

Reichborn-Kjennerud, T., Bulik, C. M., Kendler, K. S., Roysamb, E., Tambs, K., Torgersen, S., Harris, J. R. (2004): Undue Influence of Weight on Self-Evaluation: A Population Based Twin Study of Gender Differences. Int J Eat Disord, 35, 123–132

Reime, B., Novak, P., Born, J., Hagel, E., Wanek, V. (2000): Eating Habits, Health Status, and Concern about Health: A Study among 1641 Employees in the German Metal Industry. Preventive Medicine, 30, 295–300

Reinecker, H. (2000): Verhaltenstherapie. In: Senf/Broda (2000), 186–229

– (Hrsg.) (2003): Lehrbuch der Klinischen Psychologie und Psychotherapie. Göttingen/Bern u. a.: Hogrefe

Reinehr, T., Wabitsch, M. (2003): Strukturierte Erfassung der Therapieangebote für adipöse Kinder und Jugendliche. Monatsschr Kinderheilkd, 151, 757–761

–, Kersting, M., Wollenhaupt, A., Alexy, U., Kling, B., Ströbele, K., Andler, W. (2005): Evaluation der Schulung „OBELDICKS" für adipöse Kinder und Jugendliche. Klein Pädiatr, 217, 1–8

Reynolds, K. D., Franklin, F. A., Binkley, D., Raczynski, J. M., Harrington, K. F., Kirk, K. A., Person, S. (2000): Increasing the Fruit and Vegetable Consumption of Four-Graders: Results from the High 5 Project. Preventive Medicine, 30, 309–319

–, Bishop, D. B., Chou, C.-P., Xie, B., Nebeling, L., Perry, Ch. L. (2004): Contrasting mediating variables in two 5-a-day nutrition intervention programs. Preventive Medicine, 39, 882–893

Richter, K. P., Harris, K. J., Paine-Andrews, A., Fawcett, St., B., Schmid, T. L., Lankenau, B. H., Johnston, J. (2000): Measurement the Health Environment for Physical Activity and Nutrition among Youth: A Review of the Literature and Applications for Community Initiatives. Preventive Medicine, 31 (suppl), S98–S111

Riebe, D., Greene, G. W., Ruggiero, L., Stillwell, K. M., Blissmer, B., Nigg, C. R., Caldwell, M. (2003): Evaluation of a Healthy-Lifestyle Approach to Weight Management. Preventive Medicine, 36, 45–54

Rieger, E., Touyz, St. W., Swain, T., Beaumont, P. J. V. (2001): Cross-Cultural Research on Anorexia Nervosa: Assumptions Regarding the Role of Body Weight. Int J Eat Disord, 29, 205–215

Rigby, M. (2005): Child health indicators of life and development and the challenge of nutrition. J Public Health, 13, 84–88

Ripple, C. H., Zigler, E. (2003): Research, Policy, and the Federal Role in Prevention Initiatives for Children. American Psychologist, 58, 67, 482–490

Robertson, A. (2001): Social Inequality and the burdon of food-related ill-health. Public Health Nutrition, 4, 6A, 1371–1373

Rockett, H. R. H., Berkey, C. S., Field, A. E., Colditz, G. A. (2001): Cross-Sectional Measurement of Nutrition Intake among Adolescents in 1996. Preventive Medicine, 33, 27–37

Rodenbeck, A. (2005): Einfluss der Ernährung auf Stimmung und Schlafverhalten. In: Matissek, R. (Hrsg.): Moderne Ernährung heute. Köln: Kompendium Wissenschaftlicher Pressedienste, 71–78

Roerig, J. L., Mitchell, J. E., Zwaan, M. de, Kamran, S., Engbloom, S., Burgard, M., Lancaster, K. (2003): The Eating Disorders Medicine Cabinet Revisited: A Clinician's Guide to Appetite Suppressants and Diuretics. Int J Eat Disord, 33, 443–457

Röhrle, B., Sommer, G. (Hrsg.) (1999): Prävention und Gesundheitsförderung. Tübingen: dgvt-Verlag

Rogers, C. R. (1978): Die klientenzentrierte Ge-

sprächspsychotherapie. München: Kindler Taschenbücher
- (1980): Die Entstehung des neuen Menschen – eine neue Revolution ... In: Rogers, C. R., Rosenberg, R. L. (Hrsg): Die Person als Mittelpunkt der Wirklichkeit. Stuttgart: Klett-Cotta, 200–216
- (1985): Die Kraft des Guten. Frankfurt: Fischer
- (2004): Die nicht-direktive Beratung. Frankfurt: Fischer
Roos, E. B., Hirvonen, T., Mikkila, V., Karvonen, S., Rimpela, M. (2001): Household Education Level as a Determinant of Consumption of Raw Vegetables among Male and Female Adolescents. Preventive Medicine, 33, 282–291
Roos, G., Johansson, L., Kasmel, A., Klumbiené, J., Prättälä, R. (2000): Disparities in vegetable and fruit consumption: European cases from the north to the south. Public Health Nutrition, 4, 1, 35–43
Rothermund, D. (1999): Tee. In: Hengartner/Merki (1999), 141–168
Rothschuh, K. E. (1975): Was ist Krankheit? Darmstadt: Wissenschaftliche Buchgesellschaft
Rowe, R., Pickles, A., Simonoff, E., Bulik, C. M., Silberg, J. L. (2002): Bulimic Symptoms in the Virginia Twin Study of Adolescent Behavior Development: Correlates, Comorbidity and Genetics. Biol Psychiatry, 51, 172–182
Rozin, P., Bauer, R., Catanese, D. (2003): Food and Life, Pleasure and Worry, Among American College Students: Gender Differences and Regional Similarities. Journal of Personality and Social Psychology, 85, 1, 132–141
Ruggiero, G. M., Levi, D., Ciuma, A., Sanaroli, S. (2003): Stress Situation Reveals an Association between Perfectionism and Drive for Thinness. Int J Eat Disord, 34, 220–226
Russell, Ch. J., Keel, P. K. (2002): Homosexuality as a Specific Risk Factor for Eating Disorders in Men. Int J Eat Disord, 31, 300–306

Sabbioni, M. E. E. (2003): Adipositas. In: Adler/Herrmann/Köhle/Schonecke/v. Uexküll/Wesiack (2003), 671–687

Sachse, R. (1999): Lehrbuch der Gesprächspsychotherapie. Göttingen/Bern u. a.: Hogrefe
Sader, M. (1980): Psychologie der Persönlichkeit. München: Juventa
Sallis, J. F., Patrick, K., Frank, E., Pratt, M., Wechsler, H., Galuska, D. A. (2000): Interventions in Health Care Settings to Promote Healthful Eating and Physical Activity in Children and Adolescents. Preventive Medicine, 31 (suppl), S112–S120
Sarlio-Lähteenkorva, S., Lahelma, E., Roos, E. (2004): Mental health and food habits among employed women and men. Appetite, 42, 151–156
Sartre, J.-P. (1983): Die Progressiv-Regressive Methode. In: Sartre, J.-P. (Hrsg.): Marxismus und Existentialismus. Reinbek: Rowohlt, 70–131
Saß, H., Wittchen, H.-U., Zaudig, M., Houben, I. (2003). DSM-IV-TR. Göttingen/Bern u. a.: Hogrefe
Schmidt, G. (1989): Bulimie aus der Perspektive der systemischen Familientherapie. In: Kämmerer, A., Klingenspor, B. (Hrsg.): Bulimie. Stuttgart: Kohlhammer, 49–70
Scholderer, J., Brunso, K., Bredahl, L., Grunert, K. G. (2004): Cross-cultural validity of the food-related lifestyles instrument (FRL) within Western Europe. Appetite, 42, 197–211
Schulte, M. J., Böhme-Bloem, Ch. (1991): Bulimie – Entwicklungsgeschichte und Therapie aus psychoanalytischer Sicht. Stuttgart/New York: Georg Thieme
Schulte, D. (1998): Therapieplanung. Göttingen: Hogrefe
Schur, E. A., Sanders, M., Steiner, H. (2000): Body Dissatisfaction and Dieting in Young Children. Int J Eat Disord, 27, 74–82
Schwartz, F. W. (2003): Public Health – Zugang zu Gesundheit und Krankheit der Bevölkerung, Analysen für effektive und effiziente Lösungsansatze. In: Schwartz, F. W., Badura, B., Busse, R., Leidl, R., Raspe, H., Siegrist, J., Walter, U. (Hrsg.): Das Public Health Buch. 2. Aufl. München/Jena: Urban und Fischer, 3–6
Schwarzer, R. (2004): Psychologie des Gesundheitsverhaltens. Göttingen/Bern u. a.: Hogrefe

Scott, J. B., Cohen, D., DiCicco-Bloom, B., Flocke, S. A., Maxwell, L., Grabtree, B. (2004): Speaking of weight: how patients and primary care clinicians initiate weight loss counseling. Preventive Medicine, 38, 819–827

Senf, W., Broda, M. (Hrsg.) (2000): Praxis der Psychotherapie. Stuttgart/New York: Georg Thieme

Seymour, J. D., Fenley, M. A., Lazarus Yaroch, A., Kettel Khan, L., Serdula, M. (2004a): Fruit and Vegetable Environment, Policy, and Pricing Workshop: Introduction to the conference proceedings. Preventive Medicine, 39 (suppl), S71–S74

–, Lazarus Yaroch, A., Serdula, M., Michels Blank, H., Kettel Khan, L. (2004b): Impact of nutrition environmental interventions on point-of-purchase behavior in adults: a review. Preventive Medicine, 39 (suppl), S108–S136

Sheppard-Sawyer, Ch. L., McNally, R. J., Fischer, J. H. (2000): Film-Induced Sadness as a Trigger for Disinhibited Eating. Int J Eat Disord, 28, 215–220

Short, D. (2005): When science met the consumer: the role of industry. Am J Clin Nutr, 82 (suppl), 256S–258S

Sieckendiek, U., Engel, F., Nestmann, F. (1999): Beratung. Weinheim: Juventa

Siega-Riz, A. M., Popkin, B. M., Carson, T. (2000): Differences in Food Patterns at Breakfast by Sociodemographic Characterists among a Nationally Representative Sample of Adults in the United States. Preventive Medicine, 30, 415–424

Siegrist, J. (1995): Soziale Ungleichheit und Gesundheit: neue Herausforderungen an die Präventionspolitik in Deutschland. Zeitschrift für Gesundheitspsychologie, 2. Beiheft, 54–63

– (2003): Gesundheitsverhalten – psychosoziale Aspekte. In: Schwartz, F. W., Badura, B., Busse, R., Leidl, R., Raspe, H., Siegrist, J., Walter, U. (Hrsg.): Das Public Health Buch. 2. Aufl. München/Jena: Urban und Fischer, 139–150

Sjöström, M., Poortvliet, E., Nelson, M. (2005): Monitoring Public Health Nutrition in Europe: nutritional indicators and determinants of health status. J Public Health, 13, 74–83

Skinner, B. F. (1974): Die Funktion der Verstärkung in der Verhaltenswissenschaft. Reinbek: Rowohlt

Smeets, M. A. M., Kosslyn, St. M. (2001): Hemispheric Differences in Body Image in Anorexia Nervosa. Int J Eat Disord, 29, 409–416

Smolak, L., Murnen, S. K., Ruble, A. E. (2000): Female Athletes and Eating Problems: A Meta-Analysis. Int J Eat Disord, 27, 371–380

Sobal, J., Nelson, M. K. (2003): Commensal eating patterns: a community study. Appetite, 41, 181–190

Sorensen, G., Linnan, L., Hunt, M. K. (2004): Worksite-based research and initiatives to increase fruit and vegetable consumption. Preventive Medicine, 39 (suppl), S94–S100

Spiegel, A. M., Alving, B. M. (2005): Executive summary of the Strategic Plan for National Institutes of Health Obesity Research, Am J Clin Nutr, 82 (suppl), 211S–214S

Spode, H. (1999): Alkoholika (Bier, Spirituosen, Wein). In: Hengartner/Merki (1999), 25–80

Sprangler, S. C., Waller, G., Bryant-Waugh, R. (2001): Schema Avoidance in Bulimic and Non-Eating Disordered Women. Int J Eat Disord, 29, 302–206

Steinhausen, H.-Ch. (2002): The Outcome of Anorexia nervosa in the 20th Century. Am J Psychiatry, 159, 1284–1293

Stellfeld, A., Müller, M. J., Bode, V., Westenhöfer, J. (2000): Verhaltensfaktoren und Stabilisierung des reduzierten Körpergewichts über ein Jahr. Aktuel Ernaehr Med, 25, 281–288

Stelmach, W., Kaczmarczyk-Chalas, K., Bielecki, W., Drygas, W. (2005): How education, income, control over life and life style contribute to risk factors for cardiovascular disease among adults in a post-communist country. Public Health, 119, 498–508

Steptoe, A., Wardle, J., Weiwei, C., Bellisle, F., Zotti, A.-M., Baranyai, R., Sanderman, R. (2002): Trends in Smoking, Diet, Physical Exercise, and Attitudes toward Health in European University Students from 13 Countries, 1990–2000. Preventive Medicine, 35, 97–104

Stewart, D. A., Carter, J. C., Drinkwater, J., Hainsworth, J., Fairburn, Ch. G. (2001): Modification of Eating Attitudes and Behavior in Adolescent Girls: A Controlled Study. Int J Eat Disord, 29, 107–118

Stewart, T. M., Williamson, D. A., White, M. A. (2002): Rigid vs. flexible dieting: association with eating disorder symptoms in nonobese women. Appetite, 38, 39–44

Stice, E., Ragan, J. (2002): A Preliminary Controlled Evaluation of an Eating Disturbance Psychoeducational Intervention for College Students. Int J Eat Disord, 31, 159–171

–, Chase, A., Stormer, S., Appel, A. (2001): A Randomized Trial of Dissonance-Based Eating Disorder Prevention Program. Int J Eat Disord, 29, 247–262

Stirling, L. J., Yeomans, M. R. (2003): Effect of Exposure to a Forbidden Food on Eating in Restrained and Unrestrained Women. Int J Eat Disord, 35, 59–68

Stratmann, D., Wabitsch, M., Leidl, R. (2000): Adipositas im Kindes- und Jugendalter – Ansätze zur ökonomischen Analyse. Monatsschr Kinderheilkd, 148, 786–792

Stratton, P., Bromley, K. (1999): Families' Accounts of the Causal Process in Food Choice. Appetite, 33, 89–108

Striegel-Moore, R. H., Franko, D. L. (2003): Epidemiology of Binge Eating Disorder. Int J Eat Disord, 34 (suppl), S19–S29

–, Leslie, D., Petrill, St. A., Garvin, V., Rosenheck, R. A. (2000). One-Year Use and Cost of Inpatient and Outpatient Services Among Female and Male Patients with an Eating Disorder: Evidence from a National Database of Health Insurance Claims. Int J Eat Disord, 27, 381–389

–, Franko, D. L., Thomson, D., Barton, B., Schreiber, G. B., Daniels, St. R. (2004): Changes in Weight and Body Image over Time in Women with Eating Disorders. Int J Eat Disord, 36, 315–327

–, Dohm, F.-A., Hook, J. M., Schreiber, G. B., Crawford, P. B., Daniels, St. R. (2005): Night Eating Syndrome in Young Adult Women: Prevalence and Correlates. Int J Eat Disord, 37, 200–206

Stuart, W. P., Bromme, M. E., Smith, B. A., Weaver, M. (2005): An Integrative Review of Interventions for Adolescent Weight Loss. The Journal of School Nursing, 21, 2, 77–85

Stunkard, A. J., Faith, M. S., Allison, K. C. (2003): Depression and Obesity. Biol Psychiatry, 54, 330–337

Surgenor, L. J., Plumridge, E. W., Horn, J. (2002): „Knowing One's Self" Anorexic: Implications for Therapeutic Practice. Int J Eat Disord, 33, 22–32

Syme, S. L. (1991): Individuelle und gesellschaftliche Bestimmungsfaktoren für Gesundheit und Krankheit. Jahrbuch für Kritische Medizin 17, 94–111

Sypeck, M. F., Gray, J. J., Ahrens, A. A. (2004): No longer Just a Pretty Face: Fashion Magazines' Depictions of Ideal Female Beauty from 1959 to 1999. Int J Eat Disord, 36, 342–247

Teuteberg, H.-J. (1999): Kaffee. In: Hengartner/Merki (1999), 81–116

– (2005): Freude am Essen. Phoenix, 4, 6–7

Thiele, S., Mensink, G. B. M., Beitz, R. (2004): Determinants of diet quality. Public Health Nutrition, 7, 1, 29–37

Thompson, K. M., Wonderlich, St. A., Crosby, R. D., Mitchell, J. E. (2001): Sexual Violence and Weight Control Techniques Among Adolescent Girls. Int J Eat Disord, 29, 166–176

Tiggeman, M., Slater, A. (2004): Thin Ideals in Music Television: A Source of Social Comparison and Body Dissatisfaction. Int J Eat Disord, 35, 48–58

Tozzi, F., Sullivan, P. F., Fear, J. L., McKenzie, J., Bulik, C. M. (2003): Causes and Recovery in Anorexia Nervosa: The Patient's Perspective. Int J Eat Disord, 33, 143–154

Trichopoulou, A., Vasilopoulou, E. (2000): Mediterranean diet and longevity. British Journal of Nutrition, 84, 2 (suppl), S205–S209

Tripodi, A., Daghio, M. M., Severi, S., Ferrari, L., Ciardullo, A. V. (2005): Surveillance of dietary habits and lifestyles among 5–6-year-old children and their families living in Central-North Italy. Sozial- und Präventivmedizin, 50, 3, 134–141

Turnock, B. J. (2004): Public Health. Boston/Toronto u. a.: Jones and Bartlett Publishers

Ulich, E., Wülser, M. (2004): Gesundheitsmanagement in Unternehmen. Wiesbaden: Gabler

Vandereycken, W., Deth, R. v., Meermann, R. (1990): Hungerkünstler, Fastenwunder, Magersucht: Eine Kulturgeschichte der Essstörungen. Zülpich: Biermann

Vansteenkiste, M., Soenens, B., Vandereycken, W. (2005): Motivation to Change in Eating Disorder Patients: A Conceptual Clarification on the Basis of Self-Determination Theory. Int J Eat Disord, 37, 207–219

Verduin, P., Agarwal, S., Waltman, S. (2005): Solutions to obesity: perspectives from the food industry. Am J Clin Nutr, 82, (suppl), 259S–261S

Veugelers, P. J., Fitzgerald, A. L. (2005): Effectiveness of School Programs in Preventing Childhood Obesity: A Multilevel Comparison. Am J Public Health 93, 3, 432–435

Viken, R. J., Treat, T. A., Bloom, St. L., McFall, R. M. (2005): Illusory Correlation for Body Type and Happiness: Covariation Bias and its Relationship to Eating Disorder Symptoms. Int J Eat Disord, 38, 65–72

Volkert, D. (2005): Nutrition and lifestyle of the elderly in Europe. J Public Health, 13, 56–61

Volkow, N. D., Wang, G.-J., Maynard, L., Jahne, M., Fowler, J. S., Zhu, W., Logan, J., Gatley, S. J., Ding, Y.-S., Wong, Ch., Pappas, N. (2003): Brain Dopamine is Associated with Eating Behavior in Humans. Int J Eat Disord, 33, 136–142

Wagner, G., Leopold, K. (2000): Strukturierte Adipositas-Therapie – Ein Modell für die Zukunft. Aktuel Ernaehr Med, 25, 209–215

Wagner, N., Meusel, D., Kirch, W. (2005): Nutrition education for children – results and perspectives. J Public Health, 13, 102–110

Walsh, B. T. (2004): The future of research on eating disorders. Appetite, 42, 5–10

Wandersman, A., Florin, P. (2003): Community Interventions and Effective Prevention. American Psychologist, 58, 67, 441–448

Wardle, J., Watters, R. (2004): Sociocultural Influences on Attitude to Weight and Eating: Results of a Natural Experiment. Int J Eat Disord, 35, 589–596

Warren, C. S., Gleaves, D. H., Cepada-Benito, A., Fernandesz, M. del C., Rodriguez-Ruiz, S. (2005): Ethnicity as a Protective Factor against Internalization of a Thin Ideal and Body Dissatisfaction. Int J Eat Disord, 37, 241–249

Watson, J. B. (1930): Der Behaviorismus. Stuttgart/Berlin u. a.: Deutsche Verlags-Anstalt

Watzlawick, P., Beavin, J. H., Jackson, D. D. (1974): Menschliche Kommunikation. Bern: Hans Huber

Weber, G., Stierlin, H. (1991): In Liebe entzweit. Reinbek: Rowohlt

Wechsler, H., Deveraux, R. S., Davis, M., Collins, J. (2000): Using the School Environment to Promote Physical Activity and Healthy Eating. Preventive Medicine, 31 (suppl), S121–S137

Wechsler, J. G., Hagen, H., Kurrle, G., Ott, B., Lindner, W., Schulz, B., Schuszdiarra, M., Westenhöfer, J., Matzen, G. (1998): Essanfälle und Binge Eating Disorder bei Teilnehmern von Gewichtsreduktionsprogrammen. Aktuel Ernaehr Med 23, 135–141

Weissberg, R. P., Kumpfer, K. L., Seligman, M. E. P. (2003): Prevention That Works for Children and Youth – An Introduction. American Psychologist, 58, 67, 425–432

Weitkunat, R., Haisch, J., Kessler, M. (Hrsg.) (1997): Public Health und Gesundheitspsychologie. Bern/Göttingen u. a.: Hans Huber

Westenhöfer, J. (2005): Lean-and-Healthy (schlank und gesund) – ein internetbasiertes Trainingsprogramm zum Gewichtsmanagement. Aktuel Ernaehr Med, 30, 29–33

–, Stunkard, A. J., Pudel, V. (1999): Validation of the Flexible and Rigid Control Dimensions of Dietary Restraint. Int J Eat Disord, 26, 53–64

– (2000): Obesity: Preventing and Managing the Global Epidemic. Geneva

WHO Technical Report Series (2003): Diet, Nutrition and The Prevention of Chronic Diseases

WHO International Centre for Health and Society (Redaktion Wilkinson, R., Marmot, M.) (2004): Soziale Determinanten von Gesundheit: die Fakten. 2. Aufl.

Wierlacher, A., Neumanm, G., Teuteberg, H. J. (Hrsg.) (1993): Kulturthema Essen. Berlin: Akademie Verlag

Wietersheim, J. v. (2003): Bulimia nervosa. In: Adler/Herrmann/Köhle/Schonecke/v. Uexküll/Wesiack (2003), 707–726

Wildes, J. E., Emery, R. E. (2001): The Roles of Ethnicity and Culture in the Development of Eating Disturbance and Body Dissatisfaction: A Meta-Analytic Review. Clinical Psychology Review, 21, 4, 521–551

Williams, P. A., Cash, Th. F. (2001): Effects of a Circuit Weight Training Program on the Body Images of College Students. Int J Eat Disord, 30, 75–82

Wilson, G. T., Schlam, T. R. (2004): The transtheoretical model and motivational Interviewing in the treatment of eating and weight disorders. Clinical Psychology Review, 24, 361–378

Winckler, K. (2005): Organisation der Adipositas- und Ernährungstherapie in der Kassenarztpraxis. Aktuel Ernaehr Med, 30, 39–42

Wing, R. R., Phelan, S. (2005): Long-term weight loss maintenance. Am J Clin Nutr, 82 (suppl), 222S–225S

Winkler, G., Noller, B., Waibel, S., Wiest, M. (2005): BeKi – an initiative for nutrition education in children in the federal state of Baden-Württemberg: description, experiences, and considerations for an evaluation framework. Sozial- und Präventivmedizin, 50, 3, 151–160

Womble, L. G., Williamson, D. A., Martin, C. K., Zucker, N. L., Thaw, J. M., Netemeier, R., Lovejoy, J. C., Greeenway, F. L. (2001): Psychosocial Variables Associated with Binge Eating in Obese Males and Females. Int J Eat Disord, 30, 217–221

Wonderlich, St. A., de Zwaan, M., Mitchell, J. E., Peterson, C., Crow, S. (2003): Psychological and Dietary Treatments of Binge Eating Disorder: Conceptual Implications. Int J Eat Disord, 34 (suppl), S58–S73

–, Lilenfeld, R., Riso, L. P., Engel, S., Mitchell, J. E. (2005): Personality and Anorexia nervosa. Int J Eat Disord, 37, 568–571

Woodside, D. B., Garfinkel, P. E., Lin, E., Goering, P., Kaplan, A. S., Goldbloom, D. S., Kennedy, S. H. (2001): Comparison of Men With Full or Partial Eating Disorders, Men Without Eating Disorders, and Women With Eating Disorders in the Community. Am J Psychiatry, 158, 570–574

Xie, B., Gilliland, F. D., Li, Y.-F., Rockett, H. R. H. (2003): Effects of Ethnicity, Family Income, and Education on Dietary Intake among Adolescents. Preventive Medicine, 36, 30–40

Yashinaga, M., Sameshima, K., Miyata, K., Hashiguchi, J., Imamura, M. (2004): Prevention of mildly overweight children from development of more overweight condition. Preventive Medicine, 38, 172–174

Zabinski, M. F., Pung, M. A., Wilfley, D. E., Eppstein, D. L., Winzelberg, A. J., Celio, A., Taylor, C.-B. (2001): Reducing Risk Faktors for Eating Disorders: Targeting At-Risk Women with a Computerized Psychoeducational Program. Int J Eat Disord, 29, 401–408

Zizza, C., Siega-Riz, A. M., Popkin, B. M. (2001): Significant Increase in Young Adult's Snacking between 1977–1978 and 1994–1996 Represents a Cause for Concern! Preventive Medicine, 32, 303–310

Sachregister

Adipositas 20f, 27, 36ff, 43, 45, 47, 48, 51, 52, 59, 60, 61, 65, 78, 80, 86ff, 96ff, 146, 155, 169, 172ff, 190, 199ff, 212ff, 229, 230ff, 240ff
Affektkontrolle 87ff
Anamnese 103, 202ff, 213
Anorexia nervosa 21, 35, 90, 96, 126, 129, 131, 136ff, 151, 170, 172, 173, 174, 203, 215, 216, 217, 229ff, 254
Ätiologie 106ff, 129ff, 140ff, 242

Behandlung 45, 47, 51, 52, 74, 78, 94, 96, 100, 103, 129, 140, 150, 151, 152, 153, 162, 171, 172, 175, 184, 186, 189, 190, 196, 201, 202, 203, 204, 211ff, 247
Beratung 55f, 68, 72f, 84, 173, 183ff, 208, 212, 246
Biografische Ansätze 91ff
Bio-psycho-soziales Modell 32, 36ff, 234
BMI 100ff, 116, 212, 213, 216, 231
Binge Eating Disorder 145f
Bulimia nervosa 19, 21, 35, 90, 92ff, 96, 100, 124ff, 140, 146, 151, 170, 171, 173, 205, 215ff, 229ff, 244f
Behandlungserfolg 20, 56, 97, 150, 152, 153, 156, 164, 165, 167, 168, 171, 172, 175, 177, 180, 190, 196, 213, 217ff, 229f, 247

Compliance 222f
Containing 206

Deutung 54, 206
Diagnostik 84, 100, 101ff, 125, 126, 138, 145, 172, 173, 195ff, 234

Echtheit 185, 209
Empathie 72, 185, 208ff
Epidemiologie 38, 103f, 128, 139f, 146, 252ff
Ernährungsprotokoll 52, 91
Ernährungsverhalten 23, 25, 43, 80, 82, 91, 109, 148, 150, 254

Erziehungsstil 27ff, 221
Esskultur 26, 74, 109, 116
Essstörungen 19, 35, 60f, 76f, 79, 86, 90, 96ff, 151, 156, 168ff, 254
Essverhalten 21, 27, 28, 52, 60f, 80, 97, 103, 109, 118, 119, 120, 124, 131, 137, 141, 166, 167, 168, 213, 215, 228
Evolutionäre Programmierung 101, 120, 146, 161, 233

Forschungsmethoden 236ff

Genetische Einflüsse 19, 36, 37, 38, 44, 49, 50, 92, 110, 111, 112f, 130, 141, 163, 201, 205
Gesellschaftliche Einflüsse 11ff, 35, 58, 59, 67, 69, 85ff, 93, 96ff, 101, 105, 107ff, 112, 113ff, 124, 137, 138, 163, 164, 170, 173, 181, 184, 186, 214, 219ff, 244, 248, 249, 253
Gesprächspsychotherapie 205, 208ff, 234
Gesundheit 12, 13, 20, 22ff, 30, 32, 38f, 43, 80, 106ff, 148, 149, 156ff, 162, 163, 164, 177, 180, 181, 182, 232, 239
–, psychische 75
Gesundheitsaufklärung und -erziehung 162ff, 231
Gesundheitsexperten 104, 113, 152, 161, 171ff, 214, 221ff, 248
Gesundheitsförderung 40, 81, 148, 158, 165, 166, 170, 176, 179, 180ff
Gesundheitsgefährdung 80, 102, 103, 111, 150, 152
Gesundheitspsychologie 148ff, 164, 247, 248
Gesundheitsverhalten 111, 149, 150, 163, 164, 165, 221, 247

Health Action Process Approach 149ff
Hermeneutik 241ff
Historische Ansätze 84ff
Humanistische Ansätze 66ff, 94, 211
Hysterie 33ff, 59, 244

Sachregister

Indikation 103, 202ff
Intention 50, 149ff
Interventionen 71, 81, 153, 161ff, 247
Inzidenz 139, 176, 254

Klassisches Konditionieren 44ff, 117, 131, 141, 199
Kognitive Ansätze 76ff, 94, 130
Kognitive Lerntheorien 51ff
Konstrukte 64, 77ff, 247
Kontrolle des Essverhaltens 21, 80, 90, 97, 119, 120, 124, 137, 143, 145, 174
Krankheit 12, 19, 30, 32, 36, 43, 79, 96f, 99f, 106ff, 111, 136, 156ff, 170ff, 182, 192, 218, 229, 231, 239, 253f
Krankheitspanorama 170

Lerntheorien 44ff, 67ff, 92, 117, 131, 135, 141, 196, 200, 234

Menschenbild 49ff, 67ff, 83f
Modelllernen 52, 131, 141, 201

Operantes Konditionieren 46ff, 53, 117, 131, 141, 199

Partizipation 166
Positivismus 242ff
Prävalenz 104, 105, 128, 139, 140, 146, 225, 254
Prävention 40, 81, 152, 158, 164, 166, 169ff, 180, 181, 183, 184, 213, 232
Problemlösung 185, 186, 194
Psychoanalyse 54ff, 66ff, 74, 83, 92, 125, 132, 143, 195, 202ff, 243
Psychodynamik 202, 204
Psychosomatik 32ff, 43
Psychotherapie 54, 66, 73, 74, 84, 173, 184, 195ff, 214, 215, 216, 229, 234, 244, 246
Public Health 162, 230ff
Public Health Nutrition 162, 230ff

Rationalismus, (Kritischer) 61, 236, 243ff

Salutogenese 156ff

Schlankheit 18ff, 36, 98ff, 111ff, 120, 124ff, 129ff, 141, 161, 170ff, 223
Schlankheitsideal 18ff, 36, 98ff, 111ff, 120, 124ff, 129ff, 141, 161, 170ff, 223
Schlankheitsnorm 18ff, 36, 98ff, 111ff, 120, 124ff, 129ff, 141, 161, 170ff, 223
Schule als setting 152, 167ff, 230f
Selbstkontrolle 90, 101, 125, 170
Setting 176ff, 230, 234
Sexualität 34f, 40, 62, 64ff, 98, 117, 137, 139, 143, 203, 204
Sexueller Missbrauch 130, 133
Soziale Distinktion 19, 113
Soziologische Modelle 28ff
Sozioökonomischer Status 22ff
Stimuluskontrolle 153, 214
Systematische Desensibilisierung 196
Systemische Ansätze 81ff, 94, 142

Triebe 58, 62, 64, 137
Triebtheorie 61ff, 117, 123, 208, 245

Übertragung, Gegenübertragung 79, 202ff
Ursachen 19, 33, 35, 36, 41, 43, 49, 53, 66, 106, 110, 111, 112, 118, 121, 122, 130, 135, 141, 173, 197, 223, 242

Verhaltensanalyse 196f
Verhaltensebenen 198
Verhaltensmedizin 40
Verhaltensprävention 162, 177ff
Verhaltenstherapie 45, 74, 94, 196ff, 214, 215, 247
Verhältnisprävention 162, 177ff
Volition 149ff

Wertschätzung 72, 185, 192, 209, 211
Wissenschaftstheorie 34, 50, 55ff, 119, 124f, 236ff

Zivilisation 16, 18, 85ff
Zufriedenheit/Unzufriedenheit mit dem Körper 22, 96f, 126, 130, 132, 134, 138, 141, 168, 170, 171

Leseprobe aus
Erich Kasten
Einführung Neuropsychologie

1.3 Nervensysteme

„Leber an Großhirn: Ein Bier bitte", ulkte der bekannte Komiker Otto Waalkes. Aber woher weiß das Gehirn, was in den Organen vor sich geht? Über das Nervensystem tauschen unsere Körperteile Informationen aus, um sinnvolle Abläufe zu gewährleisten. Die Verschaltungen sind so komplex, dass sich ein solches Nervensystem in jedem Individuum nur einmal und endgültig entwickelt. Während andere Zellen die Fähigkeit zur Teilung haben, um damit den Verlust von abgestorbenen Zellen auszugleichen, können Neuronen dies nach der Geburt nicht mehr. Nach einer Hirnschädigung müssen die übrig gebliebenen Teile mit zusätzlichen Aufgaben belastet werden, um die verloren gegangene Funktion zu kompensieren.

Säugetiere besitzen mehrere Nervensysteme. Neben dem Zentralen Nervensystem ZNS (Gehirn und Rückenmark) gibt es das periphere Nervensystem im restlichen Körper. Dieses unterteilt sich in das animalische, bewusst steuerbare und in das autonome (vegetative) Nervensystem. Die beiden wichtigsten Nerven des Letzteren sind Sympathikus und Parasympathikus. Sie haben u. a. Einfluss auf Schweißsekretion, Blasenentleerung, Verdauung, sexuelle Reaktionen und auf das Herz-Kreislaufsystem. Das vegetative Nervensystem wird zwar vom ZNS beeinflusst, im Wesentlichen arbeitet es jedoch selbständig (autonom). Es verläuft zunächst parallel zum Rückenmark, bevor es in Organe verzweigt, und bildet an einigen Stellen knotenartige Verdickungen, etwa im Solar plexus (Sonnengeflecht). Selbst bei Durchtrennung des Rückenmarks (Querschnittlähmung) kann es Funktionen wie etwa Atmung, Herzschlag und Verdauung oder einige sexuelle Reaktionen weiterhin steuern.

Das Zentrale Nervensystem lenkt den Körper dagegen durch ein Faserbündel von Nerven, die in der Mitte des Rückgrats verlaufen und daher als Rückenmark bezeichnet werden. Dieser historische Name ist eigentlich falsch, da es sich nicht um innere Knochensubstanz, sondern um Axonbündel handelt. Von dort aus laufen Nervenfasern in alle Körperteile (peripheres

Nervensystem). Wenn man an Nerven denkt, hat man meist filigrane Gebilde vor Augen, dünner als ein Haar. Die aus dem Rückenmark austretenden Nervenbahnen können aber durchaus fingerdick sein. Hexenschuss oder Ischiasschmerz entstehen dadurch, dass verrutschte Bandscheiben bzw. verspannte Muskelgruppen auf diese Bündel drücken. Bei einer starken Längendehnung kann das Rückenmark abreißen. Diese Schädigung ist bisher nicht heilbar, da durchtrennte Axone des ZNS nicht nachwachsen können. Das Gehirn erhält keine Informationen mehr aus dem Bereich unterhalb der Schadensstelle und kann keine Befehle mehr dorthin senden. Der Betroffene kann z. B. seine Beine nicht mehr bewegen und hat dort auch kein Gefühl mehr. Lediglich einige Reflexe können noch funktionstüchtig sein. Oft sind nicht alle Axone durchtrennt, dann bestehen noch Restfunktionen.

Seit Jahrzehnten suchen Wissenschaftler fieberhaft nach Medikamenten, die ein Zusammenwachsen der durchtrennten Axone erlauben. In der frühen Kindheit lenkt ja der Nervenwachstumsfaktor die Axone. Der Erwachsene produziert diesen Faktor jedoch kaum noch. Periphere Nerven können trotzdem wachsen. Bei operativer Re-Implantierung, z. B. einer abgetrennten Hand, werden neurochirurgisch auch durchtrennte Nervenbündel wieder miteinander verbunden, darüber hinaus sprossen Neuronen in das Gewebe hinein, so dass später Empfindungs- und Bewegungsfähigkeit gegeben ist.

In Ihrem Gehirn bildet sich nun gerade die Idee, dass es doch möglich sein müsste, auch Querschnittgelähmten zu helfen. Leider sind bereits zwei Generationen von Wissenschaftlern an der Umsetzung gescheitert. Dieses Wachsen von Nerven funktioniert nicht im Gehirn und Rückenmark. Beim Erwachsenen werden Substanzen vom Stützgewebe abgegeben, die ein wildes Nervenwachstum (abortive axonal sprouting) verhindern. Nach einer Durchtrennung ziehen sich ZNS-Axone zurück und degenerieren. Die leeren Bereiche werden von Stützgewebe aufgefüllt, so dass sie schon nach kurzer Zeit nicht mehr passierbar sind. Selbst wenn man diese Probleme lösen könnte, wäre es schwierig, die richtigen der mehreren Millionen Axone des Rückenmarks wieder korrekt miteinander zu verbinden.

Während das Rückenmark (abgesehen von Reflexen) im Wesentlichen die Funktion der Reizweiterleitung hat, haben die subkortikalen Hirnstrukturen lebenswichtige Aufgaben. Das Kleinhirn dient vor allem der Bewegungssteuerung. Über diese Hirnteile stülpen sich die beiden Großhirnhemisphären, die sich in Frontallappen (Stirn), Parietallappen (Scheitel), Temporallappen (Schläfen) und Okzipitallappen (Hinterhaupt) trennen lassen. Der Balken (Corpus callosum) verbindet die rechte und linke Hirnhälfte (siehe Hirnatlas ab S. 287).

Die beiden Hemisphären haben teilweise dieselben Aufgaben (z. B. Motorik oder Sensibilität), zum anderen Teil aber auch unterschiedliche Funktionen. Sprache ist vorwiegend linksseitig beheimatet; man spricht daher gerne von einer Dominanz der linken Hirnhälfte. Musikalisches Verständnis und künstlerische Fähigkeiten liegen eher rechts. Bei Linkshändern kann dies spiegelverkehrt sein. Männer und Frauen haben andere Aufteilungen. Sprachzentren sind bei Frauen oft bilateral in beiden Hemisphären, bei Männern überwiegend unilateral. Auch soll der Balken (Corpus callosum) bei Frauen mehr Fasern enthalten als bei Männern. Dafür haben Männer größere Hirnteile für räumliches Orientierungsvermögen.

BEISPIEL: Zur Verhinderung der Ausbreitung epileptischer Anfälle wurde in den 1940er Jahren bei einigen Patienten das Corpus callosum zwischen den Hemisphären durchtrennt (split brain). Die Patienten wirkten zunächst erstaunlich ungestört, erst mit differenziertem Versuchsaufbau zeigten sich einige Probleme. Einen nur mit der linken Hand gefühlten Gegenstand kann der Split-brain-Patient nicht benennen. Ein Betroffener versuchte mit der einen Hand den Reißverschluss seiner Hose zu öffnen, während die andere sich bemühte, ihn zuzuziehen. Ein anderer versuchte mit der einen Hand seine Frau zu schlagen, während die andere Hand ihn daran hinderte. Wieder ein anderer Patient versuchte mit der rechten Hand ein Puzzlebild zusammenzusetzen, wobei die linke ihn immer wieder störte, bis er sich auf die linke Hand setzen musste, um sie daran zu hindern. Eine hemisphärengetrennte Patientin, deren rechter Gehirnhälfte man ein obszönes Bild zeigte, errötete; auf die Frage, warum sie rot wurde, antwortete sie: „Ich weiß es nicht."

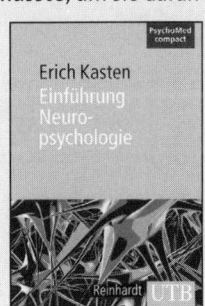

Leseprobe Seite 22-24 aus
Erich Kasten
Einführung Neuropsychologie
(PsychoMed compact; 1)
2007. 320 Seiten. 54 Abb. 3 Tab. 92 Übungsfragen.
UTB-M (978-3-8252-2862-0) kt

Rolf Saupe | Rolf-Dieter Stieglitz
Einführung Psychiatrie

PsychoMed compact; 3)

2007. ca. 280 Seiten. ca. 20 Abb. ca. 10 Tab.
UTB-M (978-3-8252-2861-3) kt

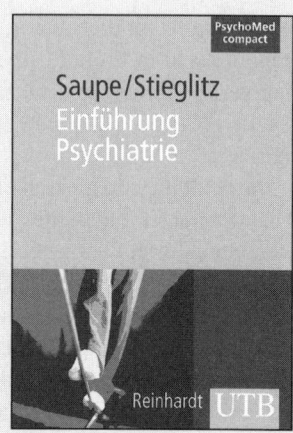

Die Psychiatrie ist ein äußerst komplexes Arbeitsfeld: Sie erfordert fundierte Kenntnisse psychischer Erkrankungen, Diagnostik und Therapie ebenso wie die Fähigkeit zur interdisziplinären Zusammenarbeit und zum vernetzten Denken. Dieses Lehrbuch bereitet das nötige Fachwissen „paukfähig" auf und macht Studierende gleichzeitig mit der Arbeit im psychiatrischen Versorgungsnetzwerk vertraut.

Aus dem Inhalt

Psychopathologie – Diagnostik – Klassifikation
Systematische Krankheitslehre
Therapeutische Verfahren
Psychiatrisch-klinische Versorgungsangebote
Gemeindepsychiatrie
Psychiatrie und Recht

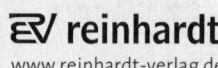
www.reinhardt-verlag.de

Nina Knoll | Urte Scholz |
Nina Rieckmann
**Einführung in die
Gesundheitspsychologie**
Mit einem Vorwort von Ralf Schwarzer
2005. 265 Seiten. 27 Abb. 5 Tab.
52 Fragen zum Lernstoff
UTB-M (978-3-8252-2650-3) kt

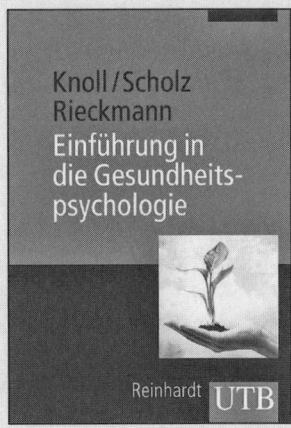

Diese Einführung informiert über gesundheitspsychologische Theorien, Modelle und Forschungsergebnisse:

- Welche Faktoren beeinflussen die Gesundheit (z.B. Stress, Resilienz, soziale Unterstützung)?
- Wie entsteht Risikoverhalten (z.B. Rauchen, mangelnder Sonnenschutz)?
- Wie kann man gesundheitsschädliche Verhaltensweisen verändern (z.B. Prävention, Rückfallvermeidung)?

Am Beispiel von Herzerkrankungen und Krebs wird gezeigt, wie gesundheitspsychologisches Wissen bei Vorsorge und Therapie umgesetzt werden kann. Gesundheitsprogramme werden kritisch unter die Lupe genommen.

Ideal für Einsteiger, die das Fach Gesundheitspsychologie und seine Anwendungsgebiete kennen lernen wollen!

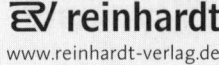

www.reinhardt-verlag.de

Susanne Nußbeck
Einführung in die Beratungspsychologie

Mit einem Vorwort von Jörg Fengler
2006. 215 Seiten. 7 Abb. 3 Tab.
Mit 94 Übungsfragen
UTB-M (978-3-8252-2784-5) kt

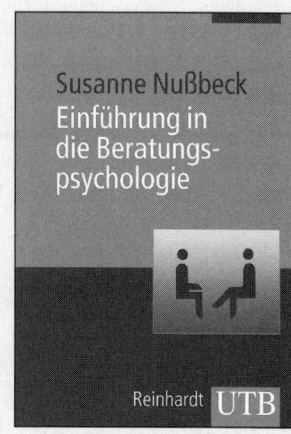

Zukunftsmarkt Beratung: Zahlreiche AbsolventInnen psychosozialer Studiengänge werden in einem Beratungsberuf tätig, von der Ausbildungsberatung bis hin zur Beratung bei Sucht. Dieses Buch vermittelt psychologisches Grundwissen über Beratungskonzepte und -techniken und führt mit praxisnahen Beispielen in die Anwendungsfelder psychosozialer Beratung ein:
- beratungsrelevante Grundlagen der Kommunikationspsychologie
- Beratungsansätze psychologischer Schulen (Psychoanalyse, Humanistische Psychologie, Verhaltenspsychologie, Systemische Ansätze)
- Beratung in der Praxis: Phasen, Settings, Interventionsformen, Beziehungsgestaltung (Burn-out), Qualitätssicherung

Ideal für die Prüfungsvorbereitung: die didaktische Aufbereitung mit Marginalienspalte, Glossar und Übungsfragen.

Aus dem Inhalt

Grundlagen der Kommunikationspsychologie
Konzepte der Beratung
Beratungsprozess
Beziehungsgestaltung
Evaluation
Beratungsfelder
Aktuelle Entwicklungen und Ausblick

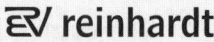

www.reinhardt-verlag.de

Gereon Heuft | Andreas Kruse |
Hartmut Radebold
Lehrbuch der Gerontopsychosomatik und Alterspsychotherapie

2., überarb. u. erw. Auflage 2006
379 Seiten. 50 Abb. 15 Tab.
UTB-L (978-3-8252-8201-1) kt

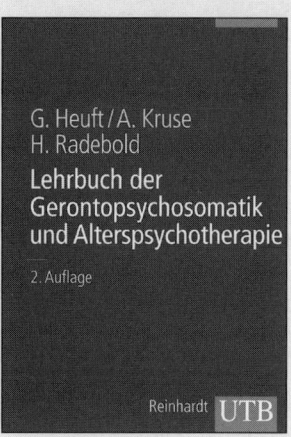

Wer ältere Menschen behandeln und therapieren will, braucht profunde Kenntnisse in Gerontopsychosomatik und Alterspsychotherapie. Die Altersprozesse des Körpers wirken sich in der zweiten Lebenshälfte verstärkt auf die psychische Entwicklung aus. Umgekehrt finden auch seelische Schwierigkeiten ihren Ausdruck in körperlichen Symptomen. Dieses Lehrbuch vermittelt das nötige Fachwissen über psychische und psychosomatische Störungen im Alter, ihre Diagnose und Behandlung. Authentische Fallbeispiele illustrieren, wie man Störungsbilder diagnostiziert und geeignete Therapiemethoden auswählt.

Aktualisiert bzw. neu in der zweiten Auflage: demografischer Wandel und Gesundheitskosten, soziale Repräsentationen des Alters, Differenzielle Gerontologie und Persönlichkeitsentwicklung im Alter, Psychopharmakotherapie, Interventionsgerontologie bei Demenz.

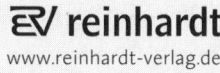

www.reinhardt-verlag.de

Erich Kasten
Body-Modification

Psychologische und medizinische Aspekte von
Piercing, Tattoo, Selbstverletzung und anderen
Körperveränderungen
2006. 393 Seiten. 128 Abb. 5 Tab.
(978-3-497-01847-5) kt

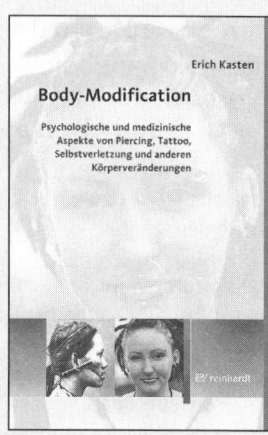

Jeder gestaltet seinen Körper: beim Haareschneiden, Bodybuilding oder mit Schlankheitskuren. Körperveränderungen wie Tätowierung und Piercing sind und waren zu allen Zeiten in allen Kulturen verbreitet. Manchmal nehmen diese Eingriffe extreme Formen an: Intimpiercing, Schneiden, Branding oder Selbstamputationen können nicht nur zu schwerwiegenden medizinischen Komplikationen führen, manchmal sind sie auch Ausdruck traumatischer Erlebnisse oder unbewältigter psychischer Konflikte.

Packend beschreibt der Autor traditionelle und moderne Varianten von Körpermodifikationen. Er stellt Selbstaussagen über Motive und Erleben zusammen und ergänzt sie durch medizinische und psychologische Forschungsergebnisse. Zahlreiche Fotos und Fallgeschichten illustrieren die fließenden Grenzen zwischen der allgemein akzeptierten Norm und den als absonderlich oder gar pathologisch empfundenen Extremformen.

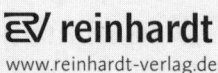
www.reinhardt-verlag.de

Ratgeber für die richtige Ernährung bei Demenz

Appetit wecken, Essen und Trinken genießen
Herausgegeben vom Bayer. Staatsministerium für Arbeit und Sozialordnung, Familie und Frauen
(Reinhardts Gerontologische Reihe; 36)
2006. 123 Seiten. 5 Abb.
(978-3-497-01845-1) kt

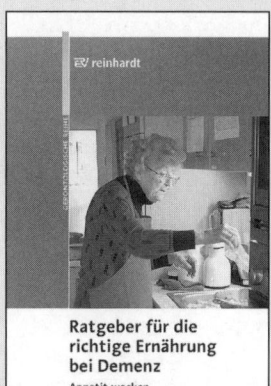

Ratgeber für die richtige Ernährung bei Demenz
Appetit wecken, Essen und Trinken genießen

Wenn an Demenz erkrankte Menschen nicht essen und trinken, wissen Angehörige und Pflegende oft keinen Rat. Die Anzeichen sind schleichend, die Reaktionen der Demenzkranken verschieden: Manche haben den Ess- und Trinkablauf vergessen, oder sie lehnen die Speisen ab; andere wiederum essen zu viel oder einseitig. Die Symptome und Gründe für das gestörte Essverhalten demenzkranker Menschen sind vielfältig. Um so wichtiger ist es für die pflegenden Angehörigen, den Demenzkranken mit viel Geduld und großem Einfühlungsvermögen das Essen und Trinken wieder „schmackhaft" zu machen.

Pflegende Angehörige und professionelle Helfer finden in diesem Ratgeber:

- Informationen über eine altersgerechte Ernährung, die Bedeutung persönlicher Vorlieben und die psychosozialen Funktionen von Essen und Trinken,
- Übersichten über Symptome, Probleme und passende Maßnahmen,
- Alltagsbeispiele für typische Problemsituationen und Tipps für den richtigen Umgang mit den Demenzkranken,
- Ernährungspläne, Checklisten, Beobachtungsbögen etc.

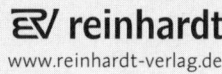

www.reinhardt-verlag.de